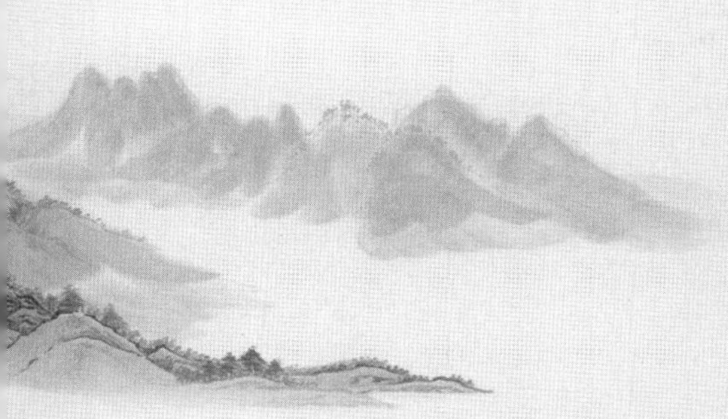

《伤寒论》临证实践录

崔章信　著

人民卫生出版社

图书在版编目（CIP）数据

《伤寒论》临证实践录 / 崔章信著 . —北京：人民卫生出版社，2018

ISBN 978-7-117-26068-8

Ⅰ. ①伤…　Ⅱ. ①崔…　Ⅲ. ①《伤寒论》– 研究　Ⅳ. ①R222.29

中国版本图书馆 CIP 数据核字（2018）第 022871 号

《伤寒论》临证实践录

著　　者：崔章信

出版发行：人民卫生出版社（中继线 010-59780011）

地　　址：北京市朝阳区潘家园南里 19 号

邮　　编：100021

E - mail：pmph @ pmph.com

购书热线：010-59787592　010-59787584　010-65264830

印　　刷：三河市尚艺印装有限公司

经　　销：新华书店

开　　本：710×1000　1/16　**印张：**23　**插页：**2

字　　数：320 千字

版　　次：2018 年 4 月第 1 版　2019 年 4 月第 1 版第 2 次印刷

标准书号：ISBN 978-7-117-26068-8/R · 26069

定　　价：56.00 元

作者简介

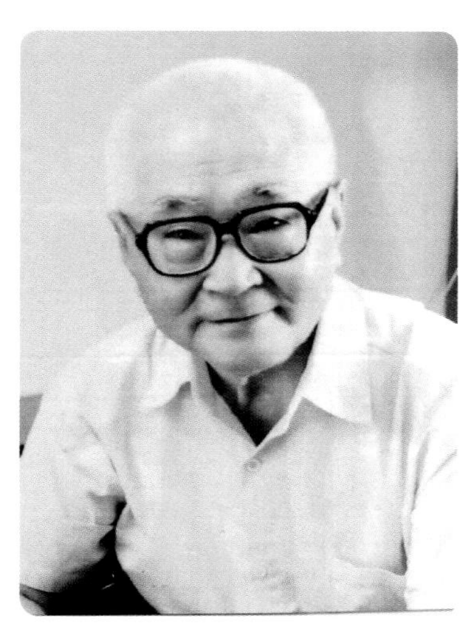

崔章信，男，80岁，山东德州人，主任医师。第二批全国老中医药专家学术经验继承工作指导老师、北京同仁堂集团公司中医医院中医大师、原聊城市中医医院（三甲医院）院长，山东聊城市中医药学会理事长。中医世家出身，毕业于上海中医药大学，曾在山东、北京、莫斯科行医。先后赴美、澳、俄及欧洲等十国出诊、考察。发表论文30余篇，编写专著两部，待出版三部，参编六部，获国家专利两项、山东科技先进工作者奖一项。从事临床60余年，擅治心脑血管病及内、妇、儿科疾病。

序

吾喜读《〈伤寒论〉临证实践录》,感悟颇多。八十之老者,为后人写书,感春夏秋冬,冒温热凉寒。将学术经验,传递于后人,为国医复兴,尽毫耋之力,实属可贵矣！手接作序,故仅表祝贺。师弟学生时期,即潜心拜读医案。用脑收藏,选其全者,择其优者,加以保存。日积月累,积少成多。孰能料到,撰写医案,竟然派上大用场。斯对中医爱好者,贡献菲薄。

通览全书,分上下篇,上者经方,下者时方。时方即经方派生也。其旨为总结经验及教训。医圣张仲景所处时代,其条件与吾辈不同,故适于经方者,则用经方;适于时方者,则用时方。所谓"师古而不泥古","有是证,用是药"。

医圣在《伤寒论》第十六条曰:"太阳病三日,已发汗,若吐、若下、若温针,仍不解者,此为坏病,桂枝不中与之也。(临证不效),观其脉证,知犯何逆,随证治之。"其加入(临证不效),使之完整,期与医者,共享四言诗句之神韵。其拜读《伤寒论》半个世纪余,认定此为之首,其是主题,其是灵魂。倘以此辨证论治者,唯恐经文398条、113方,肯定亦是不足付用。因而医圣谆谆教诲后人,用其精神,指导临床,则能适于已知病证、未知病证,以及未来新发现之病证。此为医圣在近两千年前,发出之预言,至今仍在指导吾辈临床工作。故可断言,读经典,上临床,即可提升学术水准。

赴京查病者,皆趋西医,诊毕无良法者,而转道中医。医病难矣！其总是苦思冥想,查考书刊,寻找良法。即使治而不愈,亦要延其生命。其笃信"学而时习之,不亦说乎!"其信奉科学,迷恋理化。其对弟子曰"中医乃大学问也!"它需要"北大、清华"之脑,研讨中医。一为症状，其欣赏"性症"，将症状一分为二，主症、性症也。以性症确定主症之性质，即寒热虚实也。如太阳病，发热无汗，发热为主症，无汗为性症，说明确定为表实证；阳明病，口渴引饮，口渴为主症，引饮为性症，说明确定为表里热证；腹痛喜暖，腹痛为主症，喜暖为性症，说明确定为虚寒证。二为体征，系医者检查所得，囊括脉舌，脉文占 1/5 条，舌文仅占六条。曰《伤寒论》重视脉学，非无道理也。体征为证据，证明属于某某病。三为医院资料，其力荐脏腑学说为中医之原理。医院运用器械检查，延长视力，使不见者，为我所见也，还原病机之原貌，敲定病位，结合病性，概括为病证。如肝胆湿热、心肾不交、肠燥津亏等。

病证一明，论治可施。病证可分"同病异治，异病同治"两端，因势利导，因人而异，扶正达邪，以期阴阳平衡。

此为中医"辨证论治"小窍门也。中医迷者，一读为快。

国医大师 [签名]

2017 年 1 月　于北京

前　言

人生，我信仰“授人以鱼，不如授人以渔”之寓言，写书本意是为后人，促使他们从《伤寒论》入手学习，培养中医临床兴趣，做个“有道德、擅临床”的中医师。当然亦是为中医传承工作做点有益之事。

从未想到，近三年来，我能够在坚持每天临床半天时间的同时，笔耕不辍。承蒙人民卫生出版社的帮助，三本书中《〈伤寒论〉导读》得以结集出版，《〈伤寒论〉临证实践录》即将付梓，《〈伤寒论〉方歌速记手册》正在修改当中。这三本书，凝结了我对《伤寒论》医理的理解，对《伤寒论》医方自编歌诀的声韵发挥，对《伤寒论》临床实践的心得体会。

写作我已经找到感觉，产生了兴趣。目前我体力精神很好，正在写作第四本书——《中医辨证论治小窍门》。

把一辈子积累的东西写出来，看起来容易，但真正要做到易读、易记、易懂，却不容易。为此，我写了一首打油诗。

修稿

医理增改方求圆，
句读点点尽修遍。
三易其稿不为多，
临到实践方知难。
天降医任心接棒，
耳闻医迷读书欢。
毅力汗水出成果，
证得伤寒花开岩。

本书分上下两篇，上篇经方，下篇合方（经方、时方）。期望临床参考,体现“有是证,用是药”。书中难免有谬误,望同道批评指正。在此,特向出版社、同仁堂集团的领导,我的学生(赵颂杰、陆学彬、李淑元、牛海萍、崔玉石、孙晓峰、陈子恩、李梦盼等)及家人,表示衷心的谢意。

崔章信

2017 年 1 月于北京

目　录

上　篇

下　篇

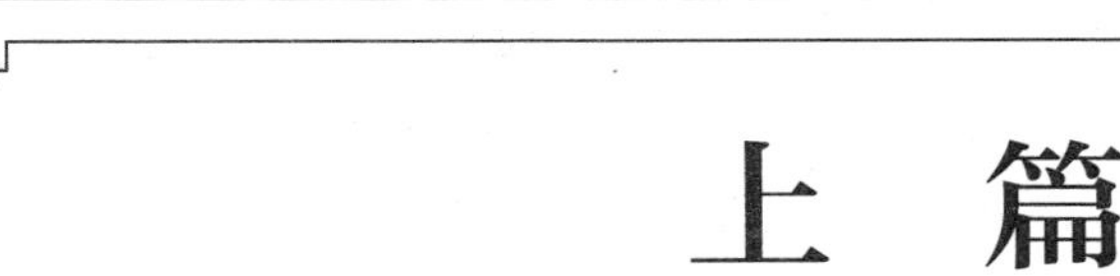

上　篇

第一章　太阳病病证

桂枝汤证

1. 临证原理　即太阳病病理，是指以足太阳膀胱腑、手太阳小肠腑相关脏腑及其经络学说的发病病理为临证原理。

2. 方剂介绍

（1）意义：桂枝汤是《伤寒论》第一著名方剂，适用于外感病及杂病，后世多有发展。桂枝汤加减运用、数量之多，难于罗列。如阳旦汤（《类证活人方》）、桂枝加桔梗汤、桂枝加半夏汤（《皇汉医学》）等。

（2）药物组成：由桂枝、白芍、生姜、大枣、甘草而成。

（3）功用：解肌祛风，调和营卫。

（4）主治：外感风寒。头痛发热，汗出恶风，鼻鸣干呕等。如见《伤寒论》太阳中风证12条："太阳中风，阳浮而阴弱。阳浮者，热自发，阴弱者，汗自出。啬啬恶寒，淅淅恶风；翕翕发热。鼻鸣而干呕者，桂枝汤主之。"表证发汗不解57条，表证下后不解15条，营卫不和54条等。

3. 辨证论治　一定的病因，在身体里气不和的情况下作用于机体而发病。疾病表现为症状（主诉为主症；确定主症性质的为性症）和体征。体征，是医者、医院检查所得。传统医学重视，以性症确定主症的性质——寒热虚实，并以苔脉体征加以证实，结合病位、病性概括为病证。病证已明，即可论治确定治则，选方用药。

试以《伤寒论》经文第12条辨证论治如下：

依据临证原理，确定"热自发，汗自出"为主症，"太阳中风，阳浮而阴弱。阳浮者……翕翕发热，阴弱者……啬啬恶寒，淅淅恶风，鼻鸣而干呕者，桂枝汤主之”，为太阳中风，病理、性症，以方测证。

主症为“热自发，汗自出”，由于阳气浮盛而热自发，因为营阴不足，肌表疏泄而汗自出。

“阳浮而阴弱者”，此为病理，阳浮指阳气浮盛，而阴弱指营阴虚弱。“翕翕发热”，因为发热而毫毛收合，不需要保护体温；“啬啬恶寒，淅淅恶风”，由于汗自出，损耗津液，而致营阴相对不足，肌肉失养，空虚所致；“鼻鸣而干呕者”，由于肺合皮毛，开窍于鼻，皮毛受邪，肺窍不利，所以鼻鸣；复因胃为卫之源，表气失和，涉及于胃，胃气上逆，所以干呕。“桂枝汤主之”以方测证，因果推理，当知为太阳中风证。

所以综上，性症、病理、以方测证，完全可以确定主症“热自发，汗自出”为太阳中风卫强营弱证。

根据病证，确定治则，解肌祛风，调和营卫。选用桂枝汤主之。

4. 临证笔录

营卫不和兼脾胃虚弱证

耿某，男，60 岁。

病史：阵发性发热 10 天，每日发热一两次（37.6~38℃），伴有自汗，纳谷减少。三赴医院，未见诊治效果，后转中医科。

中医检查：舌苔薄白，舌质淡，脉浮而无力。证属营卫不和，卫不护营。治当调和营卫，方拟桂枝汤加减，轻轻发汗，以达止汗目的。连服三剂，出乎我的意料，竟然毫无效果，依据发热汗出，且有加重之势。细细询问，方知患者纳谷渐少，体重渐轻，大便溏薄，舌苔薄白，舌质淡，脉缓无力，证乃营卫不和兼脾胃虚弱。选方：桂枝汤，增益甘温除热之品。拟方：桂枝 6g、白芍 6g、生姜 6g、大枣 5 枚、甘草 6g、炙黄芪 30g、党参 15g、当归 12g。续服三剂，发热自汗，日发减轻，食欲增加，大便溏薄量少。上方续服四剂，诸症已愈。后以香砂养胃丸，9g，每日两次，口服。以资巩固疗效。

心语：夫营卫者，卫行于脉外，营行于脉内，实为气血也，故又称卫气营血。由于气为生血之源，血为生汗之源。气血宜扶宜养，方保体温恒定；脾胃宜健宜和，方保气血充沛。若营血济于卫气，则不发热，若卫气外护于营血，则不出汗。

桂枝汤加入甘温养血之品，如黄芪、党参、白术，脾胃健运，气血化生充沛，故热退汗止，纳增，大便成形，体重渐升。

临证投用桂枝汤，凡不生效者，应考虑健脾和胃兼益气养血，大多生效。

表虚低热证

例一：崔某，男，40岁。

病史：因饮食不节，贪凉过多，而致发热腹泻，应用抗生素治疗，发热腹泻已瘥，但体力未复，抵抗力稍弱，复遇西北寒流而感冒、低热不退，汗出漐漐，体温37.5~38℃，迁延半月不愈。曾赴医院胸透、化验等皆正常。患者疑有大病，所以前来就诊中医。

中医检查：舌苔薄，舌质淡，乳蛾不红肿，脉浮无力。证乃卫强营弱。原有腹泻体弱，复感风寒而感冒。治当调和营卫。选方：桂枝汤。拟方：桂枝6g、白芍6g、生姜6g、大枣5枚、甘草3g、黄芪12g、当归10g。连服四剂，每日一剂，水煎服，分早晚两次温服。患者服一剂，微微汗出而低热退净。

心语：桂枝汤，调和营卫，治疗体虚低热，常获良效，临床可反复应用，进一步观察、研讨。

例二：王某，女，40岁。

病史：近三个月来，虽然按时来潮，但是，月经量多，失血过多，头晕，心悸，出汗量多，怕冷又怕热。

中医检查：心肾不调(更年期综合征)。拟方：二仙汤、八味、芪归之意组方。仙灵脾15g、黄柏10g、生地黄15g、熟地黄15g、五味子12g、当归15g、煅牡蛎40g、巴戟天12g、知母10g、山萸肉12g、黄芪30g、浮小麦40g。七剂，水煎服，每日一剂，分早晚两次温服。连服七剂，毫无效果。头晕，心悸，神疲乏力加重，白天汗出量多。舌苔薄白，舌质偏红，脉浮按无力。心中突然想到《伤寒论》。选方：桂枝汤。拟方：桂枝12g、白芍12g、生姜6g、大枣5枚、炙甘草12g、生黄芪15g、当归12g。连服三剂，服药后喝热粥，盖被，取微汗。休息一晚，诸症皆瘥。省下两剂药。

心语:治病不在贵贱,而在辨证准确。前药贵而无效果,后药便宜,但效果甚佳。

自汗量多证

例一:赵某,男,30 岁。

病史:爱美之心,促使其穿戴单薄,而经常感冒,反复发热,头身疼痛。病情加重,故赴医院,检查无大碍,服用解热镇痛药而缓解。但是,身体越来越虚弱,动不动就出汗,有时甚至汗多湿透衣服。经朋友介绍,遂来就诊。

中医检查:舌苔薄白,舌质淡,脉浮而无力。证属营卫不和,肌表空虚,自汗量多。选方:桂枝汤加味。拟方:桂枝 12g、白芍 12g、生姜 10g、大枣 5 枚、甘草 6g、五味子 10g。三剂,水煎服,每日一剂,分早晚两次温服。服用一剂后,自汗减少,两剂后汗止。

心语:桂枝汤加五味子,取其酸敛而止汗的功效。

例二:崔某,男,20 岁,夏季。

病史:上初中时,由于临考紧张,出汗渐多,开始头部出汗,继而遍及周身。老师说,孩子体质虚弱,应当加强锻炼。从此加强锻炼,慢跑习武,坚持一年,身体壮实,临考不紧张,学习成绩上升。但是,唯有出汗不减,甚至有增无减之势。为此,多处询诊求方,但是无效。早就有人建议请中医诊脉,患者惧怕服用苦味汤药,因此迟迟未就诊中医。后来,患者翻书看到“良药苦口利于病,忠言逆耳利于行”,这对他振动很大,于是请求父母带着去看中医,吃中药。

中医:问其生活习惯如何?答:习惯冷水浴。证乃营卫不和,肌表空虚所致。选方:桂枝汤加味。拟方:桂枝 12g、白芍 12g、生姜 10g、大枣 5 枚、甘草 6g、荆芥 6g。连服三剂,汗止痊愈。为防复发,以 1g 五倍子打粉,凡士林调匀,涂肚脐,绷带固定,三日更换一次。连用十次,从未复发。若皮肤过敏,痒甚,则揭去不用。

心语:自汗量多,临床常见,查看资料,皆说气虚自汗,阴虚盗汗;自汗白天发生,盗汗入夜发生。这给人造成不同程度的痛苦,吾曾见一病例，患者手汗如滴水，应用五倍子 1.5g 打粉，凡士林调匀，涂患者脐部，绷带固定，三日更换一次，连用十次，近期疗效甚好，需要进一步观察。

例三：王某，男，30 岁。初诊：2005 年 8 月 1 日。

病史：患有汗多湿衣证多年。

中医检查：舌苔薄白，舌质淡，脉浮而无力。汗多湿衣为主症，舌苔脉象为体征。体征确定主症为卫强营弱证。选方：桂枝汤加味。拟方：桂枝 12g、白芍 12g、生姜 10g、大枣 5 枚、炙甘草 6g、香薷 10g。服用三剂，自汗已瘥。为防复发，仍予五倍子 1g，外用敷贴肚脐，方法同前例。

心语：

（1）观察舌苔、诊察脉象是为辨证重点。

（2）桂枝汤加用香薷，因其性味辛而微温，归入肺经。功用可调和营卫，是夏季常用时令用药。

（3）夏令感冒，必加香薷，效果更好。

脾肾两虚下利证

例一：赵某，女，30 岁。

病史：顺产一胎，男儿，养月子不慎，饮食生冷，伤害脾胃，中焦不运，大便初起泄泻，后转溏薄，甚时清水，脘腹胀满，腹部发凉，时时隐痛。

中医检查：舌苔薄白，舌质淡，脉沉弱。证乃脾肾阳虚，以桂枝汤加附子、党参，健脾温肾为治则。选方：桂枝汤加附子。拟方：桂枝 12g、熟附子（先煎）6g、白芍 12g、生姜 10g、大枣 5 枚、党参 15g、炙甘草 10g。水煎服，每日一剂，分早晚两次温服，七剂。

七剂服完，下利已止，但仍感神疲乏力。上方加炙黄芪 30g、当归 12g、焦三仙各 12g，再服七剂。服完七剂，上腹隐痛已经痊愈，饮食香甜，备感力增。为巩固治疗，以香砂养胃丸缓以调之。

心语：

（1）月子疾病，多传难治，其实不难，本例临证关键在于辨证，辨证准确,疗效则佳。

(2)十月怀胎,一朝分娩。小小婴儿,全为气血铸成,方中加入炙黄芪、当归,补养气血,乃为病理所需。

例二:孟某,男,40 岁。

病史:患者腹泻三年,缘由吃饭特快,几乎不咀嚼即咽,伤及脾胃而发病。平时大便溏薄,稍吃寒凉食品,或在饭店吃饭,即腹泻,水样大便。近年来,病情加重,吃什么拉什么,据说是“完谷不化”,甚至水泄。身体消瘦如柴,体重不断下降,神疲乏力,汤水难进。四方寻医,中西药品,全都用过,可说无效。大医院多次去过,据说除了慢性胃肠炎以外,没有大病。近来,反复感冒,汗出特怕风,头身疼痛,痛苦难忍,大便泄水,带血丝。患者害怕得癌症,经朋友介绍前来看中医。

中医检查:病史如前,舌苔薄白,舌质淡、瘦小,脉微欲绝。营卫不和,一派虚寒之象。选方:以期桂枝汤调和营卫,灶心土暖脾止血。拟方:桂枝 12g、白芍 12g、生姜 10g、大枣 5 枚、甘草 10g、灶心土 30g。三剂服完,身痛腹胀减轻,续服四剂,痛苦大减,上方加减化裁,服用月余,诸症皆愈。

为防复发,嘱其细嚼慢咽,勿用寒食。

心语:吃饭特快,这是第一个因素,易得胃肠疾病。当然还与情绪、遗传因素有关。吃饭特快,把口腔完成的任务,一下都推给胃肠,增加它们的负担。时间越长,年龄越大,就要患胃肠疾病。因此,我劝患者要细嚼慢咽,免得胃肠疾病。

背负冰块证

陈某,女,43 岁。

病史:因洗澡水凉而感冒,经中西医药物治疗,基本已愈。但乏力怕冷尤甚,尤其背部,如同背负冰块透心凉。四方求医,久治不愈,迁延三年。

中医检查:来诊正值夏季,身着绒衣,要求关空调。舌苔薄白,舌质淡,切脉六脉沉弱难以触及。两手冰凉,如触冰块。辨证:久病及脾肾,致使元阳不足,化生气血匮乏,进而营卫不调,不得升温保温,故如背负冰块透心凉。治则：温补脾肾，化生气血，调和营卫，从本治之。选方：桂枝汤加味。拟方：桂枝12g、白芍12g、生姜20g、大枣10枚、甘草12g、熟附子20g（先煎40分钟）。七剂服完，背负冰块缓解，舌苔薄微黄，舌质偏红，脉虽沉但较前有力，再服七剂，感觉冰块渐融，透心凉减缓。改用验方：桂圆15g、核桃6枚，水煎喝汤，药渣嚼咽。两年以后，患者反馈，已减绒衣，换上裙子。

心语：桂枝汤调和营卫；附子温补阳气，从根本论治，疗效颇佳。附子用中量20g，只要开锅煎煮40分钟，安全有效。

皮肤瘙痒证

孙某，男，30岁。

病史：四肢，躯干起疙瘩，略高出皮肤，颜色淡白，大小不一，发作起来，瘙痒难忍，整夜难以入眠，恨不能用小刀将肉割去。反复发作两年余，闻讯前来诊治。

中医检查：舌苔薄白，舌质淡，切脉浮缓。胸前暴露，可见许多划痕，有的结疤，有的流血水，手臂划痕（+）。问其得病之由，缘由受风寒而发病。证乃：风寒袭表，营卫不和。选方：桂枝汤加味。拟方：桂枝10g、白芍6g、生姜6g、大枣3枚、甘草3g、炒荆芥10g，防风10g。患者服三剂而愈。

心语：皮肤瘢痕需缓以图之，大黄粉以蛋清和匀，日涂两次，盖油纸、胶布固定。患者说应用十日，瘢痕色泽减退，再涂十日，瘢痕已消。

虫行作痒证

于某，男，50岁，猎手。

病史：常年打猎，风里来雨里去，常遭风寒侵袭，肌肤如有万只小虫爬行作痒已有10年，四处寻医，中西药物吃了很多，有的有效，但停药即发，有的根本无效。

中医检查：皮肤无明显损伤，划痕阳性，面色黄黑，机体消瘦，舌苔薄，舌质淡，脉沉。证乃营卫不和，气血双亏为患。选方：桂枝汤加味。拟方：桂枝12g、白芍12g、生姜10g、大枣5枚、甘草10g、生黄芪30g、当归 12g。患者服用七剂,虫止痒愈。

心语:桂枝汤,诊治范围宽广。只要营卫不和,即可应用。皮肤瘙痒,总是与“血虚生风”有关,故常加黄芪、当归,益气补血而治本。

桂枝加葛根汤证

1. 临证原理　同太阳病。

2. 方剂简介

(1) 意义:桂枝加葛根汤是《伤寒论》治疗“项背强几几”的名方,后世多有发展。

(2) 组成:桂枝汤加葛根而成。

(3) 功用:解肌祛风,生津疏经。

(4) 主治:《伤寒论》经文 14 条曰:“太阳病,项背强几几,反汗出恶风者,桂枝加葛根汤主之。”

3. 辨证论治　试举《伤寒论》经文第 14 条辨证论治如下:

依据临证原理,确定“项背强几几”为主症,“太阳病……反汗出恶风者,桂枝加葛根汤主之”,为太阳病性症、以方测证。

“项背强几几”,项背为太阳膀胱经所过之处,风寒之邪外袭,则项背拘急,仰俯不能自如,即项背强几几。多为太阳经脉失于濡养,多见于表证。“太阳病”,主指太阳中风证,乃由卫强营弱所致。“反汗出,恶风者”,乃太阳经为风寒外束肌表,导致卫强营弱,太阳中风证;“桂枝加葛根汤主之”,以方测证,当知太阳中风兼太阳经输不利证。所以综上太阳病、性症、以方测证,可以确定主症为太阳中风兼太阳经输不利证。

病证已明,论治有据。“解肌祛风,生津疏经”成为必然,选方桂枝加葛根汤主之。

4. 临证笔录

头痛如裹证

崔某,男,42 岁,初诊。

病史：三个月前，因出差在途中淋雨而致感冒，虽经多次发汗解表治疗，感冒已瘥，但头痛不愈，如戴小帽，缠绵半月。诊时所见，汗出漐漐，面色淡白，身倦懒言，项背强紧，如负重物。

中医辨证：证乃风寒客于肌表，营卫不和，经气不利，津液不布且兼湿邪为患。选方：桂枝加葛根汤，再加薏苡仁。拟方：桂枝12g、白芍10g、生姜10g、大枣5枚、甘草10g、葛根30g、麻黄9g、生薏苡仁12g。药服三剂，头重如裹减轻，为防复发，原方进七剂，项背强紧亦愈。

心语：湿邪黏腻而重浊，因而清窍感受湿邪头沉疼痛，如戴小帽，临床桂枝汤加薏苡仁，其性味甘淡微寒，可以利水渗湿，治疗头沉紧而疼痛，效果更好。

落枕酸痛证

徐某，女，21岁，初诊。

病史：年轻爱美，穿衣薄少，因而感受风寒，连连落枕，久治不愈，迁延月余。虽经推拿和针灸，病情好转，但是依然落枕，左右旋转，项颈酸痛。经人介绍，来看中医。

中医检查：舌苔薄白，舌质淡，脉沉缓。证乃风寒侵袭颈项，营卫不和，经脉失于濡养而落枕。选方：桂枝加葛根汤三剂。拟方：桂枝12g、白芍10g、生姜10g、大枣5枚、甘草10g、葛根15g。并嘱其加衣，注意保暖。三剂服完，病轻，再予四剂，落枕痊愈。

心语：葛根性味甘平，生津。可以滋养颈项筋脉，专治颈项强几几，有汗用桂枝加葛根汤，无汗用麻黄加葛根汤。

妊娠呕吐证

姜某，女，25岁。

病史：妊娠呕吐月余。怀孕前反复感冒、腹泻。多由穿衣过少，饮食贪凉所致，造成脾胃虚弱，体力下降。怀孕初期，时而呕吐食物或者清水，没当回事，心想“怀宝宝”哪有不呕吐的？但是越吐越甚，迁延月余不愈。听婆婆讲，应看中医。

中医检查：舌苔薄白，舌质淡，脉浮而软。证乃脾胃虚弱，胃气上逆；孕育导致胃气上逆而致呕吐。予桂枝加葛根汤加姜半夏。拟方：桂枝 10g、白芍 10g、生姜 6g、大枣 3 枚、甘草 6g、葛根 15g、姜半夏 6g。服三剂，呕吐已瘥，但纳谷不馨，又予香砂养胃丸，告愈。

心语：怀孕呕吐严重，失水失营养，影响胎儿生长，应该服中药，用药选择和胃降逆，有利胎儿生长之品，勿用攻逐破血之品，以免坠胎。

桂枝加厚朴杏子汤证

1. 临证原理　同太阳病。

2. 方剂简介

（1）意义：本方是《伤寒论》治疗喘证名方，后世影响颇广。

（2）组成：桂枝、白芍、生姜、大枣、甘草、厚朴、杏仁。

（3）作用：解肌祛风，调和营卫，宣肺降逆，定喘止咳。

（4）主治：《伤寒论》第 18 条经文："喘家作，桂枝汤加厚朴杏子佳。"第 43 条经文："太阳病，下之微喘者，表未解故也。桂枝加厚朴杏子汤主之。"

3. 辨证论治　以《伤寒论》经文第 43 条辨证论治如下：

依据临证原理，确定"微喘者（喘家作）"为主症，"太阳病，下之……表未解故也。桂枝加厚朴杏子汤主之"，为太阳病误治、病理、以方测证。"太阳病，下之微喘者，表未解故也"。第 18 条、第 43 条经文合之，临床见有：喘息发热者，恶风，汗出，头痛等。

因为"微喘者"下之为误治，不仅表证未解，而且风寒内陷，导致肺寒上逆而微喘。

"喘家"是素患喘息的病人，外感风寒，而太阳中风者，即喘息与太阳中风证并见。此外，微喘与喘家其本一致。

"太阳病"指出太阳病范围，病发部位。

"下之"太阳病的表证，发汗为正治，下之为误治，"表未解故也"，表证不解而引邪内陷，形成太阳中风与喘证并见。此表证未解，所以仍有发热恶风，汗出，头项疼痛等。"桂枝加厚朴杏子汤主之"，以方测证，当知为感受风寒导致肺气上逆引发喘证。综合以上所见，太阳病误治、病理、以方测证，可以确定微喘为风寒引发微喘证，或喘家证。

4. 临证笔录

痰咳致喘证

李某，男，60岁，初诊。

病史：痰喘20年，加重3年。每逢秋冬换季时，则新感引动痰饮而犯病，频频发作，晨起咳吐稀痰或黏痰，色白无腥臭味；若痰多质黏，咳吐不利，则咳喘，白天咳喘较轻，夜晚重，咳喘不能平卧，黏痰吐出则咳喘缓解。医院拍胸片示：慢性支气管炎并肺气肿。

中医检查：舌苔白腻，舌质淡，切脉濡滑。喘为主症，咳嗽呕吐痰饮为性症、苔脉为体征。体征可以确定主症为痰阻气喘，尚未郁遏化热。治疗：解肌祛风寒，调和营卫，宣肺降逆，祛痰定喘。选方：桂枝加厚朴杏子汤。拟方：桂枝10g、白芍10g、生姜6g、生甘草6g、大枣3枚、川厚朴10g、杏仁10g、紫菀10g、款冬花10g。连服七剂，咳喘已轻，痰吐较利，晚上基本可以平卧。继服14剂，咳喘病情平息。

心语：嘱其变天时注意防寒，天气晴朗时积极锻炼身体，储备体力；饮食勿咸，宜清淡。

肺心病重证

侯某，女，75岁。

病史：气管炎40年，肺气肿15年，肺心病3年，加重两年。每年冬季即犯病，此前住院月余，病情最险，几次发出病危通知书，末次院方提出气管插管，缓解倚坐喘息，或许可延续一段生命。病人家属坚决不同意插管，万般无奈，将病人接回家，路途一颠簸，而病人反倒有些好转。女儿为军人出身，不肯放弃，于是四方寻找老中医。正巧在门诊找到我，患者女儿说："您就帮着看看吧，不管什么结局，绝不找您的麻烦。"当时，我思索半天，说："好吧，我跟你去看看病人。"顷刻，赶到病人家中，看到病人倚靠床上，前仰后俯，喘息不停，一会儿微喘，一会儿大喘，汗出量多，摸摸汗液不温，皮肤不灼热。

中医检查：首诊望其舌苔薄白质淡而水湿，脉浮缓而迟。我眼中浮现出《伤寒论》经文太阳病18条："喘家作，桂枝汤加厚朴杏子佳。"43条："太阳病，下之微喘者，表未解故也。桂枝加厚朴杏子汤主之。"其证与此大体相符，而阳气已衰败，难以收拾。随之拿笔记下：桂枝10g、白芍6g、生姜6g、大枣3枚、甘草6g、熟附子10g（先煎40分钟）、川厚朴10g、杏仁6g，水煎服，分三次服完。二诊：第二天一早，患者女儿前来请大夫，"药分三次已服完，我妈喘息有所减轻"，可再取一剂，水煎服，按原方服用。第三天一大早，患者女儿来叩门说："我妈喘息明显轻了，她还睡了一会儿。"三诊：舌苔薄白，舌质淡红，脉浮而缓，时喘时停，纳呆。上方加砂仁6g、焦山楂10g，七剂药服完，舌苔薄，舌质淡好转，已无水湿。四诊：七剂服完，喘息已停，可以进食。为巩固疗效，予香砂养胃丸慢慢调养。

桂枝加附子汤证

1. 临证原理　同太阳病。

2. 方剂简介

（1）意义：本方是《伤寒论》治太阳病发汗太过，表证不解，阳虚汗漏的名方，后世多有发展。

（2）组成：桂枝、白芍、生姜、甘草、大枣、附子。

（3）功用：调和营卫，解肌祛风，扶阳固表。

（4）主治：《伤寒论》经文第20条：太阳病，发汗，遂漏不止，其人恶风，小便难，四肢拘急，难以屈伸者，桂枝加附子汤主之。

3. 辨证论治　以《伤寒论》经文第20条为例，辨证论治如下：

依据临证原理，主症为"发汗，遂漏（汗）不止"为主症，由于发汗太过，损伤肌表，卫外不固，故漏汗不止。余者为性症："其人恶风"，由于出汗过多，夏季热量过多，伤其肌表卫阳不得温煦，故恶风；"小便难"，由于发汗过多，损伤水分太多，耗伤阴津，故小便难；"四肢微急，难以屈伸"，由于发汗太多，耗伤阴津，不得濡养四肢，故拘急，难以屈伸；"太阳病"指出发病在手足膀胱、小肠及其经络学说范围内。"桂枝加附子汤"，以方测证，当知，误治致表证不解，表阳已虚证。所以综上所述，太阳病误治、性症、病理可以确定主症“发汗遂漏不止”为太阳病误汗太过，伤阳漏汗。

既然太阳病误治致汗，伤阳漏汗，治则当然为扶阳固表，调和营卫以止漏汗。方选桂枝加附子汤主之。

4. 临证笔录

感冒发汗过多证

例一：孙某，男，30 岁。

病史：患者听说感冒发汗透彻，病好得快，他为出差一心速愈，自配桂枝汤中药二剂，作一剂，服下而且覆盖厚被，喝下热粥两碗，顿时汗出如洗，如同《伤寒论》第 20 条经文描写：“太阳病，发汗，遂漏不止，其人恶风，小便难，四肢微急，难以屈伸者。”急症急处理，查过舌脉，遂投桂枝加附子汤一剂，汗出立止；并嘱其撤下厚被，勿要再喝热粥了，喝点淡盐水。第二天二诊，大夫幸亏早发现出汗太过，采取了对策，免除了伤阳耗津之误。

中医检查：苔薄舌质淡白，脉沉而弱。辨证：由于太阳中风，发汗太过，导致遂漏不止为主症。伤及阳气，其人恶风，小便艰难，四肢微急，难以屈伸为性症。综上性症、苔脉体征，皆可确定漏汗不止为表证不解，阳虚汗漏证。治则：调理营卫，解肌祛风，扶阳固表。选方：桂枝汤加附子。拟方：桂枝 10g、白芍 10g、熟附子 6g（先入）、生姜 6g、大枣 5 枚、甘草 6g，水煎服三剂，表证已解，再进四剂，诸症已愈。

心语：热爱中医药是好事，但不能擅自开中药、自己煎药、自己服药，以免危险，损害健康。

例二：于某，女，21 岁，产后 4 天，没有老人护理。

病史：患者初产妇，未有养月子知识，门窗紧闭，一点亦不通风，室内温度过高，穿衣过厚，而且多食辣椒，导致出汗过多，汗出如流，湿透衣被。来人请余出诊：进门满鼻血腥味，患者漐漐汗出，恶风。小便甚少，扪其肌肤发凉，四肢时时颤抖。

中医检查：苔薄舌质淡白，脉沉而弱，证乃亦与《伤寒论》第 20 条大同，与二剂桂枝加附子汤而愈。

心语:嘱其家人,适当通风,降一降室温,喝点淡盐水。

例三:崔某,男,18 岁,学生。

病史:参加市里长跑比赛,患者未有参赛经验而发病。开始即提速,心中无计谋,视其人汗出如流,体力不支,躺地喘息。

中医检查:舌苔薄白,舌质燥。证乃汗出过多,伤其阳气,又耗津液。病证与《伤寒论》第 20 条大同。我嘱其老师,快送医院抢救。给生理盐水两瓶,续用桂枝加附子汤一剂,甚效。当日病愈而出院。

心语:暑天参赛,要防汗多伤阳,可急投桂枝加附子汤,再加大麦冬 30g、五味子 12g,补充淡盐水。

例四:才某,男,35 岁。

病史:出差恰逢寒流,感冒三天,头痛发热、咳嗽呕吐,出汗较多,未加注意。近日,手足拘急,发凉,四肢活动僵硬不大灵活。患者害怕中风,所以前来就诊。我首先给他测量血压,正常。

中医检查:视其舌苔薄白,评脉沉而弱,又无反关脉。头痛,发热恶寒,汗出恶风,咳嗽呕吐。证为桂枝汤证,营卫不和也。手足拘急,汗出肢凉,扪之肌肤欠温,营卫不和,阳气衰败也,应投桂枝加附子汤。服一剂,头痛发热,出汗,手足肢凉僵硬皆愈,营卫得和,阳气温通,此为治本也。

心语:"因势利导"是中医治病、扶正达邪的根本原则。患者汗出,又用桂枝汤微发汗,此谓"因势利导"。复加附子温补阳气,此谓扶正。终而实现"扶正达邪"愈病之目的。

阳虚感冒证

赵某,男,50 岁。

病史:素日尤怕风寒,手足厥冷,喜食热食,居室糊得严密,外出带上狐狸皮小袄,见风穿上,风息脱下,总之不耐一点风寒。素体阳气虚弱,阳虚生外寒,恐无争议。三天两头感冒,头痛身痛,恶寒发热,咳嗽呕吐,手足厥冷,汗出恶风等。

中医检查:舌苔薄,舌质淡白,六脉沉微(无反关脉),两手冰凉。证乃营卫不和兼阳虚证。予桂枝加附子汤七剂,治愈常年感冒。

心语：素体阳虚，怕冷尤甚，感冒发热，汗出量多，予桂枝加附子汤，附子用量小，3~6g，麦冬用量大15g，疗效快捷。

大汗亡阳证

金某，女，40岁。

病史：素有多虑，自云"抑郁症"，喜爱中医药。感冒、发热恶寒，头身疼痛，汗出，咳嗽呕吐。为惦记耽误出差、奖金等事，自服麻黄汤二剂，并用解热镇痛剂，恨病吃药，以求速效。服药以后，大汗淋漓不止，口干舌燥，周身没有一点劲，怕寒怕风尤甚，故前来看中医。

中医检查：舌苔薄白，舌质淡而瘦小，脉重按方触及。证为大汗亡阳，遂予桂枝加附子汤二剂，调和营卫，温补阳气，双管齐下。未料，病来凶猛，证亦却速，两剂则愈。患者自己总结教训，今后可不能随便吃药了，有病去看医生。

心语：就是做医生，自己亦不敢给自己开方，因为"医不自治"，考虑太多，也就没勇气了。自己喜欢中医药，自开自吃，没有丰富的临床经验，恐怕也是行不通的。

右身多汗证

刘某，男，60岁。

病史：患者高血压15年，3年前左侧脑梗，右半身瘫痪住院治疗。瘫痪基本已恢复，未留下后遗症。但是，遗留右半身多汗，上至头顶，下至右腿，吃饭不香，整日汗浸衣服，潮湿不已。面色无华，头晕目眩，神疲乏力，心悸，消瘦，素日怕冷，饮食渐少，伴有身寒肢凉，手足指端麻木不仁。

中医检查：舌苔薄白，舌质淡红，脉沉无力。综合以上性症、体征可确定右半身多汗为营卫不和，阳气不足所致。选方：桂枝加附子汤，再加牡蛎散，再加五味子。拟方：桂枝10g、白芍10g、生姜10g、大枣3枚、甘草6g、熟附子6g（先煎）、五味子12g、浮小麦50g、煅牡蛎50g。服用三剂，右身汗出减少，余诸症好转。上方加黄芪40g、当归15g，补养气血，又服14剂，右身汗止，余症皆愈。

心语:为防复发,以 1g 五倍子研粉,以凡士林和匀,涂脐部,盖上油纸,以胶布固定,三日一换。

手足厥冷证

房某,男,60 岁,渔民。

病史:患者打一辈子鱼,近三年来,双侧手足指端厥冷而麻木不仁,逐渐加重,四处寻医诊治。有说血脉不通,有说湿重,有说阳虚,但是治而不愈。

中医检查:观其舌苔薄白,舌质淡水湿,脉沉而弱。证乃营卫不和兼阳气虚。予以桂枝加附子汤,调和营卫,温补阳气治之。未料效果奇好,一剂投下,指端似有热气推动,再剂厥冷已轻,三剂痊愈。

心语:事后考虑,治疗疑难症,必须道理弄清,手足厥冷,阳气未达也,故治则在调和营卫的基础上温补阳气,而获奇效。

桂枝去芍药汤证

1. 临证原理　同太阳病。

2. 方剂简介

(1) 意义:本方是《伤寒论》治疗胸阳不振的名方,后世多有发展。

(2) 组成:即桂枝汤去芍药而成。

(3) 功用:解肌祛风,宣通胸阳。

(4) 主治:《伤寒论》经文第 21 条:"太阳病,下之后,脉促胸满者,桂枝去芍药汤主之。"

3. 辨证论治

试以《伤寒论》经文第 21 条辨证论治如下:依据临证原理,确定"胸满者"为主症,"胸满者"由于下后导致邪陷胸中,胸阳被遏,胸阳不振所为。体征为"脉促",由于表邪内陷,郁而不伸、正邪相争所为;"太阳病"指明太阳病病位、病性;"下之后",表证当汗为正治,下之后为误治。桂枝去芍药汤主之,以方测证,当知太阳中风兼胸阳被遏证。综上所述,体征、误治,结合病位,可以确定"胸满者"为太阳病误下"表证不解，胸阳不振证”。

“太阳误下，胸阳不振证”是论治的主要目标，有什么病证，就有相应论治，确定“解肌发汗，宣通胸阳”为治则，选方桂枝去芍药汤主之。

4. 临证笔录

武某，男，30岁。

病史：下地窖去取地瓜，感寒湿之邪而感冒，胸中满闷，心跳急促，头沉身痛，小便不利。吃解热镇痛药，感冒已愈，头身疼痛等已轻，而胸中满闷，心跳急促不去，久治不愈，缠绵月余。后来，经朋友介绍，来我处看中医。

中医检查：苔薄舌质淡，脉沉而弱。证乃太阳中风兼胸阳被遏，与《伤寒论》第21条相同，与桂枝去芍药汤三剂。一味芍药，因其性寒阴柔，酸敛邪气。似以桂枝辛甘温振胸阳为治较好。选方：桂枝去芍药汤加味。拟方：桂枝10g、生姜6g、大枣3枚、甘草6g、党参15g。三剂，胸中满闷已瘥，四剂，心跳已平。

心语：涉及胸阳被遏，多与心痛有关，可做心电图，定位定性，治疗把握好方向。

桂枝加芍药生姜人参新加汤证

1. 临证原理　同太阳病。

2. 方剂简介

（1）意义：本方以扶正为主，兼以祛邪。凡体虚过汗身痛者，皆可应用。后世医家临证多以本方化裁。

（2）组成：以桂枝汤重用芍药、生姜，加人参而成。

（3）功用：调和营卫，兼补气阴。

（4）主治：《伤寒论》经文第62条曰：“发汗后，身疼痛，脉沉迟者，桂枝加芍药、生姜各一两，人参三两新加汤主之。”

3. 辨证论治　依《伤寒论》经文第62条辨证论治如下：

依据临证原理，确定“身疼痛”为主症。“发汗后”为误治，“脉沉迟者”为体征，“桂枝加芍药生姜各一两人参三两新加汤主之”，为以方测证。

因为主症为“身疼痛”，由于气血不足之体感受风寒，寒则收敛，气血不通则身痛，此为表证常见症状，每随汗解而消失。“脉沉迟”是气血不足之征，营卫耗伤，鼓动气血无力，不甚畅通则为之；“桂枝加芍药生姜人参新加汤主之”，以方测证，当知气阴不足，营卫不调证。所以，综合以上，误治、体征，以方测证，可以确定主症“身疼痛”为营卫不和、气阴两亏证。

病证已明，治则自然产生；“调和营卫兼补气阴”为本，选方桂枝加芍药生姜人参新加汤主之。

4. 临证笔录

产后身痛证

李某，女，26岁，产后身痛。

病史：患者素质体弱，顺产一胎，纳食衰少，恶风怕寒，复加受寒而感冒，流清涕汗多，身体痛，自服解热镇痛剂，感冒基本已愈，而身体疼痛不愈，尤怕风寒、空调，四方求医，中西药物皆不效，故看中医。

中医检查：舌苔薄白，舌质淡，切脉沉迟而弱。证乃营卫不和，气阴两亏证。处方：桂枝10g、白芍9g、生姜10g、大枣3枚，甘草6g、人参6g。1剂身体疼轻，2剂身痛止。

心语：人参，性味甘平，入肺脾经，补肺益脾，益气生津，气阴双补，适用于营卫不调兼气阴两亏（身痛）证，用量4~6g，以免过量碍胃。

气阴两亏证

房某，女，43岁，初产妇。

病史：由于高龄产子，无力分娩，折腾三日，方才产下，导致气虚。由于产伤，失血过多，形成阴亏。复受风寒而感冒，病证乃为营卫不和，气阴两亏。患者神疲乏力，口干咽燥，心中烦热，自汗量多，一派气阴两虚证候。

中医检查：舌苔薄白，舌质嫩红少津，切脉沉迟无力，皆支持卫营不调，气阴两亏之证。选方：桂枝加芍药生姜人参新加汤。处方：桂枝

10g、白芍 10g、生姜 6g、大枣 5 枚、甘草 6g、野山参 6g(另煎兑服)。七剂服完,自感舒服,力增。患者要求开 15 剂,服完诸症皆瘥。一月后特意来门诊报告康复。

心语:由于高龄产妇,体质素虚,复感冒,是辨证要点,以桂枝汤调和营卫,以人参补养气阴。

桂枝去桂加茯苓白术汤证

1. 临证原理　同太阳病。

2. 方剂介绍

(1) 桂枝去桂加茯苓白术汤是调和卫营,健脾利水的名方,后世临证多有发展。

(2) 组成:桂枝汤去桂加茯苓、白术而成。

(3) 功用:调和卫营,健脾利水。

(4) 主治:《伤寒论》经文第 28 条曰:"服桂枝汤,或下之,仍头项强痛,翕翕发热,无汗,心下满微痛,小便不利者,桂枝去桂加茯苓白术汤主之。"

3. 辨证论治　以《伤寒论》经文第 28 条具体辨证论治如下:

依据临证原理,确定"小便不利者"为主症,"服桂枝汤,或下之,仍头项强痛,翕翕发热,无汗,心下满微痛……桂枝去桂加茯苓白术汤主之",为误治、性症、为以方测证。

因为主症为"小便不利者",由于脾胃津液不布,膀胱气化不利,水停心下,故为之。"服桂枝汤,或下之",为误治,由于太阳病正治为发汗,但汗法不当,复下之,更为误治。"仍为头项强痛,翕翕发热",为桂枝汤证,"无汗",又非桂枝汤证,故服桂枝汤不愈;"心下满微痛",是里证,但又非实证,故下之又不效,是由脾胃津液不布,膀胱气化不利,水停心下,障碍气机运行而为之,"桂枝去桂加茯苓白术汤主之",以方测证,证乃卫营不和,脾虚水停。综上所述,误治、性症以方测证,可以确定主症"小便不利者"为卫营不和,脾虚水停证。

因为病证为卫营不和,脾虚水停,所以治则自然为"调和卫营,健脾利水”，选方桂枝去桂加茯苓白术汤主之。

4. 临证笔录

脾虚水停证

王某，男，50 岁。

病史：近三年来常常感冒，自己热爱中医药，常配桂枝汤服之，多能奏效。但是此次感冒有些异常，服用桂枝汤后，虽然发热、头项痛已去，但是心下满闷，喉中痰多，小便不利，缠绵不愈。经朋友介绍，来看中医。

中医检查：舌苔薄白，舌质淡红，切脉浮而无力。未见化热之象，证乃卫营不和兼脾虚水停证。选方：桂枝去桂加茯苓白术汤。拟方：党参 12g、茯苓 12g、白术 12g、生姜 10g、大枣 5 枚、生甘草 6g、白芍 10g。七剂。二诊，药后，小便通利，而上腹满闷，咽中痰不减，上方再加黄芩 12g、清半夏 9g，再服七剂而告愈。

心语：上腹满闷，喉中痰多，是为辨证要点，桂枝汤去桂加茯苓、白术，以调和营卫，健脾祛水饮，而达病愈之目的。

肺胃气逆，咳嗽呕吐证

郑某，男，70 岁。

病史：年老体弱，不耐风寒。恰遇西北寒流而病倒，咳吐稀痰量多，严重时上气不接下气，伴胸闷呕吐，肩背酸痛，缠绵月余不愈，诸药吃遍，皆不奏效。经人介绍，寻我诊治。

中医检查：舌苔薄白，舌质淡，评脉浮缓。证乃肺胃感受风寒，肺气宣肃不利而咳吐稀痰，胃气不降而呕吐食物。选方：桂枝去桂加茯苓白术汤加味，调和卫营，健脾益肺。桂枝去桂，唯恐桂枝辛甘碍胃助呕，加茯苓、白术、姜半夏，补肺和胃，止咳平呕。拟方：白芍 10g、生姜 6g、大枣 3 枚、甘草 6g、茯苓 12g、白术 12g、姜半夏 6g。七剂，水煎服。药尽，喘咳，吐痰，胃逆呕吐病愈。为防复发再予七剂。

心语：前人总结“脾为生痰之源，肺为储痰之器”是有指导意义的，临床常用，疗效显著。

流行性感冒

王某，女，60岁。

病史：近来流行性感冒，互相感染成灾，患者不慎赴超市购物时染上流感，鼻流清涕，发热头痛，咽痒胸闷，咳吐稀痰，纳呆不欲饮水。患者听说流感严重，马上来院诊治。

中医检查：舌苔薄腻，舌质淡白，切脉浮缓。证乃太阳中风，脾虚停饮。选方：桂枝去桂加茯苓白术汤加味，调和营卫，健脾化痰。拟方：桂枝10g、白芍10g、生姜10g、大枣5枚、甘草6g、白术12g、茯苓12g、姜半夏6g。五剂，水煎服，药尽病愈。

心语：后世有去桂枝者，亦有不去桂枝也。陈修园说：去桂枝者不犯无汗之疾也。我认为去桂枝，则有碍调和卫营，应该保留桂枝。炒白术、茯苓当然是健脾化饮之意了。

麻黄汤证

1. 临证原理　同太阳病。

2. 方剂简介

（1）意义：麻黄汤是辛温解表峻剂，《伤寒论》第二张著名方剂。后世《外台秘要》之麻黄汤，即本方去杏仁加大枣，又一方加生姜。《太平惠民和剂局方》之三拗汤，即本方去桂枝。《皇汉医学》之麻黄加桔梗汤，即本方加桔梗。由此可见，麻黄汤作为辛温解表峻剂名气之高。

（2）组成：麻黄、杏仁、桂枝、甘草。

（3）功用：辛温发汗，宣肺平喘。

（4）主治：《伤寒论》第35条经文曰："太阳病，头痛发热，身疼，腰痛，骨节疼痛，恶风，无汗而喘者，麻黄汤主之。"

3. 辨证论治　以《伤寒论》经文第35条具体辨证论治如下：

依据临证原理，确定"无汗而喘"为主症；"太阳病，头痛，身疼，腰痛，骨关节疼痛，发热恶风……"为病位病性，性症，以方测证。

"无汗而喘"：无汗是因肺主皮毛，又与足太阳膀胱经合主皮毛。

肌表皮毛，感受风寒，以“热胀冷缩”看，皮肤感受风寒后，则经脉收缩，汗孔也收缩，故无汗；因肺主气，司呼吸，肺感受风寒，宣降失调，吐故纳新不利，故喘。性症：“发热恶风”由于风寒外束，正邪相争，营阴郁滞，肌表疏松，故发热恶风；“头痛，身疼，腰痛，骨节疼痛”，风寒袭人，一身肌表皮毛则收缩，血脉运行不畅则疼痛；太阳病：指明病位在太阳肌表，病性为表实证；“麻黄汤主之”以方测证，当知太阳伤寒证。

所以综上所述，病位病性，各个性症，以方测证，可以确定主症“无汗而喘”为太阳伤寒证。病证已明，治则由生，辛温峻汗，宣肺平喘。选方麻黄汤。

4. 临证笔录

无汗而喘证

例一：孙某，女，20岁。

病史：护校刚毕业那年，分配某医院，去药房盘点帮忙，时值盛夏，人们一进药库即汗出如流，湿透衣服，而她很少出汗。恰巧淋雨受寒，感冒发烧，头痛，身痛，无汗而喘，体热。吃解热发汗药片，也不出汗退烧。无奈赴中医门诊，请求处方。

中医检查：舌苔薄黄，舌质淡红，咽不红肿，切脉六脉浮紧，触摸眉头灼热烫手。证乃太阳伤寒证，治以发汗解表，宣肺平喘。选方：麻黄汤。拟方：麻黄9g、杏仁10g、桂枝12g、甘草6g。三剂，并嘱其喝热粥。药尽粥下，《内经》云：“体若燔炭，汗出热散。”病情立刻汗出，热退而病愈。

心语：本例说明今天我们学习《内经》《伤寒论》古典意义非凡，仍然能够指导临床实践。所谓“读经典”“上临床”，确有现实意义。

例二：张某，女，7岁。

病史：感冒一天，恶寒、头痛、咳嗽、呕吐，外婆害怕病情加重，仓促来门诊。

中医检查：问其是否咽痛，患者摇头否认，查乳蛾毫无红肿。苔薄，舌质淡，脉浮紧。证乃太阳伤寒证。予麻黄汤加味：麻黄4g、杏仁

5g、桂枝6g、甘草3g、姜半夏3g。两剂服完而愈。

心语:《伤寒论》虽然药量少,但是只要辨证精确,投药及时,则能立获奇效。

例三:徐某,男,30岁。

病史:下河洗澡,着寒感冒,身痛严重,无汗而喘,自服解热镇痛药片,病情不轻,身痛反而加重,胸闷而喘,仍然无汗。

中医检查:望咽喉不红不肿。舌苔薄白,舌质淡,六脉浮紧,皆可证明为太阳伤寒证。选方:麻黄汤。拟方:麻黄4g、杏仁10g、桂枝10g、生甘草6g。三剂而愈。

心语:患儿除了舌苔、脉象外,观察乳蛾十分重要。辨证"无汗而喘"是诊断麻黄汤证的关键,是必有症状。

皮肤过敏证

例四:王某,男,50岁。

病史:患者罹患荨麻疹3年,素日特怕风寒,每感受风寒即发病,皮肤微肿,高起皮肤,色泽淡红,呈风团块,久治不愈,后经介绍,前来看中医。

中医检查:无汗而喘,起风团块,腰痛。检查划痕(+),舌苔薄白,舌质淡,切脉沉无力,证属太阳伤寒证兼肾亏。治以发汗解表,宣肺平喘,兼补肾。选方:麻黄汤加味。拟方:麻黄9g、杏仁10g、桂枝12g、甘草6g、炒杜仲15g、川断15g、桑寄生15g。七剂服完,风团块减少,汗出喘瘥,腰痛停止。唯感性功能低下,再服上方加仙灵脾15g七剂,夫妻生活好转,治疗月余,荨麻疹、性功能低下皆愈。

心语:荨麻疹为西医名词,中医习称"瘾疹",色红或淡,伴奇痒及灼热感,是为辨证要点。皮疹愈后不留瘢痕,中医药有好多办法处之。辨证亦分寒热虚实,病证明而可拟方,后世多有发展。

葛根汤证

1. 临证原理　同太阳病。

2. 方剂简介

（1）意义：葛根汤是治疗项背强几几的著名方剂。后世多有发展。

（2）组成：方以桂枝汤减少桂枝、芍药剂量，加入麻黄、葛根而成。

（3）功用：发汗解表，生津疏经。

（4）主治：《伤寒论》第 31 条经文曰："太阳病，项背强几几，无汗恶风，葛根汤主之。"第 32 条经文："太阳与阳明合病者，必自下利，葛根汤主之。"前条指出主治风寒表实兼太阳经脉失于濡养（项背强几几）证，后条指出风寒表实兼伤肠下利证。

3. 辨证论治　以《伤寒论》经文第 31 条辨证论治如下：

依据临证原理，确定"项背强几几"为主症，"太阳病，无汗，恶风，葛根汤主之"，为病位病性、性症、以方测证。因为"项背强几几"是由于风寒外束，太阳经气不疏，阴液敷布失常，经脉失于濡养所为。"太阳病"，指出太阳病变部位，属于太阳经实证；"无汗，恶风"是风寒外束肌表，卫阳被遏，营阴郁滞所为；"葛根汤主之"以方测证，太阳伤寒兼经气不疏证。所以综上病位病性、性症、以方测证，可以确定"项背强几几"为太阳风寒兼经气不疏证。

有了病证结论，自然就为论治提出治则。对病证论治即"因势利导，扶正祛邪"，最终达到气血（阴阳）平衡为目的。

4. 临证笔录

颈部酸痛证

例一：赵某，男，30 岁，干部。

病史：因出差受寒而感冒，发热恶寒，无汗，头痛项强。自服解热镇痛药片，汗出发烧已退，但头痛项强不去，左右旋转受限。多方寻医，推拿加针药无效。后来听人介绍，请我诊治。

辨证论治：舌苔薄白，舌质淡，切脉浮紧。令其头部左右摇摆，向右不能，左侧大筋疼痛，扪之酸楚而疼。项强为主症，发热恶寒，无汗，为性症，舌脉为体征。性症、体征可以确定主症为太阳表实兼经气不利证。选方：葛根汤加味，拟方：麻黄 6g、葛根 30g、桂枝 10g、生姜 10g、大枣 3 枚、白芍 10g、生甘草 6g、羌活 9g。五剂而愈。

心语：葛根性味甘辛平，入脾胃经，可解表生津疏经，专治项背强几几，临床治疗太阳伤寒兼经脉不利，常配麻黄、桂枝。

例二：崔某，男，40 岁。

病史：汽车司机，冬季经常起早摸晚，饱受风寒，落枕酸痛，左右不得旋转，周身无汗，怕冷严重。工作又忙，病情迁延月余，无空去看病，无奈自配葛根汤（患者喜爱中医药），服用三剂，项强等诸症，已经好转。患者害怕落下病根，邀我诊治。

中医：仍开葛根汤三剂。特点为葛根用大量 30g，若用小量，“发汗解表，生津舒经”之力不足，难以根治。服三剂葛根汤，果然诸症皆愈。

心语：实践证明，葛根用大量，安全可靠，效果甚好。

例三：房某，男 50 岁，建筑工人。

病史：患者赴城打工，一日不慎，从脚手架上坠落，颈部肌肉筋脉受伤，拍片虽无骨折，但颈部疼痛，活动受限，劳累变天，病情加重。病情迁延 3 月余，工地领导陪来看病。

辨证论治：舌苔薄白，舌质淡，切脉六脉沉迟。颈部局部扪之僵硬疼痛，左右旋转受限。证乃太阳表实兼经脉失养证。选方：葛根汤。拟方：麻黄 9g、葛根 30g、桂枝 9g、白芍 10g、生姜 10g、大枣 5 枚、甘草 6g。七剂而病愈。

心语：运用葛根汤治疗颈部经脉受伤，同样取得疗效。其实即桂枝汤加葛根、麻黄而生效。

例四：张某，男，60 岁。

病史：昨天晨起感觉左面不适，照镜发现面瘫，左脸向右歪斜，吃饭口腔左侧积存食物渣子。患者恐慌，害怕大脑中风，前来就诊。

中医检查：舌苔薄白，舌质淡，脉沉迟。测量血压正常，平时血压不高。面部扪诊左侧张力小，右侧张力大。嘱患者不用恐慌，非中风也，此为吊悬风。虽然不如伤风感冒好治，但是可以治好。选方：葛根汤。拟方如下：麻黄 9g、葛根 30g、桂枝 10g、白芍 6g、生姜 10g、大枣 5 枚、甘草 6g、七剂。未料到五剂服完，诸疾皆愈。

心语：葛根汤治疗吊悬风，效果颇佳，但需葛根用大量，并配合麻黄、桂枝效果尤好。

葛根加半夏汤证

1. 临证原理　同太阳病。

2. 方剂简介

（1）意义：葛根加半夏汤是治疗太阳伤寒兼胃气上逆的名方。后世临床经常应用，多有发展。

（2）组成：葛根汤加半夏而成。

（3）功用：发汗散寒，兼降胃气。

（4）主治：《伤寒论》第33条："太阳与阳明合病，不下利，但呕者，葛根加半夏汤主之。"

3. 辨证论治　以《伤寒论》经文第33条具体辨证论治如下：

依据临证原理，确定"但呕者"为主症，"太阳与阳明合病，不下利，葛根加半夏汤主之"，为合病、性症，以方测证。

因为"但呕者"是太阳与阳明合病，外以感受风寒，内以阳明热盛，胃气上逆，故但呕者。"太阳与阳明合病"，是指太阳阳明同时发病，病位病性在膀胱、小肠及胃肠病内迫大肠不甚；"不下利"虽然是风寒外束，不得外解而内迫阳明大肠又不甚，故"不下利，葛根加半夏汤主之"，以方测证，当知风寒表实兼寒伤胃（呕吐）证；临床常用姜半夏，和胃降逆而止呕。所以综合病症、性症、以方测证，结合病位，可以确定"但呕者"为太阳阳明合病兼胃气上逆证。

既已确定太阳伤寒兼胃气上逆证，治则必然为发汗散寒，兼降胃气。对证论治，因势利导，最终达到发汗散寒，和胃降逆止呕之目的，效果倍增。

4. 临证笔录

胃逆呕吐证

蔡某，男，7岁。

病史：小儿喜食寒凉，损伤中焦，复遇西北寒流而感冒头疼项强，发热恶寒，无汗。近日呕吐加重，赴医院服用APC等药解热镇痛，感胃基本好转，但呕逆渐重。

中医：证乃太阳阳明合病，外感风寒，寒邪伤胃，气逆作呕，选方：葛根加半夏汤主之。拟方：葛根 30g、麻黄 9g、桂枝 10g、白芍 10g、生姜 10g、大枣 5 枚、甘草 6g、姜半夏 3g。发汗散寒，兼降逆止呕。三剂呕止病瘥。

心语：

1. 煎药注意浓缩，服药勿要过量。

2. 流质饮食，七分饱，让胃得到休息。

3. 葛根加半夏汤擅治风寒表实兼胃气上逆证，临证多用姜半夏，剂量不可大，一般在 3~4g 之下。

大青龙汤证

1. 临证原理　同太阳病。

2. 方剂简介

（1）意义：大青龙汤是《伤寒论》治疗不汗出而烦躁的名方，临床常用，多有发展。后世《济阴纲目》大青龙加黄芩汤，即本方加黄芩。

（2）组成：麻黄汤加生石膏、生姜、大枣而成。

（3）功用：辛温解表，清热除烦。

（4）主治：《伤寒论》经文第 38、39 条有论述。第 38 条："太阳中风，脉浮紧，发热恶寒，身体痛，不汗出而烦躁者，大青龙主之。"

3. 辨证论治　以《伤寒论》经文第 38 条具体辨证论治如下：

依据临证原理，确定"而烦躁者"为主症，"太阳中风，发热恶寒，身疼痛，脉浮紧，大青龙汤主之"为太阳伤寒表实证，性症、体征，以方测证。

"不汗出而烦躁者"，由于风寒外束不汗出，阳气无从宣泄，郁而化热所为。"发热恶寒，身疼痛，脉浮紧"为太阳伤寒证，由于风寒在表，卫气被束，营阴郁滞，输送营血抗邪不利之证。"不汗出"是烦躁的前因，烦躁是后果。不汗出，则水分就不能带走热量而烦躁为之；"太阳中风"实为太阳伤寒证，为外感风寒而发病；"大青龙汤主之"，以方测证，乃为风寒表实兼里热（烦躁）证。所以综上所述，性症、太阳伤寒表实证、体征、以方测证可以确定烦躁为太阳表实兼里热证，即俗称“寒包火”证。

病证已明，即可论治。“清热解表，清热除烦”必然成为治则，方选大青龙汤主之。

4. 临证笔录

寒包火证

例一：许某，女，20岁。

病史：患者由于穿衣薄而少，时逢寒流，患太阳伤寒证，身热烦躁，分毫无汗，胸闷尤甚，自觉难以透气。习惯吃中药治病，故前来看中医。

中医检查：观其舌苔薄白，舌质淡红，脉浮紧而数，咽部不痛。风寒袭人，《内经》说“毫毛毕立”，实质起到隔热作用，以保护体温。若里气不和，风寒乘虚而入则发病，外有风寒束表，内有郁热，故而烦躁，所谓俗称“寒包火”。治则：发汗解表，清热除烦。达到《内经》所云“体若燔炭，汗出而散”之目的。选方：大青龙汤。拟方：麻黄6g、杏仁9g、桂枝10g、生姜1og、大枣5枚，生石膏30g、甘草6g。服一剂立效。

心语：汗出可降低体温（水分带走热量），故曰“体若燔炭，汗出而散”。我国近2000年前，认识到此理，实属难能可贵。

例二：关某，男，40岁，夏季。

病史：时值夏季，高温酷热，傍晚因为气温高亢，肌表汗腺大都张开，时至午夜，风寒外邪乘虚而入，导致感冒。临床见有胸闷、烦躁、无汗，舌苔薄白，舌质淡红，脉浮而数。

中医检查：苔薄、舌质红、脉浮紧而数。证为外有风寒束表，内有里热烦躁，俗称“寒包火”。治则：辛温发汗，内清里热。选方：大青龙汤。拟方：生石膏30g、麻黄6g、杏仁10g、桂枝10g、生姜6g、大枣5枚、甘草6g。水煎服，两剂，服一剂，诸疾告愈。

心语：我信奉《内经》所云“体若燔炭，汗出而散”，心中烦躁等症皆愈。我临床50多年，这是最快病愈的一例。说巧也巧，最慢最长的一例，我曾治一例心脑血管病，长达13.5年，每日服一剂，大年初一亦不间断。

例三：于某，男，20岁，学生。

病史：患者平素汗多，此因游泳受寒而感冒。发热头痛，无汗，胸闷烦躁，迁延数日不愈，其苦难忍，因害怕打针，故来看中医。

中医检查：发热身痛，面色红，气息促，舌苔薄白，舌质尖红，脉浮数，"寒包火"矣。予两剂大青龙汤，服之"体若燔炭，汗出而散"，汗带走热量，病情而愈。

心语：中医有关"恒温"的理论甚少。气为热源，是保持体温恒定的能量条件。《内经》曰"毫毛毕立"，是说隔热作用，"体若燔炭，汗出而散"，前者指发热，后者指发汗退热。古人在2000年之前，观察如此精细，实难可贵！

小青龙汤证

1. 临证原理　同太阳病。

2. 方剂简介

（1）意义：小青龙汤是《伤寒论》治疗寒饮病咳喘证的著名方剂，后世临床应用颇多。《张氏医通》载："冬月嗽而发热，谓之寒嗽，小青龙加杏仁。"《医学六要》曰："脚气上气喘息，初起有表邪者，小青龙加槟榔。"对小青龙汤的使用皆有发展。

（2）组成：麻黄汤与桂枝汤合方，去杏仁，易干姜，加入半夏、细辛、五味子、炙甘草。

（3）功用：辛温解表，温化水饮。

（4）主治：《伤寒论》经文第40、41条有记载。第40条经文曰："伤寒表不解，心下有水气，干呕，发热而咳，或渴，或利，或噎，或小便不利，少腹满，或喘者，小青龙汤主之。"

3. 辨证论治　以《伤寒论》经文第40条具体辨证论治如下：

依据临证原理，确定"干呕，发热而咳"为主症；"伤寒表不解，心下有水气，或渴，或利，或噎，或小便不利，少腹满，或喘者，小青龙汤主之"为伤寒表证，病理，或然症，以方测证。因为"干呕，发热而咳"为水饮干犯肺胃，肺失宣降，胃气上逆致呕致咳，表邪外束，正邪相争剧烈而发热。“伤寒表不解”指太阳伤寒证，如恶寒发热，无汗，脉浮紧；“心下有水气”是本证里停水饮；或然症，皆为水饮所致，如水饮内停，不能化津液则或渴，水饮下迫大肠则或利等；“小青龙汤主之”以方测证，为太阳伤寒兼里停水饮证。所以综上所述，可以确定“主症干呕，发热而咳”为风寒表实兼水饮内停（咳喘）证。

病证已明，论治由生。治则辛温解表，温化痰饮，选方小青龙汤主之。

4. 临证笔录

表寒停饮证

例一：邱某，男，45 岁。

病史：夏令暑天，南方人士，习俗洗浴，不慎着凉而感冒，发热恶寒，无汗，头身疼痛，流清鼻涕，咳嗽气喘，晨起傍晚咳吐稀痰，色白量多。

中医检查：舌苔薄白，舌质水湿，脉濡。此为小青龙汤证：新寒外束，水饮内停。治则辛温解表，兼温化痰饮。选方：小青龙汤。拟方三剂：麻黄 6g、桂枝 6g、干姜 3g、五味子 3g、姜半夏 6g、细辛 3g、炙甘草 3g、杏仁 6g。三剂服后，汗出，咳痰气喘等症皆愈。

心语：江南名医国医大师裘沛然喜用小青龙汤加减化裁，常教导学生，遇有咳喘病人，不要忘记小青龙汤。辨证要点：外有新感，内有水饮，咳吐稀白痰，用之必效。学生屡用屡效。

例二：云某，男，55 岁，江南人。

病史：患者虽然来北方生活十余年，但是仍然不适应北方气候。每逢寒流到来，多半感冒，咳吐稀痰，气喘不息。此发因出差疲劳，风寒乘虚而入侵犯肺脏，头身疼痛，咳吐稀痰，气喘渐重，难以忍受。习惯服用中药，故来门诊。

中医检查：舌苔薄白水湿，舌质淡，切脉濡软。证乃外寒束表，内饮为患。患者述赴医院拍片，诊断为慢性支气管炎，肺气肿。选方：小青龙汤。拟方：麻黄 6g、桂枝 6g、干姜 4g、五味子 3g、姜半夏 6g、细辛

3g、甘草 6g。三剂服完，微汗，咳喘平息，患者高兴。

心语：小青龙汤擅治“外有风寒，内有痰饮”证，不同于大青龙汤治疗“寒包火”证，疗效显著。

例三：王某，女，65 岁，工人。

病史：年轻时候，在纱厂上班，厂里阴森寒冷，空气污浊，患者不慎着凉而感冒，发热恶寒，头身疼痛，咳吐白色稀痰，严重时喘息，肩背酸痛，咳甚则遗尿。经人介绍赴我处就诊。

中医检查：观舌苔薄白，舌质淡，切脉浮而无力。证乃小青龙汤证也。选方：小青龙汤加味。拟方：麻黄 6g、白芍 6g、桂枝 10g、生甘草 3g、干姜 3g、细辛 3g、姜半夏 9g、五味子 10g、羌活 10g、杏仁 10g。水煎服，三剂，药尽证瘥。

心语：小青龙汤，其药性基本上属于辛温解表，温化痰饮。而大青龙汤除辛温解表外，还有石膏甘寒清热，以免麻黄过于辛热。

桂枝麻黄各半汤证、桂枝二麻黄一汤证

1. 临证原理　同太阳病。

2. 方剂简介

（1）意义：此为辛温轻剂而设，小有名气。

（2）组成：两方均为桂枝汤与麻黄汤合方，组成相同，即桂枝汤加麻黄、杏仁，而桂枝二麻黄一汤的用量更小。

（3）功用：桂枝麻黄各半汤——辛温轻剂，小发其汗。桂枝二麻黄一汤——辛温轻剂，微发其汗。

（4）主治：桂枝麻黄各半汤——《伤寒论》第 23 条经文：“太阳病，得之八九日……面色反有热色者，未欲解也，以其不得小汗出，身必痒，宜桂枝麻黄各半汤。”指出本方为辛温轻剂而设，小发其汗之治法。

桂枝二麻黄一汤——《伤寒论》第 25 条经文：“服桂枝汤，大汗出，脉洪大者，与桂枝汤，如前法。若形似疟，一日再发者，汗出必解，宜桂枝二麻黄一汤。”指出本方风寒郁表，不得峻剂发汗宣泄，应该微发其汗。

3. 辨证论治　以《伤寒论》经文第23条具体辨证论治情况如下：

依据临证原理，确定“身必痒”为主症；“太阳病，得之八九日……面色反有热色者，未欲解也，以其不得小汗出，身必痒，宜桂枝麻黄各半汤”，为太阳病性症、病程、病理、以方测证。

因为“身必痒”为当汗失汗，邪郁于表，阳郁不解，即阳郁轻证。“太阳病，得之八九日”，说明太阳病日久不愈；“面色反有热色者”，为当汗失汗，邪郁不解，阳郁不宣，即属表郁轻证；“未欲解也”表证当汗失汗，邪郁不解所致；“以其不得小汗出”桂麻两方合用，并小制其服，使其小汗出；“宜桂枝麻黄各半汤”以方测证，当知表郁不解轻证。所以综上，性症、病程、病理，以方测证，可以确定“身必痒”为表郁轻证。

桂枝二麻黄一汤——《伤寒论》经文第25条具体辨证论治如下：

依据临证原理，确定“大汗出”为主症；“服桂枝汤，脉洪大者，与桂枝汤，如前法。若形似疟，一日再发者，汗出必解，宜桂枝二麻黄一汤”，为发汗不当、性症、体征、预后，以方测证。

因为“大汗出”势必丢失水分，损伤津液，大汗后正虚邪微，导致表郁轻证。“脉洪大者”为汗出时，卫阳浮盛于外，鼓动血脉有力所为，貌似阳明，但无大热烦渴，仍有发热、恶寒，头痛项强，为邪在表；“与桂枝汤，如前法”以方测证为太阳中风证，用法如前法；“若形似疟，一日再发者”状如疟疾，伴面红身痒，说明大汗后正虚邪微，属表郁轻证；“汗出必解”因为表郁轻证，故有汗出必解；“宜桂枝二麻黄一汤”以方测证，当为表郁轻证。所以，综上所述，可以确定“大汗出”为表郁轻证，微发其汗。

病证一明，论治有据。“辛温轻剂，小发其汗”必然成为治则，方选桂枝麻黄各半汤主之。微发其汗，选方桂枝二麻黄一汤。

4. 临证笔录

汗多中风证

宗某，女，28岁，产妇。

病史：产后，室内温度过高，穿衣盖被太多，因此出汗过多，时而汗透衣被，导致体虚益甚，经常感冒，发热恶寒，头身疼痛，汗出不止，蒸腾如笼，纳谷甚少，体虚难克，不耐一点风寒，自觉脊背透风刺骨。当大夫开方时，患者反复提出："要止汗，止汗，再出汗就没命了。"

中医检查：舌苔薄白，舌质淡，切脉沉而弱，难以触及。此乃汗多中风证。选方：桂枝麻黄各半汤加味，拟方：麻黄 6g、桂枝 6g、白芍 6g、干姜 3g、细辛 3g、大枣 3 枚、姜半夏 6g、炙甘草 10g。三剂，水煎服。药尽病愈。

心语：本证为汗多体虚感冒，辛温发散药剂量不可大，要小。更不可辛温峻汗，只能应用辛温轻剂，选用桂枝麻黄各半汤或用桂枝二麻黄一汤，小发其汗或微发其汗。二方临证无本质区别。

伤寒发热证

于某，男，21 岁。

病史：感冒，恶寒发热迁延十天，每到傍晚恶寒发热，高达 38.5℃，过后，汗出热退，如此反复发作已达十日。无奈之中，到医院检查，验血、拍片、B 超皆未发现器质性病变。输液打针亦无效。经护士推荐看中医。

中医检查：舌苔薄白，舌质淡，咽口不红肿，切脉浮而无力。病发日久，当属太阳伤寒轻证。选方：桂枝汤、麻黄汤，调和营卫，辛温峻汗宣泄都不适宜，以免伤阳耗阴，只能用桂枝二麻黄一汤，为发其汗，针对风寒郁表之证。拟方：桂枝 10g、白芍 10g、杏仁 6g、甘草 6g、生姜 10g、麻黄 5g、大枣 5 枚。水煎服，一剂，分早中晚温服。药尽，汗出微微，发热退净。

心语：桂枝麻黄各半汤与桂枝二麻黄一汤，没有本质区别，可以在剂量上加以斟酌。

桂枝二越婢一汤证

1. 临证原理　同太阳病。

2. 方剂简介

（1）意义：为治疗表郁内热轻证，小有名气。

（2）组成：桂枝汤与越婢汤合方，即桂枝汤加麻黄、石膏。

（3）功用：微发其汗，兼清里热。

（4）主治：《伤寒论》第27条经文："太阳病，发热恶寒，热多寒少，宜桂枝二越婢一汤。脉微弱者，此无阳也，不可发汗。"

3. 辨证论治　以《伤寒论》经文第27条具体辨证论治如下：

依据临证原理，确定"发热恶寒，热多寒少"为主症；"太阳病，脉微弱者，此无阳也，不可发汗，宜桂枝二越婢一汤"为太阳中风证、体征、病理，以方测证。因为"发热恶寒，热多寒少"由于太阳表郁所致。"脉微弱者，此无阳也，不可发汗"，前者因阳气大虚，鼓脉推动气血无力所为，后者因为阳气虚弱，发汗过多，散热太多，而引亡阳，故不可发汗；"太阳病"指明病位在太阳；"宜桂枝二越婢一汤"，以方测证可知太阳表郁内热轻证。与第23、25条表郁轻证相似，与大青龙汤证相同。本方有石膏辛寒清里热，分析判断，当有心烦，口微渴等里热轻证，但程度较轻，所以综上，完全可以确定主症为太阳表郁里热轻证。

病证已明，论治有据，"微发其汗，兼清里热"必然成为治则，选方桂枝二越婢一汤主之。

太阳表郁发热

赵某，男，50岁，商人。

病史：因进货不慎，感冒风寒而发病，头痛身痛，发热重恶寒轻，汗出溱溱。一人上班，买卖繁忙，外出看病，难以安排，结果拖延3天，病情加重，心中烦热，口干微渴，小便热痛。自觉难忍耐，赴医院看病，测量体温38.4℃，给予输液加抗生素不效，发烧不退，心中烦乱，口干舌燥，小便灼热作痛。无奈之中想看中医。

中医检查：舌苔薄白，舌质少津液，切脉小弦数。证乃表郁里热轻证，治以辛温微汗，兼清里热，选方：桂枝二越婢一汤；拟方：桂枝10g、白芍10g、生姜6g、大枣3枚、甘草6g、麻黄5g、石膏30g。服用三剂，诸症皆除。

心语：麻黄、石膏同用是互相克制之意，使麻黄不要太温，亦使石膏不要太寒，两者配合起到相辅相成的作用。

五苓散证

1. 临证原理　同太阳病篇。

2. 方剂简介

(1) 意义:五苓散是《伤寒论》治疗蓄水证的著名方剂,《金匮要略》的茵陈五苓散即本方加茵陈,后世多有发展;《明医指掌》的四苓散即本方去桂枝,《丹溪心法》的胃苓汤即本方合平胃散。《证治准绳》的春泽汤,即本方加党参。

(2) 组成:猪苓、茯苓、桂枝、泽泻、白术。

(3) 功用:化气利水,兼以解表。

(4) 主治:外有表证,内有蓄水(水湿内停);杂病痰饮。《伤寒论》之五苓散主治蓄水证。《伤寒论》经文第71条之下,计有七条记述五苓散使用范围。如第71条:"太阳病,发汗后,大汗出,胃中干,烦躁不得眠,欲得饮水者,少少欲饮之,令胃气和则愈。若脉浮,小便不利,微热,消渴者,五苓散主之。"第74条:"中风发热,六七日不解而烦,有表里证,渴欲饮水,水入则吐者,名曰水逆,五苓散主之。"

3. 辨证论治　以《伤寒论》经文第71条具体辨证论治如下:

依据临证原理,确定"小便不利"为主症,"太阳病,发汗后……若脉浮,微热,消渴者,五苓散主之"为太阳表证、性症、体证、以方测证。

"小便不利",因大汗后伤阳,致膀胱气化失常,津液无以敷布所为。"发汗后",大汗出,外邪已解,但丢失水太多,损伤津液;"若脉浮,微热",因发汗后,外邪不解,表证不祛,故脉浮,微热;"消渴者",蓄水证之口渴,喝水后,因水气不利,而蓄水益甚,津液愈不行,故饮而不得解渴,故名曰消渴;"太阳病",说明病变在太阳范围,病位在膀胱,肺和小肠,外有表证,内有蓄水;"五苓散主之",以方测证,方知证为蓄水证。所以综合以上,可以确定小便不利为蓄水证。

蓄水证已确定,故治则势必"化气行水,兼以解表"。选方五苓散主之。

以《伤寒论》经文第74条蓄水重证辨证论治如下:

依据临证原理，确定“渴欲饮水”为主症，“中风发热，六七日不解而烦，有表里证，水入则吐者，名曰水逆，五苓散主之”，为太阳中风证，性症、病程、病理、以方测证。

因为“渴欲饮水”是膀胱气化不利，津液不能上承自然口渴，但是水饮、水分同类，不利蓄水证，故欲饮而为之。“中风发热，六七日不解而烦”，医者误认为中风发热，六七日不解，又用汗法；“有表里证”，用汗法，汗出过多，水分带走热量太多，既损伤津液，导致内燥，又损伤阳气，故曰有表里证，表证指太阳中风，发热恶寒，汗出，头项痛等，里证指烦渴，小便不利等；“水入则吐者，名曰水逆”，因水气犯胃，胃失和降，气机上逆为之；“五苓散主之”，以方测证，当为膀胱蓄水证。所以综上，可以确定主症“渴欲饮水”为蓄水重症。

病证一明，论治有据。“化气行水，兼以解表”，顺势成为治则，方选五苓散主之。

第 74 条经文所述是五苓散重证，实质上无大差异，只是在运用方面，注意用量即可。

4. 临证笔录

例一：刁某，男，70 岁。

病史：自幼身体羸瘦，大病没有，小病不断。退休 10 年，积极锻炼身体，确有成效，很少患病。以跑步为主要项目，风雨无阻。不幸，去年跑步未带雨伞，淋雨着凉，感冒一场。幸亏自己小懂医药，自配麻黄汤，服一剂而愈。但汗出过多，失水太多，口渴渐重，饮水以求解渴，不效，而且低热。经朋友引荐来诊。

中医检查：舌苔薄白，舌质淡，切脉浮而滑。证乃蓄水证，选方：五苓散。拟方：桂枝 10g、白术 12g、猪苓 10g、茯苓 10g、泽泻 10g。以桂枝解表，猪茯术泽健脾益气化水，一剂服完告愈。再予两剂以资巩固。

心语：五苓散不愧为名方，只要明白医理——蓄水兼表，不管外感内伤皆可投用，效果显著。

例二：赵某，女，24 岁。

病史：赵母前来述说病情，女儿处境十分难堪，小小年纪已两次改嫁，皆因遗尿而离婚，实质为男方休妻。当病人走进诊室时，披头散发，两目直视，未从言语，泪流满面。吾行医多年，从未见过如此可怜情景。家母陈述：患病多年，辗转求医不效，饮水没够，喝多尿多，一点也不解渴，体质羸瘦，夜梦纷纭，时时惊恐。

中医检查：舌苔薄白，舌质淡，肌肤触手发凉。嘱其化验小便，化验结果提示：尿比重 1.007。西医诊断：尿崩症，中医诊断：遗溺，俗称溺床。《内经》曰："膀胱不约为遗溺。"又曰："水泉不止者，是膀胱不藏也。"因为肾与膀胱有经脉连属，互为表里关系，肾脏虚寒不制水，膀胱气化不利，治疗以补肾固摄为旨意，膀胱为水泉，肩负化气排水之用，当然化气是由肾阳主持，同时与肝之疏泄作用密切。选方：五苓散。拟方：桂枝 12g、猪苓 12g、茯苓 15g、泽泻 12g、白术 30g，再加熟附子 10g（先煎 40 分钟）。虽加一味附子，实质上看，已经向真武汤靠近了，此为五苓散合真武汤之意。先服一剂，以观动静。天不负医意，果然生效。医患皆喜，又开七剂告愈。

心语：首先，对我来说，我热爱中医。这些生动的有效病例，多勾起我的浓厚兴趣，起了重要作用。第二，研读中医，是离不开中医经典的，熟读四大经典，深刻领会，反复临床，则是做中医的一条康庄大道。西医客观检查提供中医可靠的证据，延长了四诊的视野，帮了中医的大忙，我深信西医、中西医结合、中医三支队伍，轻装上阵，犹如爬喜马拉雅山，总会登顶，一观四方，一切争论，都已烟消云散了！

例三：王某，男，5 岁。

病史：去年冬天，反复感冒，面部首先发现水肿，迅速波及全身，以下半身为重，伴有咽痛、发热、心慌、气短、尿少如浓茶，胃纳呆滞，时时令呕。三天后，全身浮肿，腹大如鼓，皮肤光泽，阴囊下坠肿大，患儿惧怕打针，可以吃中药，来中医院门诊。检查周身浮肿，扪之没指，腹大如鼓，阴囊肿大下坠。皮色光亮，呼吸短促。

中医检查：舌苔白腻，脉濡滑。主症为水肿，余者为性症、体征，皆可确定水肿为阳水之患。选方：五苓散加味。拟方：猪苓 10g、泽泻 10、茯苓皮 12g、白术 12g、车前子 15g，炙桑皮 12g、桔梗 6g。服药两剂，水肿见退，七剂水肿退净，而且诸疾已瘥。舌苔薄白，舌质淡，脉平。

心语：小儿治疗及时，水肿消退快。为防复发，嘱咐家长熬绿豆汤加车前子 15g、冰糖 15g。浓缩为 100ml，每次 50ml，每日两次。

桃核承气汤证

1. 临证原理 同太阳病。

2. 方剂简介

（1）意义：桃核承气汤是治疗蓄血证的名方，后世多有发展。

（2）组成：桃仁、大黄、芒硝、桂枝、甘草。即调胃承气汤加桃仁、桂枝。

（3）功用：活血化瘀，通下瘀热。

（4）主治：《伤寒论》经文第 106 条曰："太阳病不解，热结膀胱，但少腹急结者，其人如狂，血自下，下者愈。其外不解者，尚未可攻，外解已但少腹急结者，乃可攻之，宜桃核承气汤。"

3. 辨证论治 方法程序简略。以《伤寒论》经文第 106 条辨证论治如下：

依据临证原理，确定"但少腹急结者，其人如狂"为主症，"太阳病不解，热结膀胱……血自下，下者愈。其外不解者，尚未可攻，当先解其外；外解已，但少腹急结者，乃可攻之，宜桃核承气汤"，为太阳病病理，预后，以方测证。

因为"但少腹急结者，其人如狂"，由于太阳病不解，热结膀胱，瘀热扰乱神志，心神错乱为之。

"太阳病不解"为病邪化热入里，循经入下焦为之；

"热结膀胱"是邪热结于下腹部为之；

"血自下，下者愈"是瘀血自下，下者病愈；

"其外不解者，尚未可攻，当先解其外"，是太阳病表证未解，虽体有瘀血，也不可攻之，应当发汗解其外；

"外解已，但少腹急结者"是指太阳病表证已解，内有瘀血，导致少腹急结者，乃可攻之；

"宜桃核承气汤"，是以方测证，可知是蓄血轻证。

所以综上所述，病理、预后、以方测证，可以确定"但少腹急结者，其人如狂”为少腹蓄血轻证所致。

蓄血一明，论治有据，“活血化瘀，通下瘀热”，治则自然而定，选方桃核承气汤主之。

4. 临证笔录

例一：张某，男，73岁。

病史：患者前列腺肥大3年，医院做B超证实前列腺肥大，久治不愈。病情一年比一年严重，小便非常困难。有时，蹲厕一个小时，也解不下来，尿液点点滴滴，癃闭不通，小腹拘急疼痛。不敢饮水，害怕小便。医院大夫劝其手术，病人惧怕导尿、开刀手术，寻我看中医。

中医检查：小腹拒按，舌苔薄，舌质红，脉沉数。证乃瘀热互结，治予活血化瘀，通下瘀热。选方：桃核承气汤加味。拟方：桃仁12g、熟大黄10g、芒硝4g（冲服）、桂枝10g、白芍12g、甘草6g、车前子30g（包煎）、三七粉3g（冲服）。服三剂见效，又服四剂，小便已通。2个月后又犯病，服中药仍有效。

心语：桃核承气汤，应说它是“活血化瘀，通下瘀热”方剂的先河，后世有关活血化瘀的方剂，皆由此而来。

例二：赵某，女，22岁。

病史：因不能生男孩，遭受婆婆的辱骂，心中郁闷而发病，时而不语，时而发狂，毁物骂人，时轻时重，轻时说话如常，自己承认有病。市立医院诊断精神分裂症。经人介绍，来我处就诊。

中医问诊：舌苔黄腻，舌质淡红，两侧紫黯。证乃下焦瘀热互结。选方：桃核承气汤加味。拟方：桃仁10g、熟大黄10g、芒硝4g（冲服）、甘草6g、川楝子6g、醋炙元胡15g、车前子30g（包煎）。服三剂，再无发狂，一如常人。此后，又生一男孩，婆婆视儿媳如掌上明珠，据说从未犯病。

心语：精神分裂症，大多难以治愈，而心因型的可以治愈。本例可能属于此型，故治疗十分顺利。

例三：闫某，女，45岁。

病史：月经失调两年余，时而量多，时而量少。体质消瘦，大便秘结，小腹疼痛，早晨自摸小腹有硬块，赴医院诊断：子宫肌瘤。大夫劝其手术，患者惧怕开刀，又听人讲，停经后肌瘤会自然缩小，患者决定看中医吃中药。

中医检查：舌苔薄白，舌质紫黯，切脉弦；小腹扪之疼痛，人体瘦小，B超显示 4cm×6cm，诊断为膀胱蓄血证。选方：桃核承气汤加味。拟方：桃仁 10g、熟大黄 10g、芒硝 4g（冲服）、生甘草 6g、桂枝 12g、茯苓 15g、坤草 30g。服用两周，月经正常，又服月余，做B超显示 2cm×3cm。

心语：子宫肌瘤只要不太大，不要动手术，因为取出的是瘤体，而不是生长瘤体的原因。所以即使做手术，也不能认为万事大吉，也应该服用中药疏肝补肾，祛除疾病的原因，以求治本。

抵当汤证

1. 临证原理　同太阳病。

2. 方剂简介

（1）意义：抵当汤是治疗蓄血重证的名方，后世多有发展。

（2）组成：由水蛭、虻虫、桃仁、大黄四味药而成。

（3）功用：破血逐瘀。

（4）主治：《伤寒论》第 124 条经文曰："太阳病六七日，表证仍在，脉微而沉，反不结胸，其人发狂者，以热在下焦，少腹当硬满，小便自利者，下血乃愈。所以然者，以太阳随经，瘀热在里故也，抵当汤主之。"以下还有第 125、126 条及阳明病篇第 237 条。

3. 辨证论治　以《伤寒论》经文第 124 条辨证论治分析如下：

依据临证原理，确定"其人如狂者"为主症，"太阳病六七日，表证仍在，脉微而沉，反不结胸……以热在下焦，少腹当硬满，小便自利者，下血乃愈。所以然者，以太阳随经，瘀热在里故也，抵当汤主之"为太阳病程、性症、体征、病理、预后、以方测证。

"其人发狂者"，邪热与瘀血结于少腹，气机运行不利，上扰心神而发狂。"太阳病六七日，表证仍在"，由于外邪循经化热入里，正邪相争，鼓脉有力，脉当浮而为；"以热在下焦，少腹当硬满"，因邪热与瘀血结于小腹，影响气机，故小腹当硬满；"脉微而沉"，说明表证仍在，为时六七日，表邪有可能内陷，导致结胸；“反不结胸”指出病邪结在血分，未结在气分；“小便自利者”说明膀胱气化正常，非蓄水证；“下血乃愈”，因病在血分，故下血瘀祛而愈；“所以然者，以太阳随经，瘀热在里故也”，证乃蓄血重证；“抵当汤主之”，以方测证，可知为蓄血重证，因为所用药物皆破血逐瘀，可证明为蓄血证。

所以综上，可以确定主症“其人发狂”属于蓄血重证。

病证已明，论治由生，治则当然确定为破血逐瘀。选用抵当汤攻下瘀热。

有的患者不适于峻剂，而适于缓下，可以选用抵当丸用之。

4. 临证笔录

心因型精神病证

例一：于某，女，18 岁。

病史：患者素有慢性膀胱炎。突接娘家弟弟来电，说母亲车祸已去世，如遭雷击，半天不说话，突然放声大哭，随之如癫如狂，敲桌拍胸，不知羞耻，当人小便，尿液带血，或鲜血或混浊。急送医院急救，好转而出院。

中医检查：小腹满痛不退，扪之加重，时而发狂，复感风寒表证不解。此与《伤寒论》第 124 条陈述极为相同，证乃膀胱蓄血重证也。选方：抵当丸。拟方：水蛭 6g、虻虫（去翅足）1.5g、桃仁 12g、熟大黄 10g。三天后，来门诊述说“小腹疼痛已退，发狂未作，精神如常”。峻下中病，停药防过。为预防复发，与丹栀逍遥丸一盒，每次 1 袋，日两次。

心语：此属心因性精神病，所以能够治愈。抵当汤正对证，适合应用。

闭经腹痛证

例二：张某，女，25 岁。

病史：患者停经半年，源于外伤发病，小腹疼痛，时轻时重。每逢想起外伤时，心中有气，下攻小腹，腹痛加重，痛的满头大汗。经朋友介绍，前来看中医。

中医检查：令其买怀孕试纸，孕试(-)。舌苔薄黄，舌质紫红，切脉弦数。小腹切诊拒按。证属小腹蓄血重证。重证缓以图之。选方：抵当丸。拟方：抵当丸，6g，温水服下，日两次。连服一周，小腹疼痛已愈，月经来潮。

心语：峻下祛瘀，改为丸药，缓以图之，经济实用，使用方便，效果亦好。临证常遇欲速则不达的情况，将汤剂换成丸剂，疗效反倒好，不妨一试。

小便尿血证

例三：房某，男，30岁。

病史：患者饮食不慎，吃凉东西，引起腹泻半个月，体重下降6斤，自觉神疲乏力。复又感冒，发热汗出，头身疼痛，虽然及时吃药，感冒已愈。但是病延半月，小腹胀满，疼痛益甚，小便带血，或红或黑，有增无减。病人见尿血，精神紧张，速来我处看中医。

中医检查：小腹饱满，扪之痛剧，舌苔薄黄，舌质红，两侧紫黯，切脉小弦数。证属膀胱蓄血重证。治则破血逐瘀，选方：抵当丸。拟方：虻虫1.5g、水蛭6g、生大黄10g、桃仁10g。药服一剂，生大黄改熟大黄6g，药后泄泻停止，小腹满痛大减，尿血甚少，再进两剂，诸疾告愈。

心语：生熟大黄，作用不同，生大黄后入，则通便快；熟大黄同其药同煮，除通便外，尚有活血化瘀之用。

栀子豉汤证、栀子甘草豉汤证、栀子生姜豉汤证

1. 临证原理　同太阳病。

2. 方剂简介

（1）意义：栀子豉汤、栀子甘草豉汤、栀子生姜豉汤三方是治疗虚烦的名方，后世虽然单用小方者少，但在此基础上进一步发展极多。专门治心烦不得眠，心中懊侬，气机怫郁证。

（2）组成：栀子豉汤由栀子、豆豉而成；栀子甘草豉汤由栀子、甘草、豆豉而成；栀子生姜豉汤由栀子、生姜、豆豉而成。

（3）功用：三方皆有清宣郁热之功用，但是各方又有自己的特点，后世治疗虚烦多有发展。

（4）主治：《伤寒论》第76条曰："发汗后，水药不得入口为逆。若更发汗，必吐下不止。发汗吐下后，虚烦不得眠，若剧者，必反复颠倒，心中懊侬，栀子豉汤主之；若少气者，栀子甘草豉汤主之；若呕者，栀子生姜豉汤主之。"总之，是治疗虚烦证的。虚烦是指吐下后余热所致的烦躁。虚，非正气虚，而是无形邪热结聚所成。

3. 辨证论治　以《伤寒论》经文第76条辨证论治如下：

依据临证原理，确定"虚烦不得眠"为主症；"发汗后，水药不入口为逆；若更发汗，必吐下不止。发汗吐下后……若剧者，必反复颠倒，心中懊侬，栀子豉汤主之；若少气者，栀子甘草豉汤主之；若呕者，栀子生姜豉汤主之"。为误治、性症、以方测证。

因为"虚烦不得眠"，是无形邪热郁遏胸膈，障碍气机，热扰神志而虚烦不得眠。"发汗后"，汗出过多，水分带走热量过多而伤胃阳，不得腐熟水谷为之；"水药不得入口为逆"，发汗伤害胃阳，胃气不降而上逆为之；"若更发汗"，胃阳受害加重为之；"必吐下不止"，由于吐下之后，伤害胃肠，气机不利，在上必吐，在下必利。"发汗吐下后"，皆为误治，是形成变证的病因。"若剧者，必反复颠倒，心中懊侬"，由于虚烦不得眠加剧，热郁胸膈，扰神加重为之；"栀子豉汤主之"，以方测证，则知汗吐下后，热扰胸膈证；"若少气者，因热郁胸膈，损伤中气所致，"栀子甘草豉汤主之"，以方测证，当为因热郁胸膈损伤中气；"若呕者"，以胃气因热扰而上逆所为；"栀子生姜豉汤主之"，以方测证，则知胃热上逆。所以综合以上，误治、性症、以方测证，可以确定主症"虚烦不得眠"为误治热扰胸膈的变证。

虚烦为热扰胸膈证，治则当然要清宣郁热，治疗过程始终要谨守病证，调整治疗方案。

4. 临证笔录

懊侬怫郁证

房某，男，45岁，干部。

病史：患者因熬夜而患太阳病伤寒证，开始未加注意，拖延八九日，恶寒轻发热重，胸中烦热，开始饮水则减轻，后来则无效，进而影响睡眠。床头床尾交换而睡，反复颠倒，心烦不得眠，胸膈懊憹，而且有气向上向下攻窜，故呕欲利。心中怒火上冲，与大夫大吵一场。回到家中，思考无策。于是依从妻子劝告，赴中医院诊治。

中医检查：诊时病情如患者所说，望舌苔评脉后，本来患太阳伤寒证，未有及时治疗，耽误病情。风寒之邪，郁遏化热，侵犯胸膈，扰乱神志而成，即“懊憹怫郁证”。选方：栀子豉汤加味。拟方：山栀6g、生姜6g、豆豉10g、甘草6g、香附10g。一剂服完，果然见效。当日入眠，酣睡一夜，小疾告愈。为防复发，与逍遥丸。

心语：小方治大病，三张方子也不过四味药（栀、豉、草、姜），其实合方加香附应用更好。

忧郁轻生证

张某，女，35岁。

病史：患者查体发现胃癌甚早，手术成功，复查各项指标皆正常，因而未做化疗放疗。为防下岗，拉长上班，努力工作。不久，身感体力不支，常常感冒风寒，虽经服药打针输液不效，身体日渐消瘦，心烦意乱，睡眠不安，胸中烦热，懊憹不止。无可奈何，悔恨不该上班，于是停职，赴医院看病。

中医检查过后，予山栀6g、生姜5g、豆豉10g、甘草6g、川厚朴10g。一剂胃气开，纳食好，二剂已入睡，三剂懊憹去。再与逍遥丸，以防复发。

心语：患者精神抑郁，朝思暮想，悔恨上岗。大夫不用多讲，只说“你的病可以治好”。悔恨思愁解决了，当晚则酣睡。复加中药宣泄郁热，所以本证治疗得心应手。

栀子厚朴汤证

1. 临证原理　同太阳病。

2. 方剂简介

（1）意义：栀子厚朴汤是《伤寒论》治疗心烦腹满的名方，虽然单用此方者少，但是取其意，应用却不少。

（2）组成：由栀子、厚朴、枳实组成。

（3）功用：清宣郁热，宽中消满。

（4）主治：《伤寒论》经文第79条曰："伤寒下后，心烦腹满，卧起不安者，栀子厚朴汤主之。"

3. 辨证论治　以《伤寒论》经文第79条具体辨证论治如下：

依据临证原理，确定"腹满"为主病，"伤寒下后，心烦，卧起不安者，栀子厚朴汤主之"，为伤寒误治，性症，以方测证。

"腹满"，以热壅气滞，中焦气机不畅；"心烦"，以邪热留扰胸膈，扰乱心神而心烦；"伤寒下后"，伤寒发汗为正治，下法为误治；"卧起不安者"以胸膈气机壅滞，热扰心神，心烦则为之；"栀子厚朴汤主之"，以方测证，则知胃腑气机壅滞证。

所以综上，可以确定主症"腹满"为热扰胸膈，胃腑气机不畅证。

热扰胸膈，胃腑壅滞证，病证一明，论治就好办，治则确定为清热除烦，宽中除满。选用栀子厚朴汤加减化裁。

4. 临证笔录

食郁化热证

于某，男，30岁，拉锯工人。

病史：现在解木已机械化，从前则是完全手工。患者身大力强，饮食亦多，一顿饭吃三斤馒头，咸菜就馍。东家见其卖力，予猪肉炖白菜。于某高兴，用餐过饱，上腹饱胀，连连打嗝，饮食不下。病延三日，心烦而坐卧不安。东家陪他前来就诊。

中医检查：舌苔腻黄，舌质红，脉滑数。证乃食郁化热，气机不畅，扰乱神志也，故心烦腹满矣。选方：栀子厚朴汤加味。拟方：栀子6g、厚朴10g、枳实9g、焦三仙各12g。服三剂，病愈三分之一，又服三剂，又去三分之一，再三剂，病痊愈。

心语：为何病愈如此之快？因为栀子厚朴汤清热除烦，宽中祛满。

焦三仙面积、食积、肉积全消，所以病愈甚快。

病毒性心肌炎

刁某，男，15岁。

病史：患者感冒，低热，流清鼻涕，咽痛，咳嗽等。因期末考试，无暇看病，病延半月余，病情加重，神疲乏力，汗出而低热不退，心悸，胸闷，上腹胀满，饮食渐少。赴医院就诊：体温37.5℃，咽红，胸闷腹胀，稍事活动则心悸气短。心电图提示房室传导阻滞；诊断：病毒性心肌炎。输液打针，服用青霉素、谷氨酸、维生素C等整整十天，毫无效果，故要求转中医诊治。

中医检查：舌苔薄腻，舌质红，切脉数（100次/分）而结代。证属热入胸膈，胃气不畅而致心烦腹满证。选方：栀子厚朴汤加味。拟方：栀子6g、厚朴10g、枳实6g、金银花12g。服药三剂，咽痛减轻，低热已退。再与七剂，病好大半。上方加减，再服半月，病证已愈。为防复发，予红花6g、桂枝3g、麦冬10g、生甘草3g。代茶饮，日一剂。

心语：一般说来，“体若燔炭，汗出而散”，即汗出热退。若汗出热不退，那应认真对待，应该到医院检查，看看是什么病，我们治疗起来心中有数，以免被动。

麻黄杏仁甘草石膏汤证

1. 临证原理　同太阳病。

2. 方剂简介

（1）意义：麻黄杏仁甘草石膏汤是《伤寒论》治疗汗出而喘的著名方剂，后世多有发展，如南通中医院清肺解表法，《经验方》的王海喘咳片，周本善以本方加味治小儿咳喘40例等，皆获良效。

（2）组成：由麻黄、杏仁、甘草、石膏而成。

（3）功用：清宣肺热，降气平喘。

（4）主治：《伤寒论》经文第63条曰：“发汗后，汗出而喘，无大热者，不可更行桂枝汤，可与麻黄杏仁甘草石膏汤。”第162条曰：“下后，不可更行桂枝汤，若汗出而喘，无大热者，可与麻黄杏仁甘草石膏汤。”

3. 辨证论治　以《伤寒论》经文第 63 条辨证论治如下（162 条与 63 条相似，不再另述）：

依据临证原理，确定“出汗而喘”为主症，“发汗后……无大热者，不可更行桂枝汤，可与麻黄杏仁甘草石膏汤”，为汗之不得法，性症、以方测证。

“无汗而喘”，以肺主皮毛，邪热迫津，故见汗出，汗出后，邪热不解，内通于肺，肺热壅盛，不得宣降而喘；“发汗后”，发汗不得法，邪热不解，肺热壅盛所为；“身无大热者”是指肌表无热者；“不可更行桂枝汤”，此方是治疗太阳中风证，调和营卫之方，故不可用；“可与麻黄杏仁甘草石膏汤”，以方测证，可知肺热壅盛致喘证。

所以综合以上，可以确定主症“汗出而喘”为肺热壅盛作喘证。既然肺热作喘，自然治以清热平喘为治则。治疗紧紧把握肺热而治。方选麻黄杏仁甘草石膏汤主之。

4. 临证笔录

间质性肺炎

贾某，男，9 岁。

病史：患者咳嗽月余，咳痰不畅，低热反复发作（37.5~38.5℃），赴医院检查拍片、验血，诊断为间质性肺炎；予消炎、祛痰止咳药，病情好转，但是昨天突然又发热，汗出而热不退，咳嗽气促，饮食不佳，咳吐黄痰，小便量少色黄。门诊检查：体温 38℃，脉搏 130 次 / 分，呼吸 40 次 / 分，神志清醒，气促，鼻翼煽动，鼻流浊涕，咽红，乳蛾肿大，两肺局部闻及湿性啰音。白细胞略升高，血沉快。西医诊断为间质性肺炎。

中医检查：苔黄，舌质红，脉小弦滑数，辨证为肺热壅盛证。选方：麻杏石甘汤加味。拟方：麻黄 6g、石膏 15g、杏仁 6g、甘草 6g、金银花 10g、桔梗 6g。三剂。二诊，服药后，汗出多，发热退，纳谷增加，咳喘较平，七剂。三诊，体温已正常，咳痰喘息已平。舌苔薄，舌质淡红，脉小弦滑。上方去麻黄、石膏，加黄芩 12g、知母 10g。继服七剂，以资巩固。

心语:应用抗生素对抗性疗法治疗间质性肺炎,效果不理想。运用麻杏石甘汤,治之显效快捷而经济,可做为科题深入研究。

大叶性肺炎

孔某,男,20岁,学生。

病史:期末考试,紧张劳累,受寒咳嗽,咳痰量少,未加注意。昨日起突然发热,高达39.2℃,汗多而热不退,咳吐铁锈色浓痰,气促作喘。胸透提示右肺上叶大片阴影,验血WBC2.5万,中性90%,血沉快,咽鲜红肿胀,右肺上叶可听到大片湿性啰音,西医诊断为右上大叶性肺炎。

中医检查:苔薄黄质红,脉滑数,辨证为肺热壅盛作喘。选方:麻杏石甘汤加味。拟方:麻黄6g、石膏30g、杏仁10g、甘草6g、川贝6g、金银花15g,三剂。二诊,体温已降,气促平息,咳吐铁锈色浓痰减少。舌苔薄黄,舌质嫩红,脉滑数,四剂。三诊,舌苔薄微黄,舌质淡红少津,脉弦滑数,咳吐铁锈色浓痰已无,听诊右上叶无湿性啰音。拟方:麻黄4g、杏仁6g、石膏15g、甘草6g、麦冬15g、川贝4g、桑白皮12g,三剂服完,气喘已瘥,右上肺阴影基本吸收。

心语:应用麻杏石甘汤治疗大叶性肺炎,疗效甚高,若加入川贝、金银花,效果会更好。

麻疹并发支气管肺炎

孟某,女,3岁。

病史:患者目红泪多,微微发热三天,第四天开始出疹点,状如粟粒,接连五六天出疹,不齐不透,手足心不见红点,烦躁不安,气促而喘,鼻翼煽动,呼出之气灼手,发热咳嗽。

中医检查:舌苔薄白微黄,舌质红,脉浮滑数。证乃风热犯肺,肺热壅盛作喘。治宜疏解清肺,化痰定喘。选方:麻杏石甘汤加味。拟方:炙麻黄3g、杏仁9g、生石膏15g(先煎),甘草3g、川贝3g、葶苈子6g、冰糖10g。三剂。二诊,药后汗出,水带走热量,发热已退,咳喘减少,气促稍平,鼻翼煽动轻微,舌苔薄黄,舌质红,脉滑数。上方再进三剂。三诊，气促作喘已平，纳谷增加，嬉笑游玩，但咳嗽痰吐不已。治疗宣肺化痰止咳为宗旨。鸭梨一个去核，装入川贝 3g、冰糖 10g，上笼蒸熟，喝汤吃梨。5 剂，以防复发。

心语：鸭梨去核，装入川贝 3g，上笼蒸熟，喝汤吃梨，治疗痰热咳嗽，效果甚好。患儿易于接受，不失为良法。

白虎加人参汤证

1. 临证原理　同太阳病。

2. 方剂简介

（1）意义：白虎加人参汤是《伤寒论》治疗太阳病变证及阳明病热盛伤津证的名方，后世多有应用发展。

（2）组成：即白虎汤加人参组成。

（3）功用：辛凉清热，益气生津。

（4）主治：《伤寒论》经文第 26 条曰："服桂枝汤后，大汗出后，大烦渴不解，脉洪大者，白虎加人参汤主之。"第 26 条之后（第 63、68 条），尚有 2 条论述本方的使用。

3. 辨证论治　以《伤寒论》经文第 26 条辨证论治如下：

依据临证原理，确定"大烦渴不解"为主症，"服桂枝汤，大汗出后……脉洪大者"，为误治体征、以方测证。

"大烦渴不解"是辨证要点，是阳明热盛，气津两伤所为；"服桂枝汤后"，如发汗太多，易生变证，今服桂枝汤，大汗出，伤津助热，促使转属阳明为之。"大汗出后"，带走水分过多，易伤津口渴为之；"脉洪大者"，因阳明为多气多血之腑，故阳明里热蒸腾，气血充盈所为；"白虎加人参汤主之"，以方测证，可知为阳明热盛，气阴两伤证。

所以综上，可以确定主症"大烦渴不解"，为太阳之变证——阳明热盛气阴两伤证。

病证一明，论治由生。治则辛凉清热，益气生津。选方白虎加人参汤。

4. 临证笔录

外感发热口渴证

房某,男,70岁。

病史:患者外感风寒,头痛,发热无汗,自服APC过量,大汗淋漓,发热速退,口渴引饮,不恶寒,反恶热。奔赴医院输液打针,毫无效果,于是转科,来看中医。

中医检查:病史如前,舌苔薄黄,舌质红,脉洪如芤。口干舌燥,肌肤滚烫,口渴引饮,尿少色黄,神疲乏力,此乃白虎加人参汤证。治以清肺热,滋阴补液。缘由服用APC过量,出汗太多,导致气阴两伤。选方:白虎加人参汤。拟方:生石膏30g(先煎)、知母10g、粳米10g、甘草12g、人参10g。一剂尽,汗减少;二剂后,发热轻;三剂完,病已愈。

心语:①病来凶猛,认证确凿,用药及时,疗效立竿见影。②人参以野山参为佳,性味甘平,入肺脾经,补肺健脾,大补元气,生津安神。主治气虚欲脱、肺虚气喘、脾胃虚弱、消渴、心悸怔忡等证。

夏令长跑昏厥证

于某,男,19岁。

病史:患者体质强健,夏季酷热参加长跑,汗出如流,突然昏倒,在场同学惊恐不知所措,一位老师指示速呼救护车。

中医:正好我值班,问完病史,患者已经清醒,索水要喝。查体所见,肌肤滚烫,汗出如流,口渴引饮,脉象洪大,重按无力。心肺正常。证乃阳明四大证俱全,治以清肺热,滋阴养液。急予白虎加人参汤一剂,一剂服完,病乃痊愈。

心语:那时我还年轻,经验不足,自从经手此病,方知白虎加人参汤的实际意义。现在看极简单,生理盐水加葡萄糖输液即可。要知道,在近两千年前,医圣张仲景首次应用白虎加人参汤抢救病人确是难能可贵的。

中暑身热肢厥证

崔某,男,50岁。

病史:患者素质体弱,时逢夏天,头经常昏昏然,未知所措,身热汗多,气促如喘。四肢反倒厥冷,赴医院检查,验血、拍片,做B超皆说无大病。无可奈何之中,选看中医。

中医检查:病史如前。舌苔黄燥,脉洪大,重按无力。显然大热灼逼阳明,故身热汗出;热郁气滞,故四肢厥冷;暑热扰神,故头昏昏然。综上证乃暑厥证,选方:白虎加人参汤加味三剂。拟方:野山参10g、知母10g、粳米12g、石膏30g、生甘草12g、麦冬15g、荷叶12g。以清暑泄热,益气生津为宗旨。药尽脉平汗止,头目清爽,四肢转温,病情痊愈。为清除余热,予花旗参3g、百合3g、五味子1g,代茶频饮。

心语:暑厥证,即暑热汗出,四肢热郁,气血不通,故四肢厥冷。切脉洪大,重按无力是为辨证重点。人参最好选用野山参,可以益气生津,效果显著。

葛根黄芩黄连汤证

1. 临证原理　同太阳病。

2. 方剂简介

(1)意义:葛根黄芩黄连汤为《伤寒论》治疗下利的名方,后世许多清热解毒的方剂,由此发展而来,可以说张仲景是临床应用清热解毒方剂的先驱者。

(2)组成:即方名加甘草。

(3)功用:清热止利,兼以解表。

(4)主治:《伤寒论》第34条经文曰:“太阳病,桂枝证,医反下之,利遂不止,脉促者,表未解也,喘而汗出者,葛根黄芩黄连汤主之。”

3. 辨证论治　以《伤寒论》经文第34条辨证论治如下:

依据临证原理,确定“利遂不止”为主症,“太阳病,桂枝证,医反下之,脉促者,表未解也,喘而汗出者,葛根黄芩黄连汤主之”为太阳伤寒症误治，性症、体征，以方测证。

"利遂不止"由于外邪入里化热，热迫肠腑，传导失职，故见下利；"太阳病"指出为太阳病之变证；"桂枝证，医反下之"，属于表证，本以发汗解表，而医反下之，形成利遂不止之变证；"脉促者，表未解也"，说明其人阳气盛，正气仍有抗邪外表之力，外邪尚未全陷入里，原有桂枝证仍在，故曰表未解也；"喘而汗出者"，因肺与大肠互为表里关系，肠热上承于肺，肺失宣降，故喘，邪热迫津外泄，故汗出；"葛根黄芩黄连汤主之"，以方测证，当知邪热伤肠（下利）证。

所以综上误治、性症、体征、以方测证，可以确定主症"利遂不止"，为邪热伤肠（下利）证。

病证一明，清热止利，兼以解表为治则，方选葛根黄芩黄连汤主之。

4. 临证笔录

热邪犯胃肠证

王某，男，6岁。

病史：男孩性喜玩耍，寒冬腊月，爬山登高，着风寒而感冒，恶寒发热（37.8℃），恶心呕吐，腹泻，每日三四次。病延一周，病情加重，无力游玩，卧床不起。患者因怕打针，选看中医。

中医检查：扪前额灼热烫手，舌苔黄腻，舌质红，切脉滑数。证属表里俱热、邪犯胃肠。治以清热止利，兼以解表。选方：葛根黄芩黄连汤加味。拟方：葛根12g、黄芩6g、黄连3g、生薏米10g、生甘草10g。服用一剂，味苦难忍，换用黄连素2片，日两次，连服三日，表解利止。

心语：小儿用药，中药难服，剂型改革迫在眉睫。先予汤剂，后改药片，是一可取之法。

热犯肺肠证

耿某，男，30岁。

病史：患者从无保健意识，寒流一到，却要去进货，着风寒而感冒，发热恶寒，头身疼痛，声浊咳嗽咳黄痰，虽然汗出而热不退。病情拖延一周，咳嗽加重。整日频咳，咳黄痰。胸中烦热，误食冷品，导致腹泻，每日五六次，热臭熏鼻。患者神疲乏力，两腿酸软，有些精神紧张，仓促请我开中药。

中医检查：病史如前述，舌苔黄腻，舌质红，评脉滑数，证乃表证未解，湿热侵肺肠，故咳嗽下利。治以清热（肺肠）兼以解表。选方：葛根黄芩黄连汤加味。拟方：葛根 30g、黄芩 12g、黄连 10g、川贝 6g。服用三剂，咳愈利瘥，表证已解。

心语：太阳病中风证，迁延时日，表证不解，湿热内犯胃肠，胃气上逆则呕吐，邪热迫肠则下利。选用葛根黄芩黄连汤。葛根轻清升发，生津止利，又能透邪解表；黄连、黄芩苦寒，清热厚肠，坚阴止利，黄连性味苦寒，应用少量则厚肠，坚阴止利，应用大量则阴寒过盛，导致胃寒不适。甘草性甘和中，调和诸药，重在清热止利，兼以解表。

桂枝甘草汤证

1. 临证原理　同太阳病。

2. 方剂简介

（1）意义：应用桂枝甘草汤治疗发汗过度之“心悸”变证是很有名气的。虽然单用此方少见，但以此方扩充加味，临床是常用的。

（2）组成：仅仅由方名两味药桂枝、甘草组成。

（3）功用：补益温通心阳。

（4）主治：《伤寒论》第 64 条曰：“发汗过多，其人叉手自冒心，心下悸，欲得按者，桂枝甘草汤主之。”

3. 辨证论治　试以《伤寒论》经文第 64 条具体辨证论治如下：

依据临证原理，确定“心下悸”为主症，“发汗过多，其人叉手自冒心……欲得按者，桂枝甘草汤主之”为误治、性症、体征，以方测证。

“心下悸”，因汗为心之液，由阳气蒸化而成，损伤心阳，不得温养心血心神，而致心悸；“发汗过多”，表证发汗为正治，发汗过多为误治；“其人叉手自冒心，欲得按者”，由于心阳损伤，心失阳气的卫护，则感空虚无主，心中悸动不安，故其人叉手覆盖欲得按之，即“自冒心”，以助其阳，卫护心脏为之；“桂枝甘草汤主之”，以方测证，则知心阳虚导致心悸。以方剂推断病证。

所以综上误治、性症、体征，以方测证，可以确定主症“心下悸”为心阳虚心悸证。

病证已明，治则由生，补益心阳，方选用桂枝甘草汤，主治心悸证。

4. 临证笔录

心悸不安证

王某，女，45 岁。

病史：患者主诉心悸动不安半年，源于感冒发热汗出造成体虚而发病。开始自觉心中急剧跳动，惊慌不安，不得自主，遇劳则发，近来不累亦发。周身怕冷，手足发凉，胸闷气短。医院检查，未发现心脏器质性异常，予以归脾丸，健脾养心安神，毫无效果。经朋友介绍，来看中医。

中医检查，病史如前，舌苔薄白，舌质淡，脉沉弱。穿衣甚厚，身缩一团，两手覆盖胸前，似寻温暖而舒适。心想：好一个“心悸证”，汗多伤心阳，恰似《伤寒论》第 64 条所述：“发汗过多，其人叉手自冒心，心下悸，欲得按者，桂枝甘草汤主之。”选方：桂枝甘草汤加味。拟方：桂枝 6g、甘草 10g、熟附子（先煎）5g。三剂，水煎服，日一剂。二诊，患者述说药后特舒服，手足温暖，心悸已愈。投药对路，上方再予四剂，以固其效。

心语：其实，现在很少运用桂枝甘草汤，但是以此为中心，加以扩展，通阳补阳并用，却常常使用。再结合温阳补气，滋阴养血，那就应用太多了。

低血压心悸证

于某，男，39 岁。

病史：患者心悸 20 余年，时轻时重，休息好时，血压较正常，心悸消失。劳累以后，心悸阵作，惊恐悸动，心烦不安。近年来，心悸频作，神疲乏力，时而头晕，猛起站立，两目全花，饮食减少，语音低微，手足发凉。患者病情日益加重，有些害怕，认为颇需综合调理，故选择看中医。

中医检查：测血压90/56mmHg，舌苔薄白，舌质淡，两手肌肤发凉，切脉沉而弱。证乃心脾两虚，阳气不通。山东中医医院刘庆申博士说得好，桂枝辛甘性温，入心助阳，重在通阳。选方：桂枝甘草汤加味。拟方：桂枝15g、甘草15g、党参15g、五味子6g。投一剂，患者服后心悸未现，手足温热，饮食增加，体力渐复。测血压，100/65mmHg，舌苔薄白，舌质淡红，脉沉尚有力，方合病证。宗上桂枝甘草汤加味，调理月余，阳气通畅，血压如常，诸症得愈。

心语：①只用桂枝甘草汤原方药味甚少，不过依此方义组方、扩展应用很多。②附子实质为补阳，桂枝通阳，干姜温阳。

茯苓桂枝甘草大枣汤证

1. 临证原理　同太阳病。

2. 方剂简介

（1）意义：是《伤寒论》治疗奔豚证的名方，后人治疗奔豚证基本上都由此发展而来。

（2）组成：同方名，即茯苓、桂枝、甘草、大枣。

（3）功用：温通心阳，化气利水。

（4）主治：《伤寒论》第65条曰："发汗后，其人脐下悸者，欲作奔豚，茯苓桂枝甘草大枣汤主之。"

3. 辨证论治　以《伤寒论》经文第65条辨证论治如下：

依据临证原理，确定"欲作奔豚"为主症，"发汗后，其人脐下悸者……茯苓桂枝甘草大枣汤主之"为误治、性症、以方测证。

"欲作奔豚"，若太阳病，发汗过多，损伤心阳，在下不能制约肾水，则蠢蠢欲动上冲，其人脐下悸者，故欲作奔豚；"发汗后"，太阳病发汗为正治，若发汗过多，不仅损伤津液，而且损伤心阳为之；"其人脐下悸者"，若心阳亏虚，不能制约肾水，肾水上冲为之；"茯苓桂枝甘草大枣汤主之"，以方测证，当知阳虚奔豚证。

所以综上误治、性症、以方测证，可以确定"欲作奔豚"为心阳亏虚欲作奔豚证。

病证一明，论治由生。治以温通心阳，化气利水，选用茯苓桂枝甘草大枣汤主之。

4. 临证笔录

欲作奔豚证

邱某，女，46 岁。

病史：患者诉脐下悸动不安，发作奔豚月余，开始感冒，头身疼痛，颈项僵硬，发热恶寒，汗出䓘䓘，热水冲服 APC 3 片，汗出如流，浸透衣被。随之喝淡盐水，补充水分及盐分，未觉明显痛苦。数天以后，感觉脐下跳动，心烦不安，进而脐下有气上冲，且有惊恐害怕之感，冲至胸部，甚至咽喉，日发 2~3 次，发病至今，已有月余。有朋友得知病情，建议找老中医看看，因为这是疑难杂症。

中医检查：舌苔薄水湿，舌质淡白，切脉沉而无力。辨证：发汗不当，汗出过多，不仅损耗津液，而且损伤心阳，心阳亏虚，不能制约肾水，蠢蠢欲动上冲，故其人脐下悸，欲作奔豚。《伤寒论》第 117 条曰："烧针令其汗，针处被寒，核起而赤者，必发奔豚。气从少腹上冲心者，灸其核上各一壮，与桂枝加桂汤，更加桂二两也。"本证为"欲作奔豚"，第 117 条为"必发奔豚"，两者可对比鉴别。选方：茯苓桂枝大枣甘草加味。拟方：茯苓 15g、桂枝 12g、大枣 5 枚、甘草 6g、熟附子 6g（先煎）。二诊，服用七剂，脐下悸动不安消失，更无奔豚发作。为防奔豚发作，再予七剂，病乃告愈。

心语：奔豚证亦不罕见。茯苓桂枝甘草大枣汤加附子 6~10g，附子先煎 40 分钟，安全有效。

慢支咳痰证

孙某，男，50 岁。

病史：素质体虚，常常感冒，已有三年，近年加重，每逢受凉即咳白痰，早晨傍晚严重，咳出白色泡沫痰，稍微好转，甚时气促作喘。医院胸部拍片，肺纹理粗乱，诊断为慢性支气管炎。四方求医，久治无效。

邻居劝其赴京治疗，否则发展为肺气肿、肺心病，到那时不活动，也喘不得卧。因而来京诊治。检查，某院医生诊断为慢性支气管炎。

中医检查：每逢换季，天气骤变，体位变换，导致稀痰流动，早晚咳嗽气促，吐不完的白色泡沫痰，咳痰后较适。舌苔薄，水湿，舌质淡白，脉濡滑。证乃痰湿犯肺，宣降失职，而咳吐稀痰饮。治以温化痰饮，健脾理肺；选方：茯苓桂枝甘草大枣汤加味。拟方：茯苓 12g、桂枝 6g、大枣 5 枚、甘草 12g、麻黄 6g、杏仁 10g。三剂。二诊，咳痰好转，但口干舌燥，舌苔薄白，舌质淡红，脉濡微数。上法，麻黄因其性温助热，加桑白皮 15g，因其性味甘寒，入肺经，能治肺热喘咳，七剂。三诊，继服七剂，咳嗽咳痰已平。嘱其加强锻炼，每日由外向肺门捶背十分钟，散步 40 分钟左右，雷打不动。

心语：治疗慢性支气管炎，除了健脾益肺化痰外，重点是截断病情发展，勿要发展为肺气肿，免除咳喘之苦。

耳源性眩晕证

王某，女，36 岁。

病史：患者耳鸣三年，近年来经常阵发眩晕，天旋地转，不敢睁眼，惊恐害怕，甚时恶心呕吐。曾服用八味丸罔效。眩晕越来越频，听力日渐减退，口淡无味，大便溏薄。赴医院，诊断为内耳性眩晕。

中医检查：舌苔白腻，舌质紫红，切脉濡软。中医辨证，脾虚饮停兼瘀，眩晕，治疗以苓桂术甘汤加泽泻、三七粉。选方：苓桂术甘枣汤加味。拟方：云苓 15g、桂枝 10g、炒白术 15g、炙甘草 10g、泽泻 30g、三七粉 3g。服用一周，眩晕兼瘀减轻，头脑清爽，连服三周，诸症消失。

心语：临证，我常用《金匮要略》之泽泻汤之意，治疗内耳性眩晕证，泽泻、白术用大量，不得少于 30g，效果良好。

脾虚肠燥证

孙某，女，62 岁。

病史：患者大便秘结 30 余年，五六日一行，甚则十日一行，坚如羊屎，呈球状，从前应用开塞露有效，近年无效，反倒有加重之势，大便用不上劲，严重时候，用手一颗一颗抠出，其苦难言。闻讯前来看中医。

中医检查：舌苔薄白，舌质胖边有齿印，切脉细而弱，证属脾虚肠燥证。大便通畅具备两个条件，一为推动力；二为润滑力。因脾主肌肉，其收缩大小，决定推动力；又因脾主运化，化生津液，其滋润肠道，决定润滑力，故脾虚导致肠燥，大便秘结。选方：苓桂术甘汤加味。拟方：茯苓 12g、桂枝 12g、白术 15g、甘草 6g、黄芪 40g、当归 30g。服七剂，大便秘结有改善，排便力度增加，再服七剂，大便已畅，继服十四剂，以资巩固疗效。

心语：为了巩固疗效，第一，嘱其患者每日解便十分钟，解下来更好，解不下来权作锻炼，增强肠道的推动力和润滑力。第二，吃饭不要偏食，多吃青菜。第三，每晚散步 40~50 分钟，必须建立爱活动的习惯。若第二、三条坚持三个月，即使不吃药，大便秘结亦能恢复正常。

小建中汤证

1. 临证原理　同太阳病。

2. 方剂简介

（1）意义：小建中汤是《伤寒论》名方，后世多取其方义治疗中焦虚寒证。

（2）组成：方以桂枝汤倍芍药加饴糖而成，即桂枝、白芍、生姜、甘草、大枣、饴糖。

（3）功用：健脾补中，调养气血。

（4）主治：《伤寒论》第 102 条经文曰："伤寒二三日，心中悸而烦者，小建中汤主之。"

3. 辨证论治　以《伤寒论》经文第 102 条辨证论治如下：

依据临证原理，确定"心中悸而烦者"为主症，"伤寒二三日，小建中汤主之"，为伤寒里气素虚、以方测证。

“心中悸而烦者”，原由里气素虚，心脾不足，气血双亏。因心主神志，神志失养无所主，则心悸，神志不得守舍，则心烦；“伤寒二三日”说明非传经，原由里气素虚，心脾不足，气血不足，心失所养为之；“小建中汤主之”以方测证，当知心脾不足，气血双亏为之。

所以综合伤寒里气素虚、以方测证，可以确定“心中悸而烦者”为伤寒里虚（心悸而烦）证。

病证已明，论治由生。治以健脾补中，调养气血，选用小建中汤。

4. 临证笔录

慢性胃炎

朱某，男，60岁。

病史：患者胃痛20余年，换季、饮食不节、情绪不稳定时，反复发作。医院B超提示，慢性糜烂性胃炎。目前，上腹部胀满疼痛，喜温喜按，纳谷减少，形体怕冷，形体消瘦。

中医检查，舌苔薄白，舌质淡，切脉细弱。证属脾胃虚寒，选方：小建中汤加味。拟方：桂枝6g、白芍12g、炮姜10g、大枣5枚、甘草6g、麦芽糖30g、煅瓦楞15g、制元胡15g。连服七剂，上腹胀痛得减。续服两周，胃胀痛已止，面色自述好转。

心语：大夫治好你的病，不是太难。但需要你注意饮食改变，如同军人饮食特快的习惯，注意“细嚼慢咽”，极为重要。

胃炎胃溃疡

赵某，男，40岁。

病史：患者上腹疼痛十余年，近一年病情加重，某医院经X线检查为慢性胃炎胃溃疡。病人惧怕手术，应用中西药物皆无效，故转中医科诊治。目前，患者每逢饭前饥饿时则上腹疼痛，吃点东西或者饮点水，胃痛立刻就缓解，伴有嗳气吞酸，饮食减少，手足发凉，大便偏硬，色黯，小便不黄。

中医检查：舌苔薄白，舌质淡红，切脉小弦而滑，粪检：潜血（+），证属脾胃虚寒，予四君子汤合四逆汤一周，胃痛依然，嗳气频作，手足仍凉，切脉仍然小弦而滑。选方：小建中汤加制元胡。拟方：桂枝 6g、白芍 15g、生姜 10g、大枣 5 枚、甘草 6g、麦芽糖 50g、制元胡 15g。先煎药去渣，再入麦芽糖温热，早晚服用。连用七剂，上腹痛止，手足发凉已轻。因饴糖时泛酸，上方加煅瓦楞 20g，续服 3 周，B 超检查，溃疡已愈合。

心语：胃溃疡特殊的临床表现是在饥饿时疼痛，吃点东西甚至喝水也能缓解疼痛，吃饭或饮水能冲淡胃酸，减少刺激，从而使胃疼减轻。它的发生是在胃炎的基础上，比胃炎要严重，不可不注意。大夫给治好了病，保护维持在个人，要注意饮食、情绪和运动都要谨慎，不可放纵。

厚朴生姜半夏甘草人参汤证

1. 临证原理　同太阳病。

2. 方剂简介

（1）意义：厚朴生姜半夏甘草人参汤是《伤寒论》治疗脾虚气滞（腹胀）证比较有名的方剂，后世应用较多。

（2）组成：本方药物如方名所言，即厚朴、生姜、半夏、甘草、人参。

（3）功用：温中健脾，理气消胀。

（4）主治：《伤寒论》第 66 条经文曰："发汗后，腹胀满者，厚朴生姜半夏甘草人参汤主之。"

3. 辨证论治　以《伤寒论》经文第 66 条辨证论治如下：

依据临证原理，确定"腹胀满者"为主症；"发汗后，厚朴生姜半夏甘草人参汤主之"，为误治，以方测证。

"腹胀满者"，若发汗太过，丢失热量过多，损伤脾阳，运化失职，或者脾阳素虚，复加发汗，两者皆致脾阳更虚，运化无权，湿浊阻滞气机，而致胀满；"发汗后"，伤寒病，发汗过多，损伤脾阳；"厚朴生姜半夏甘草人参汤主之"，以方测证，当知脾虚气滞证。

所以综上，误治、以方测证，可以确定"腹胀满者"为脾虚气滞（腹胀）证。

根据病证，治则当以健脾温运，宽中理气。方选厚朴生姜半夏甘草人参汤主之。

4. 临证笔录

妊娠恶阻证

丁某，女，28 岁。

病史：患者月经一向正常，但是近两个月未来潮，恶心呕吐，查怀孕试纸（+），恶心呕吐，越来越重，上腹胀满，纳食日少，大便溏薄，吃西药怕伤子，吃中药怕药苦，权衡再三，决定看中医。

中医检查，舌苔薄白，舌质淡，切脉小弦而数，证属脾虚气滞（腹胀）证，治以健脾温运，宽中理气。选方：厚朴生姜半夏甘草人参汤主之。拟方：厚朴 10g、生姜 6g、半夏 9g、甘草 6g、人参 10g、苏梗 10g。服三剂，恶心呕吐好转，上方加条芩 10g，诸症皆愈。

心语：妊娠呕吐，乃为脾虚，胃气上逆所致，中医药治疗健脾和胃，宽中理气，对母亲胎儿皆有良好作用。

里虚痞证

于某，男，35 岁，中医爱好者。

病史：患者饮食特快，犹如军人。前几日，同学在一块吃饭，由于饮食过多，一连三日，不想吃饭，上腹胀满，扪之柔软，自认为伤食，影响气机，上下不通，呃气暂时好转。自购山楂片，服用三日，罔效。后配小承气汤，二剂服后，无效果。后找我诊治。

中医检查：病情同上，腹部切诊，柔软无物，犹如气囊。证乃里虚痞证。缘由饮食特快，伤害脾胃，且又服用小承气汤下之，导致里虚痞证。治以健脾理气消痞，选方：厚朴生姜甘草人参汤。拟方：厚朴 10g、法半夏 9g、生姜 10g、甘草 6g、党参 15g、砂仁（后下）6g。服药三剂，腹部撑胀痞满大减，又服四剂，诸症皆愈。

心语：有病，医不自治，因为知道副作用较多，思前想后，难以决策。有病看医生，即使是医者也要看医生，不可擅自采取措施，以免健康受损害。

干姜附子汤证

1. 临证原理　同太阳病。

2. 方剂简介

（1）意义：在《伤寒论》中比四逆汤名气略小，但其组成意义颇大，后世应用很多，具有相当的名气。

（2）组成：即四逆汤去甘草而成。

（3）功用：急温回阳。

（4）主治：《伤寒论》经文第61条曰："下之后，复发汗，昼日烦躁不得眠，夜而安静，不呕，不渴，无表证，脉沉微，身无大热者，干姜附子汤主之。"

3. 辨证论治　以《伤寒论》经文第61条辨证论治如下：

依据临证原理，确定"昼日烦躁不得眠，夜而安静"为主症，"不呕，不渴，无表证，脉沉微，身无大热者，干姜附子汤主之"，为无三阳证、性症、体征、以方测证。

"昼日烦躁不得眠"是因卫阳之气旺于昼，得天之助，能与阴相争而为之；"夜而安静"，因入夜则阳气衰，而阴气盛，无力与阳气相争而为之；"不呕"说明无少阳证；"不渴"说明无阳明证；"无表证"说明无太阳表证，总之无三阳证可说；"脉沉微"沉为阴主里，微主阳衰，乃是少阴阳衰阴盛之候，由此可测知身无大热；"身无大热者"是指阳虚外越之微热。

所以综上无三阳证、性症、体征，以方测证，可以确定主症为阳虚欲亡之急证，治疗应当急温回阳，选用干姜附子汤主之。

4. 临证笔录

肺心病休克（阳虚欲亡证）

耿某，男，80岁。

病史：患者患有慢支10年，肺心病3年，因感冒发热、气促心慌而住院，诊断肺心病休克，经治疗好转，住院后一周，突然心慌大汗淋漓，气促，神志欠清，血压 80/50mmHg，约我会诊。

中医检查：舌苔薄腻，舌质淡，切脉沉微欲绝，汗液触指发凉不黏。证乃阳虚欲亡证，治以回阳救急。选方：干姜附子汤加味。拟方：高丽参 10g、附子 6g（先煎）、干姜 4.5g。上药煎好，再浓缩为 100ml，顿服。服完，心慌、大汗好转，测血压 90/56mmHg。患者陈述乏力特甚，手动则困难，汗液触手开始转温，舌苔薄白，舌质嫩红，脉沉细无力微数，证乃阳虚欲亡好转。拟方：高丽参 10g、附子 6g（先煎）、干姜 4.5g、寸冬 12g、五味子 12g。实为干姜附子汤加生脉散。又服两剂，心慌、气喘、汗出无力，基本已愈。

心语：此为危重病人，从病人着眼，应中西医结合，各取所长用于病人。一切都要为病人着想。病人有病情急骤变化，可随时急赴医院检查。

阴虚烦躁证

宋某，男，35 岁。

病史：患者一周前，在饭店吃饭，饮食不洁净，用量过饱，导致上呕下泄，不思饮食，一连闹了三天。体重减少三公斤，体力大大下降，动不动就出虚汗，周身乏力，懒于言语。到了医院，检查化验，输液打针，说是“急性胃肠炎”，治疗三天上吐下泻已愈。但是白天烦躁，晚上不睡，两眼直瞪着到天亮，病情不见轻，反倒有加重之势。听大夫说这种情况需要看中医，于是来我处就诊。

中医门诊：《伤寒论》经文说得好，“昼日烦躁不得眠，夜而安静”，因为卫阳之气，旺于昼，得天阳气之助，与阴气相争，所以昼日烦躁；入夜则卫阳之气衰落，而阴气盛，无力与阳气相争，所以“夜而安静”，原因为呕吐腹泻损失水分过多，终而伤阳严重所为。证乃阳虚烦躁重证。选方：干姜附子汤加味。拟方：干姜 6g、熟附子 10g、高丽参 10g。水煎顿服。药尽，周身温暖，犹似晒好棉被，即鼾声入睡，烦躁烟消云散了。

心语：此为阳虚烦躁重证，随时可以出现不测，应与家属沟通，及时通报病情。

真武汤证

1. 临证原理　同太阳病、少阴病篇。

2. 方剂简介

(1) 意义:真武汤是《伤寒论》治疗阳虚水泛证的著名方剂,后世多有发展。其衍化方有:

姜细味真武汤,即本方加干姜、细辛、五味子。

香砂真武汤,即本方加木香、砂仁。

五苓真武汤,即本方加桂枝、猪苓、泽泻。

理中真武汤,即本方加党参、炙甘草。

四逆真武汤,即本方加炙甘草。

桔干真武汤,即本方加桔梗、射干。

还有肉桂真武汤、黄芪真武汤、当归真武汤、杜仲真武汤、山萸真武汤、核桃真武汤、远志真武汤、吴茱萸真武汤、茴香真武汤、羊藿真武汤、羌活真武汤、木通真武汤、淡竹真武汤、藿香真武汤、荆芥真武汤、蔓荆子真武汤等。

(2) 组成:由茯苓、白术、生姜、附子、白芍,五味药组成。

(3) 功用:温阳利水。

(4) 主治:《伤寒论》计有 82 条、316 条论述真武汤适应证。第 82 条曰:"太阳病发汗,汗出不解,其人仍发热,心下悸,头眩,身瞤动振振欲擗地者,真武汤主之。"

3. 辨证论治　以《伤寒论》经文第 82 条辨证论治如下:

依据临证原理,确定"心下悸,头眩,身瞤动,振振欲擗地者"为主症;"太阳病发汗,汗出不解,其人仍发热,真武汤主之"为太阳病误治、性症、以方测证。

"心下悸",由于阳虚制水无权,水气凌心而为之;"头眩",由于水气上干清窍之清阳,故头眩;"身瞤动,振振欲擗地者"由于阳虚不温养肢体,复加水寒浸渍肢体,导致身体肌肉跳动,身体振颤,站立不稳,而欲倒地;"太阳病,发汗,汗出不解"在表本当发汗,若误发虚人之汗,多半内伤少阴阳气，这是主症的发病起因；“其人仍发热”，由于阳气外越所致；“真武汤主之”，以方测证，可知过汗伤阳，阳虚水泛证。

所以综上误治、性症、以方测证，可以确定主症为阳虚水泛证。

病证一明，治则由生，温阳利水，选用真武汤。

4. 临证笔录

阳虚水肿证

例一：耿某，女，60岁。

病史：四肢浮肿三个月，近两个月加重，扪之有凹陷，劳累后加重，肢体怕冷，小便不利，小腹胀满。经朋友介绍，前来看中医。

中医检查：面色萎黄灰黯，舌苔薄白，舌质淡水湿，脉象沉而弱，趺阳脉可扪及。两足踝扪之有凹陷。两下肢水肿为主症，性症、体征皆可确定水肿为脾肾阳虚水泛证。选方：真武汤加味。温阳利水。拟方：茯苓15g、白术15g、生姜10g、附子10g（先煎40分钟）、白芍10g、党参15g、桂枝12g。并嘱其睡眠下肢垫高4~7cm。服药七剂，水肿消去大半，再服半月，水肿消尽。为防复发，少吃咸盐。

心语：属于脾肾阳虚，下肢水肿。多为老年人，特别怕冷，劳累加重，扪之有凹陷，即可下诊断。治以健脾补肾，温阳利水，大多有效。睡眠下肢垫高4~7cm，亦很重要。

例二：丁某，女，50岁。

病史：患者水肿10年，患更年期综合征后发生周身不适，头晕心慌，腰酸疼，周身怕冷，手足怕凉。服西药，月经来过两次，黯黑血块多，小腹时而刺痛，大便溏薄。

中医检查：舌苔薄，舌质紫黯，脉沉而弱，两足踝扪之有凹陷，手足发凉，诊断脾肾阳虚兼瘀血。治以温阳利水兼活血化瘀。选方：真武汤加味。拟方：附子10g（先煎40分钟）、桂枝12g、生姜10g、茯苓15g、白术15g、白芍12g、川芎30g、三七块6g。七剂，药后水肿消退特快，头晕、心慌、怕冷皆愈。嘱其睡眠足部垫高4~7cm，以防复发。

心语：真武汤用附子温补肾阳，加桂枝辛甘通阳，治疗周身怕冷，手足发凉；川芎、三七活血化瘀，治疗腰腹疼痛。二者配合，相得益彰。

例三:云某,男,30 岁。

病史:两下肢浮肿月余,扪之有凹陷,足部发凉,腹部胀满,纳谷日少,大便溏薄,日二三次,机体消瘦,近两周来体重轻四斤,神疲乏力,难以运动。

中医检查:舌苔薄白,舌质淡,脉沉而无力,证属阳虚水肿,选方:真武汤七剂而愈。拟方:茯苓 15g、白术 15g、生姜 10g、熟附子(先入)6g、白芍 10g。

心语:真武汤主治肾阳虚水泛证,肾阳虚、水泛两者同备,病位在肾。而苓桂术甘汤病位在脾。肾阳虚一定包含脾阳虚,而脾阳虚较轻不一定证见肾阳虚症状。

例四:王某,女,30 岁。

病史:患者下肢水肿十年,时轻时重,扪之有凹陷,腰膝酸软,怕累怕冷,头晕目眩,纳谷甚少,喜温,稍微着凉即腹泻。尿检:蛋白(+++)、管型(++)。某医院诊断为慢性肾炎。病情反复发作,故前来看中医。

中医检查:舌苔薄白,舌质淡,脉沉弱,证乃脾肾两虚,阳虚水泛。选方:真武汤加减。拟方:茯苓 15g、白术 20g、党参 15g、熟附子 10g(先煎 40 分钟)、生姜 10g、桂枝 12g、炙黄芪 30g、当归 15g。水煎服,服用七剂,水肿消减一半,纳谷香馨,身轻有力。尿检蛋白(+)、管型(+),再予七剂,水肿殆尽,饭增有力。复尿检(-)、管型(-)。嘱患者每日散步,勿要劳累,改正吃咸重的习惯。

心语:水肿病人,吃菜要淡,改正吃咸的习惯。其道理好像体内多一份盐,就多一份水肿,所以水肿病人,吃菜要淡。

急性水肿证

赵某,男,20 岁。

病史:患者面目开始浮肿,迅速波及全身半月,赴医院检查,尿蛋白(++++)、管型(+++),收住医院,治疗好转出院。回家因娶妻,劳累过度,病情复发。两下肢水肿为重,扪之有凹陷,而且心悸心慌,怕累怕冷,医院诊断“慢性肾衰”,内科邀我会诊。

中医检查:舌苔薄白,舌质淡水湿,切脉沉微。证乃肾阳衰微,寒水停饮；选方：真武汤加味。拟方：熟附子 10g（先煎 40 分钟）、白术 15g、生姜皮 12g、大腹皮 12g、桑白皮 15g、云苓皮 15g、泽泻 12g、炙黄芪 40g、当归 15g、桂枝 12g。予七剂，服完水肿消退。尿检蛋白（++）、管型（++）、红细胞少许。舌淡转淡红，脉沉微数，寒水有化热之势，上方加黄柏 10g，予七剂。服完水肿基本已退。尿检蛋白（+-）管型（-），红细胞（-）。

心语：①嘱其房事不可过多，需讲卫生。②锻炼身体：平时要加强锻炼身体。避寒感冒，平时可服金匮肾气丸。

“肺心病”水肿证

赵某，女，70 岁。

病史：患者患有慢性支气管炎 30 年，肺气肿 10 年，肺心病 1 年。近日全身水肿，越来越重，咳痰清稀或泡沫状，气喘、心慌，不得平卧，时时低热，纳少，稍微受寒，大便即溏薄。

中医检查：全身水肿，下肢为重，扪之凹陷，足凉。舌苔薄，舌质淡白水湿，切脉沉微而数，心率 105 次 / 分，口唇发紫，胸如鸡胸。西医诊断：肺心病；中医诊断：心肾阳虚，水泛侵肺。选方：真武汤加味。拟方：熟附子 10g（先入）、白术 15g、生姜 10g、云苓 15g、白芍 10g、党参 15g、清半夏 9g、桂枝 10g，随证加减，治疗 2 个月，水肿、咳喘等消退。

心语：嘱其家属每日捶背，由背向肺门，反复捶打 10 分钟，每日 2 次；既可促进排痰，又可改善心肺功能。此法麻烦，现在很少用，但我还是劝其家属坚持使用。

慢性咳喘证

邱某，男，70 岁。

病史：患者咳嗽气喘十年，每到换季时令，遇寒则发，咳嗽气喘，痰吐清稀，早晨傍晚为重。咳痰量多，则咳喘而缓解，伴有心悸、气短，胃胀恶心，神疲乏力，形寒肢冷。今年发病较早，病情也重，故前来看中医。

中医检查：舌苔薄腻白，舌质淡，舌体肥胖。医院肺部拍片提示肺纹理粗乱，诊断为慢性支气管炎。辨证：因为“脾为生痰之源，肺为储痰之器”，若脾虚生痰，储于肺部，宣肃失职，则咳喘。复因肾主纳气，久病及肾，若肾不纳气，所以则喘息。归纳病证：阳虚水泛引发咳喘。选方：真武汤加味。拟方：熟附子10g（先煎40分钟）、干姜6g、白术15g、茯苓15g、白芍10g、党参15g、五味子12g。三剂服完，咳痰气喘皆轻，患者自抓七剂，药后诸症已愈。

心语：脾为生痰之源，肺为储痰之器。古人总结得很对，对慢性支气管炎和早期肺气肿病，通过健脾益肺化痰治疗，确有良效。

高温晕厥证

王某，男，20岁。

病史：身体素虚，经常出汗。工作刚刚上岗，不适应炼钢生活，出汗特多，汗如流水，晕倒在炉旁，送医院抢救，很快康复。但是血压一直较低（80/50mmHg），神志若清若昏，时而烦躁，肌肉时时跳动，尿量甚少，脊背发凉，如进冷风。

中医检查：证乃阳虚晕厥。因为汗出过多，水分带走热量亦多，因而导致阳虚，阳气不得温养肢体，站立不稳而倒地。此与《伤寒论》82条对照极为相似。论治：温阳利水，选方：真武汤加味。拟方：熟附子10g（先煎40分钟）、茯苓15g、白术15g、生姜10g、白芍12g、黄芪40g、当归15g。三剂服完。血压升至86/55mmHg，小便仍少，又服七剂，血压90/60mmHg，基本正常，小便如常。

心语：高温作业，汗流浃背，应防护晕厥。汗出过多，水散热量，不仅伤阳而且伤津。伤阳易厥，伤津易渴，所以应用真武汤加味，疗效可靠。

芍药甘草附子汤证

1. 临证原理　同太阳病。

2. 方剂简介

（1）意义：是《伤寒论》治疗阴阳两虚证的名方，后世多有发展。

（2）组成：同方名（芍药、甘草、附子）。

（3）功用：扶阳益阴。

（4）主治：汗后阴阳两虚证。《伤寒论》第68条经文曰："发汗，病不解，反恶寒者，虚故也，芍药甘草附子汤主之。"

3. 辨证论治　试以《伤寒论》经文68条辨证论治如下：

依据临证原理，确定"反恶寒者"为主症；"发汗，病不解，虚故也，芍药甘草附子汤主之"为误治、病理、以方测证。

"反恶寒者"，同为太阳病发汗过多，既伤阳又伤阴，所以是阴阳两虚。伤阳则恶寒，并非是原来的表证。"发汗"，太阳表证，若汗之得当，则表解而恶寒自愈；"虚故也"太阳表证，若汗之不当，既伤阳又伤阴，则成阴阳两虚，非太阳表虚证；"芍药甘草附子汤主之"，以方测证，当知为阴阳两虚证。

所以综上误治、病理，以方测证，可以确定主症反恶寒者为阴阳两虚证。

病证已定，自然阴阳两补为治则，方选芍药甘草附子汤主之。

4. 临证笔录

小腿抽筋证

邵某，男，20岁，装卸工人。

病史：患者小腿痉挛抽痛月余，时轻时重，休息好转，受寒加重。小腿抽筋后酸痛抽痛难忍。近来工作劳累，连连发作。听人介绍扎针可以却病，但是扎针三次，一点不管用。后转中医吃中药。

中医检查：小腿肚扪之僵硬，舌苔薄白，舌质淡，切脉沉小弦。辨证：太阳病，发汗不当，出汗过多，带走水分，散掉热量，伤阳又伤阴，筋脉不得阴阳温煦滋养，故抽筋频作。论治：扶阳益阴，温煦滋养筋脉。选方：芍药甘草附子汤加味。拟方：芍药12g、甘草10g、附子10g（先煎）、骨碎补30g、桂枝12g。服完七剂，抽筋好三分之一，连服三周，诸症得愈。

心语：本方治小腿抽筋，效果可靠，临证常配合骨碎补30g，可以补肾坚骨，治疗小腿抽筋。

肝旺胃痛证

金某,女,20岁。

病史:患者脾气尤大,每逢情志不遂,必然肝旺犯胃。胃痛不已,曾怀疑肠梗阻,赴医院检查拍片,一一排除胃病、十二指肠溃疡,最终诊断:胃神经官能症。

中医检查:舌苔薄,舌质淡有紫气,腹部扪之紧张,扪之由弱到强,并不拒按,反倒喜按。证属肝郁犯胃,肝胃不调,治予白芍甘草附子汤加味。拟方:白芍15g、熟附子6g(先煎)、甘草6g、桂枝12g、川楝子10g、制元胡15g。服完三剂,胃腑得适,上腹挛痛缓解。治疗方向对路,续服四剂,明显好转,胃痛已止,心情渐舒,为防复发,予以逍遥丸巩固。

心语:患者每逢情志不遂即胃痛,叫号不已,非常严重,扪之反不拒按,投本方加金铃子散、桂枝,立马见效。

两臂抽筋证

刁某,女,21岁,钢琴手。

病史:患者痴迷练琴,昼夜操琴,不知食宿,疲劳有加。近三天来,两臂挛痛,阵阵发作,大有加重之势,休息减轻,劳累加重。故前来看中医。

中医检查:两臂肌肉扪之僵硬疼痛,手腕且有腱鞘囊肿,大如豌豆,不疼不痒。舌苔薄白,舌质淡,切脉沉小弦。证乃血虚风动,治以养血息风,以止臂痛。选方:芍药甘草附子汤加味。拟方:白芍15g、熟附子6g(先煎)、甘草6g、桂枝12g、黄芪30g、当归15g。三剂,水煎服。嘱其无特殊情况,续服四剂。七剂服完,两臂挛疼次数减少,程度亦轻。上方加骨碎补30g,再服14剂。2个月后,患者前来感谢。

心语:两臂抽筋常伴腱鞘囊肿,应用白芍甘草附子汤加桂枝、芪归汤,治之效佳。

炙甘草汤证（又名复脉汤证）

1. 临证原理　同太阳病和少阴病。

2. 方剂简介

（1）意义：本方是《伤寒论》治疗心脏病的著名方剂，后世发展颇多。可以说炙甘草汤和四逆汤类方是治疗心脏病的鼻祖。

（2）组成：补心气由炙甘草、人参、大枣而成；养心阴由麦冬、麻仁、生地、阿胶构成；温心阳由桂枝、生姜、清酒。计有10味药组成。

（3）功用：温通阳气，滋阴养血，以达复脉。

（4）主治：心脏阴阳两虚证。《伤寒论》经文177条曰："伤寒脉结代，心动悸，炙甘草汤主之。"

3. 辨证论治　以《伤寒论》经文第177条辨证论治如下：

依据临证原理，确定"心动悸"为主症；"伤寒，脉结代……炙甘草汤主之"，为伤寒误治、体征，以方测证。

"心动悸"，此是本病之特征，因手少阴心经主血脉，依赖气血阴阳温煦滋养，若心之气血阴阳俱虚，而成心悸不安。

"伤寒"，此病本于伤寒，若伤寒治疗不当，多成变证，因为太阳与少阴互为表里，脏腑相连，经脉相通，故太阳病治疗不当不解，正不抵邪，传入少阴而成本病；"脉结代"，若气血阴阳亏虚，脉道不充，推动无力，则脉结代；"炙甘草汤主之"，以方测证，当知心为阴阳两虚证。

所以综上伤寒误治、体征，以方测证，可以确定心动悸为气血阴阳两虚证。

病证一明，论治由生。针对心脏气血阴阳两虚证，治则：益气通阳，滋阴养血，以达复脉。选方炙甘草汤加减。

4. 临证笔录

心动悸脉结代证

丁某，男，68岁。

病史：患者心悸不安月余，加重2周，心烦意乱，夜不成寐，常感神疲乏力(既怕冷又怕热),饮食无味,大便偏干、偏溏交替进行,应家人催促,赴医院检查,未查出心脏病,可能是自主神经功能紊乱,予谷维素,食之罔效,转诊中医。

中医检查:舌苔薄白,舌质偏红,切脉沉弦,偶有结代。证乃心脏气血阴阳两虚证,体质虚弱,心之气血不足,无以充实阴阳,阳虚无以推动气血运行,阴虚无以滋养血脉,故心动悸,脉结代。治以益气通阳,滋阴养血,以达复脉。选方:炙甘草汤加减。拟方:炙甘草12g、人参10g、大枣5枚、麦冬15g、生地30g、阿胶12g、酸枣仁30g、桂枝6g、干姜6g。服完七剂,心动悸好转,脉结代未触及,神佳力增,昨夜入眠酣睡。再予七剂,心动悸已愈。并嘱其适当活动,促进血脉流行。

心语:说炙甘草汤是治疗心脏病的鼻祖方一点不过分。其组方框架"补气血、养心阴、温心阳"设想齐全,唯独缺少活血化瘀之意。如果具体辨证,在这四个方面加减化裁,有广阔的天地。

心悸不安证

丁某,男,30岁。

病史:由于营销工作繁忙,早出晚归,难免感受风寒,故常常感冒。此次感冒月余,为怕丢饭碗,从抽屉找出APC 4片,一口吞下,急于求愈,结果大汗淋漓不止,几乎导致虚脱。伙伴将他送来医院。经过抢救,命已保住。但是心悸不安,惊恐害怕,饭不吃,觉不睡,精神几乎要崩溃。患者经人介绍,来看中医。

中医检查:舌苔少,舌质红,切脉小弦而无力,时见结代。证乃心气血阴阳两虚证,因汗为心液,大汗淋漓必然伤心,一则伤气,进而伤阳,二则伤血,进而伤阴,故心悸不安,脉象结代。治以益气通阳,补血养阴。选方:炙甘草汤加减。拟方:党参20g、炙甘草12g、大枣5枚、麦冬50g、生地30g、阿胶12g、酸枣仁30g、桂枝12g、干姜6g。服药七剂,有所好转。上方稍事加减,续服两周,诸疾皆愈。

心语:心主血脉,心主神志,心为君主之官。血脉之运行靠阳气推动。五脏配合,由心主宰调和,化生气血,故曰心为君主之官。又心主神志，人之精神活动，如喜怒忧思恐，皆可影响心跳，形成结代脉。当然，五脏阳气推动气血运行亦至关重要。

大陷胸汤（丸）证

1. 临证原理　同太阳病。

2. 方剂简介

（1）意义：本方是《伤寒论》治疗热实结胸证的著名方剂，后世多有发展。如治疗急性胰腺炎，取得显著成效。《伤寒论》计有六条谈及热实结胸。

（2）组成：由大黄、芒硝、甘遂三味药组成。大陷胸丸即大陷胸汤加葶苈子、杏仁、白蜜而成，以水煎甘遂来送服丸药。

（3）功用：峻攻水饮，泻热破结。

（4）主治：结胸证。从心下至少腹硬满，疼痛而不可近，大便秘结，日晡小有潮热，气短烦躁，口渴，舌质干燥，脉沉紧有力。第137条富有代表性，经文如下："太阳病，重发汗，复下之，不大便五六日，舌燥而渴，日晡所小有潮热，从心下至少腹满痛，不可近者，大陷胸汤主之。"

3. 辨证论治　试以《伤寒论》经文第137条辨证论治如下：

依据临证原理，确定"从心下至少腹满痛"为主症，"太阳病，重发汗，复下之，不大便五六日，舌燥而渴，潮热，不可近者，大陷胸汤主之"为伤寒误治、性症、体征，以方测证。

"从心下至少腹满痛，不可近者"，由于水热结胸，障碍气机不畅，不通则痛，而且拒按。从心下至少腹，说明此阳明腹痛范围大。"太阳病，重发汗，复下之"，由于重复发汗，损伤津液，复下之，再丢水液，致使胃肠干燥，进而导致热邪内陷，与水饮结于胸，酿成水热结胸证；"不大便五六日"，说明阳明内实证已形成；"舌燥而渴"，说明重汗复下，损伤水液过多，终而伤津所为；"潮热"，因不大便五六日，说明阳明热实证已形成而为之；"不可近者"，上腹至小腹疼痛拒按；"大陷胸汤主之"，以方测证，当知水热互结于胸为之。

所以综上，伤寒误治、性症、体征，以方测证，可以确定“从心下至少腹满痛，不可近者”为水热结胸证。

病证一明，论治由生，针对水热结胸证，治则峻攻水饮，泻热破结，方选大陷胸汤主之。

4. 临证笔录

热实结胸证

耿某，女，32岁。

病史：患者上夜班，因风寒而感冒，开始未加注意，近日病情趋重，拖延一周，病情更重，口干舌燥，上至胸部，下至小腹，胀满疼痛，扪之痛剧，日晡潮热，汗出，大便七日未解，周身不适，心烦意乱，经人介绍，来看中医。

中医检查：上腹至小腹，扪之痛剧，舌苔薄黄，舌质红，脉滑数，证属热实结胸证。此由邪热未解，内陷入里，水热互结而成。选方：大陷胸汤加味。拟方：酒大黄12g、甘遂末6g、芒硝6g、粳米30g。一剂。药后肠鸣不已，腹部隐痛，随后解下大量积屎。续服药三剂，泄下粪汤，量多，身无不适。

心语：辨证要点，心下及小腹疼痛，拒按，由于邪热内陷，水热互结，应用大陷胸汤，每获良效。甘遂攻逐水邪力大，取效后立止，不可久服，用量亦不可太大。

弥漫性腹膜炎

庄某，男，40岁。

病史：患者胃溃疡十年，时轻时重，每犯病时，多在饭前饥饿时上腹疼痛，进食进水，腹痛立刻缓解，此发已三天，昨晚突然上腹疼痛，持续发作，胃部拒按。急送医院，诊断胃穿孔并发弥漫性腹膜炎。经过抢救，病情稳定。但是每日下午低热38℃，上腹至小腹，胀满疼痛，拒绝按压。因而邀我会诊。

中医检查：上腹至小腹，按压痛剧，证乃热实结胸证，予大陷胸丸2g，日两次，缓以图之。翌日复邀。药后，大便连泻三次，溏薄相兼，小腹痛减，发热 37.5℃，嘱其续服三日，热退痛止。

心语：大陷胸汤与大陷胸丸，组成一样。若病情稳定较轻，可以缓以图之，以丸药攻下，同样可得良效。

大黄黄连泻心汤证

1. 临证原理　同太阳病。

2. 方剂简介

（1）意义：本方是《伤寒论》治疗热痞的名方，后世多以大黄黄连泻心汤为基础进一步衍化发展。

（2）组成：由大黄、黄连、黄芩三味药组成。

（3）功用：泄热消痞。

（4）主治：《伤寒论》经文第 154 条曰："心下痞，按之濡，其脉关上浮者，大黄黄连泻心汤主之。"

3. 辨证论治　以《伤寒论》经文第 154 条辨证论治如下：

依据临证原理，确定"心下痞，按之濡"为主症；"其脉关上浮者，大黄黄连泻心汤主之"，为体征，以方测证。

"心下痞"是指胃脘部堵闷痞塞，即心下痞，心下按柔软而不硬不痛。心下由于误下，邪热内蕴而成；"按之濡"，按柔软不硬不痛，即按之濡是气痞的特点，由于痞塞影响气机不畅而成。"其关上浮者"，关脉主候脾胃，浮脉乃为阳脉，主热，说明中焦有热而气机痞塞不通；"大黄黄连泻心汤主之"，以方测证，当知证为热痞。所以综上，体征、以方测证，可以确定"心下痞，按之濡"为热痞证。

病证一明，论治由生。既然心下痞为热痞证，治则当然为泄热消痞，方选大黄黄连泻心汤主之。

4. 临证笔录

急性胃肠炎

丁某，男，30 岁。

病史：患者在饭店吃不洁净食品，上腹胀满，上吐食物，下泻黄水，心烦口渴，口舌生疮，口气特臭，小便短赤，大便泻下黄水，肛门灼热，热辣作痛，赴医院检查，诊断为急性胃肠炎，经用抗生素及维生素罔效。经朋友介绍，前来看中医。

中医检查：舌苔薄腻，舌质红，切脉滑数。上腹部扪之柔软，不硬不痛，无有硬块。证属热痞，无形邪热壅于胃肠，气机痞塞，胃气上逆则呕食物，热邪下迫肠道则泄黄水。治以泄热消痞，选方：大黄黄连泻心汤加味。拟方：酒大黄 10g、黄连 6g、黄芩 12g、粳米一撮。冷水浸泡半小时，煎一刻钟而成。一剂呕止，二剂泻止。

心语：①水煎 15 分钟，不可久煎，当取大黄苦寒，泄热和胃之意，久煎泄热作用小，且有活血化瘀作用。黄连不可用大量，小量味苦可厚胃，于清胃热之中，寓有补胃之意。②后世所谓"清热解毒，用以消炎"，由此奠基而向前发展。实质为清热解毒之鼻祖，如《肘后方》黄连解毒汤，即去大黄，加黄柏、栀子而成。

口舌生疮证

邵某，男，42 岁。

病史：口舌生疮 10 年，口腔黏膜溃疡，此起彼伏，反复发作。舌尖亦溃烂，疮面疼痛难忍，饮酒食椒，其痛加剧，口臭，大便秘结，5~7 日一行。溃疡反复发作，影响吃饭，四方求治，皆无效果。医院诊断为口腔炎。经朋友介绍，看中医诊治。

中医检查：右侧口腔黏膜有三粒溃疡，大如绿豆，溃疡盖有白色脓液。舌尖可见两粒溃疡病灶，较口腔溃疡为小，周边红，中间白。证乃胃肠炽热，上则熏蒸胃腑，口舌生疮，下则热盛，耗伤津液，肠燥便秘，治以大黄黄连泻心汤。选方：大黄黄连泻心汤。拟方：酒大黄 10g、黄连 10g、黄芩 12g。水泡 30 分钟，开锅煮 10 分钟，三剂服完，其痛减轻，大便泄下三次，量多，热臭，再服七剂，口舌溃疡已愈合，大便畅通，病已痊愈。

心语：嘱其勿饮酒，勿食辣椒，多吃蔬菜，每日蹲厕十分钟，锻炼排便推动力和润滑力，确保大便通畅，减少口腔溃疡发生因素。

附子泻心汤证

1. 临证原理　同太阳病。

2. 方剂简介

(1) 意义:本方是《伤寒论》治疗热痞兼表阳虚证的著名方剂,后世多有发展,其开创了寒热并用的先河。

(2) 组成:即大黄黄连泻心汤加附子(大黄、黄连、黄芩、附子)而成。

(3) 功用:泻热消痞,扶阳固表。

(4) 主治:《伤寒论》第155条经文曰:"心下痞,而复恶寒汗出者,附子泻心汤主之。"

3. 辨证论治　以《伤寒论》经文第155条辨证论治如下:

依据临证原理,确定"心下痞"为主症;"而复恶寒汗出者,附子泻心汤主之",为性症,以方测证。

"心下痞",是上腹部堵闷痞塞,按之柔软,不硬不痛,无有块状物。原有太阳伤寒表证误汗、误下导致热邪内陷,弥漫于胃脘,影响气机所成。"而复恶寒汗出者",因误汗误下,汗出带走热量过多则伤阳,阳气不卫外,而复恶寒;因表阳不固,津液外泄,而汗出;"附子泻心汤主之"以方测证,当知表阳虚证。

所以综上性症,以方测证,可以确定"心下痞"为热痞兼表阳虚证。

病证一明,论治由生。治以泻热消痞,扶阳固表,选用附子泻心汤。

4. 临证笔录

汗多伤阳证

邱某,男,15岁,夏季。

病史:患者感冒2周,开空调,贪风凉而感冒,流鼻涕,先白后黄,低热、咳嗽、咽干,上半身出汗特多,下半身腰脊反恶风,穿绒裤。患者害怕得肺炎,故前来医院。验血,胸透等,最终诊断为感冒,未发现肺炎。治疗后咽干、咳嗽减轻。转看中医。

中医检查：目前低热不退，汗出量多，下半身特怕风，触身冷汗。舌苔薄黄，舌质红，切脉沉微数。证乃感冒，时值夏令，热邪内蕴，形成热痞，出汗过多，带走热量甚多，伤及阳气，下半身不得温煦，故怕风寒。选附子泻心汤，泻热消痞，扶阳固表。选方：大黄黄连黄芩汤加味。拟方：酒大黄 6g、黄连 6g、黄芩 10g、附子 6g（先煎）。附子先煎 40 分钟，取汁纳入群药汤中，三黄水煎 15 分钟，煎煮好，顿服。大便泄下，溏薄；低热速退，下半身怕风寒亦轻，再服一剂告愈。

心语：附子泻心汤，实际上本方是《伤寒论》治疗实热、虚寒证的先河，在历史上占有重要的位置。

半夏泻心汤证

1. 临证原理　同太阳病。

2. 方剂简介

（1）意义：本方是《伤寒论》治疗脾胃不和、气机痞塞导致痞证的著名方剂，后世多有发展，实质上是“寒热虚实”药物同用的先河。

（2）组成：半夏、干姜、黄连、黄芩、人参、甘草、大枣七味药组成。

（3）功用：和胃降逆，化饮消食。

（4）主治：《伤寒论》经文第 149 条曰：“伤寒五六日，呕而发热者，柴胡汤证具，而以他药下之，柴胡证仍在者，复与柴胡汤。此虽已下之，不为逆，必蒸蒸而振，却发热汗出而解。若心下满而硬痛者，此为结胸也，大陷胸汤主之。但满而不痛者，此为痞，柴胡不中与之，宜半夏泻心汤。”

3. 辨证论治　以《伤寒论》经文第 149 条具体辨证论治如下：

本条辨少阳证、大陷胸汤证及痞证。由伤寒发展为少阳证，因误治形成以下转归：柴胡汤证仍在，最终以“战汗”而愈；痞证，投半夏泻心汤。以下仅谈痞证。

依据临证原理，确定痞证“但满而不痛者”为主症，“此为痞，柴胡不中与之，宜半夏泻心汤”，为痞证，以方测证。

“但满而不痛者”，此为痞证之征，上腹胀满，按之柔软不痛，无有形之块状物。由于误下之后，少阳之邪热内陷，以致脾胃不和，寒热错杂，升降失常，气机痞塞，形成痞证。“此为痞，柴胡不中与之”，此为痞证，小柴胡汤不中与之。“半夏泻心汤主之”以方测证，当为脾胃不和，胃气上逆之痞证。

所以综上所述，此为痞证，以方测证，可以确定主症“但满而不痛者”为脾胃不和，胃气上逆之痞证。

辨证已定，论治可施。“和胃降逆，化饮消痞”治则，自然产生，选方半夏泻心汤，寒热虚实并用。

心语：半夏泻心汤，临证常用，其特点即是寒热虚实并用。

4. 临证笔录

快餐痞证

徐某，男，40 岁。

病史：上腹胀满，呕吐 3 个月，纳后加重，呃气减轻，并伴有肠鸣，大便溏薄，稍微贪凉，进食冷餐，即刻泄水，三进厕所，泻完则舒。口臭，尿黄量少。患者自述，由于习惯不良，饮食过快，自称“快餐饮食”导致的。平素吃饭几乎张嘴倾注，囫囵吞枣，不经咀嚼，即将咽下，久而久之，伤了脾胃。得病以来，饮食减少，体重下降了 3 公斤。赴医院检查：述说无大病，你需要看中医，慢慢调养即可。

中医检查：口臭烦人，舌苔腻黄，舌质红，切脉沉而弱，腹部柔软，喜按，矢气得舒。病史结合检查，综合分析，寒热虚实错杂，病属脾胃气虚，寒湿郁遏化热则口臭，胃气上逆则胸腹满闷。综合分析，证属痞证。治以健脾和胃，降气消痞。选方：半夏泻心汤加味。拟方：半夏 9g、干姜 6g、党参 15g、大枣 5 枚、黄连 6g、黄芩 10g、甘草 6g、陈皮 10g。七剂服完，上腹胀满等症减轻。上方加炒薏米 15g，服用 14 剂，诸症告愈。

心语：①本例说明吃饭过快，久而久之，必伤脾胃，乃得胃病。建议患者，今起必须改变饮食习惯，“慢嚼细咽”，以资巩固。②临证所见，痞证属于寒热虚实证居多，五个泻心汤中，半夏泻心汤最常用，临床可根据病情加减化裁。

慢性胃肠炎

孙某,女,36岁。

病史:患者平素易生闷气,导致胃肠不舒。此次发病3个月,上腹撑胀,嗳气则舒,矢气亦然,纳谷衰少,体重下降,神疲乏力,不爱动弹。近来病情加重,饮食稍为不慎,即腹胀肠鸣,遂之腹满,大便不臭,直至泄净而安。赴医院检查,验血验便,最终诊断为慢性胃肠炎,服用黄连素、香砂养胃丸皆无效,患者要求看中医。

中医检查:舌苔腻黄,舌质淡红,切诊上腹按之柔软,无块状物,脉象沉小弦而数。证乃脾胃不和,湿热内蕴,虚实夹杂之痞证。治以健脾和胃,清化湿热,虚实兼顾。选方:半夏泻心汤加味。拟方:清半夏9g、干姜6g、黄连6g、黄芩10g、党参15g、大枣5枚、甘草6g、藿香10g。服七剂,上腹撑胀减轻,再进七剂,腹泻次数减少,又服七剂,诸症告愈。

心语:慢性胃炎,大夫可以治愈,但病人必须管好口这一关,吃东西能否用心想一想,分清关键所在。

生姜泻心汤证

1. 临证原理　同太阳病。

2. 方剂简介

(1) 意义:本方是《伤寒论》治疗胃虚水饮食滞证的名方,五个泻心汤之一,后世多有发展。

(2) 组成:即半夏泻心汤减干姜用量,加生姜而成。

(3) 功用:和胃降逆,化饮消食。

(4) 主治:《伤寒论》经文第157条曰:"伤寒,汗出解之后,胃中不和,心下痞硬,干呕食臭,胁下有水气,腹中雷鸣下利者,生姜泻心汤主之。"

3. 辨证论治　以《伤寒论》经文第157条辨证论治如下:

依据临证原理,确定"心下痞硬"为主症,"伤寒,汗出解之后,胃中不和……干呕食臭，胁下有水气，腹中雷鸣下利者，生姜泻心汤主之”，为伤寒解后、病理、性症、以方测证。

“心下痞硬”，自觉上腹部有紧张感，按之但不痛，不同于结胸证，乃邪气阻结，气机痞塞较甚所致。“伤寒，汗出解之后，胃中不和”，因伤寒汗出表解后，脾胃受损，或其人脾胃素虚，外邪乘虚内陷，寒热互结于中，促使脾胃升降失常，导致胃中不和为之；“干呕食臭”是由于脾虚不运，阳虚无热，不得腐熟运化胃气上逆所为；“胁下有水气”说明胁下或肠间有水饮，是病理产物，是腹中雷鸣下利的病因；“腹中雷鸣下利”，水饮流于肠间，流动振动作响，而腹中雷鸣，水饮下迫大肠而下利。

所以综上，伤寒解后、病理、性症、以方测证，可以确定主症“心下痞硬”为脾胃不和夹水饮之证，因而治以和胃降逆，化饮消食，以除痞证，方选生姜泻心汤。

4. 临证笔录

心下痞满证

丁某，男，32 岁。

病史：心下痞满半月余，嗳气则轻，纳食则重，阴雨天气尤重。自购香砂养胃丸服后，上腹胀闷，上下不通气，病势有增无减。纳谷呆滞，口臭增益，口渴不欲饮。小腹阵阵撑胀加重，急赴厕所，解下大量稀薄粪便，暂得安定，移时又要登厕，直至解尽而好转。赴医院检查，诊断为慢性胃炎，输液打针无效，其苦难言，故看中医。

中医检查：舌苔薄腻黄，舌质淡，切脉沉滑，支持寒热夹杂。上腹痞硬，无块，病为痞证。心下硬满，纳谷呆滞，反复下利，口臭口渴，不欲饮水等，皆脾胃不和，气机不畅，形成夹食水饮，上逆下趋所致。在上，上腹痞满，纳谷不化，在下，下迫大肠，下利不已。胃气郁遏则口臭，水饮水分同类，故口渴而不欲饮。总括，脾胃不和，夹食停饮为患，治以和胃消痞，宣散水饮。选方：生姜泻心汤加味。拟方：清半夏 9g、干姜 6g、生姜 12g、党参 15g、大枣 5 枚、甘草 6g、黄连 6g、黄芩 10g、藿香 6g。先服一剂，下利量少，再服三剂，上腹痞满纳谷减轻。看来用药与病理对路，再予七剂，诸症大减，上方继服七剂而告愈。

心语：生姜泻心汤，重用生姜，性味辛温，开胃气，辟秽浊，散水气。生姜气薄，主宣散；干姜气厚，功兼收敛。生姜走而不守，干姜守而不走，两者相配，相得益彰，既温补中气，又宣散水饮，以达和胃消痞之功。

甘草泻心汤证

1. 临证原理　同太阳病。

2. 方剂简介

（1）意义：本方是《伤寒论》治疗脾胃气虚，痞利俱重证的名方，亦是五个泻心汤之一，后世多有发展应用。

（2）组成：由甘草、大枣、干姜、半夏、黄连、黄芩而成。

（3）功用：健脾和胃，消痞止利。

（4）主治：《伤寒论》经文第158条曰："伤寒中风，医反下之，其人下利，日数十行，完谷不化，腹中雷鸣，心下痞硬而满，干呕心烦不得安，医见心下痞，谓病不尽，复下之，其痞益甚。此非结热，但以胃中虚，客气上逆，故使硬也，甘草泻心汤主之。"

3. 辨证论治　以《伤寒论》经文第158条辨证论治如下：

依据临证原理，确定"其人下利日数十行"，"心下痞硬而满"为主症；"伤寒中风，医反下之……完谷不化，腹中雷鸣，干呕心烦不得安。医见心下痞，谓病不尽，复下之，其痞益甚。此非结热，但以胃中虚，客气上逆，故使硬也。甘草泻心汤主之"为伤寒误下性症、病理、以方测证。

"其人下利日数十行"，"心下痞硬而满"，由于误下导致胃肠虚弱，脾胃不和，寒热错杂，气机痞塞而为之，在下则下迫胃肠，其人下利日数十行。"伤寒中风"，病皆在表，治当汗解；"医反下之"，导致外邪乘虚内陷，脾胃气虚，形成痞利证；"干呕，心烦不得安"，由于邪陷阴凝，气机升降失常，在上则见干呕，扰乱心神，则心烦不得安；"谷不化，腹中雷鸣"，由于邪陷入里而阴凝，在上水谷不化，在下迫肠，腹中雷鸣；"医见心下痞，谓病不尽，复下之"，误认水热互结，故下之；"其痞益甚，此非结热，但以胃中虚，客气上逆，故使硬也”，复下之，致使脾胃更虚，中焦升降失职，痞满更严重而为之；“甘草泻心汤主之”，以方测证，当知脾胃气虚，痞利俱甚之证。

所以综上所述，伤寒中风误治、性症、病理，以方测证，可以确定主症“其人下利日数十行”，“心下痞硬而满”为脾胃气虚之痞。

既然确定为脾胃气虚之痞，治则当然为健脾和胃，消痞止利。方选甘草泻心汤。

4. 临证笔录

中焦气虚痞证

荣某，男，50 岁。

病史：患者慢性胃炎十年，加重三年，此发三天，上腹部痞硬不舒，饮食减少，稍食寒凉食品，即恶心，下利，日数十行，粪质稀薄，时而带少量血液，嗅之不臭。病发源于患者习惯不良导致，脾气特大，吃饭特快，零食特多，睡眠特少，自称“四特”。这种特殊习惯，特别有害脾胃消化吸收，最容易得胃病。此发由于痛饮啤酒，猛吃海鲜，通夜不眠而暴发，上腹痞满，恶心呕吐，腹泻如喷，泄物带血。朋友将他送医院，最终诊断为慢性胃肠炎，患者选择中医调养脾胃。

中医检查：舌苔腻黄，舌质红，切脉沉细数，上腹扪之胀而绷紧，浊气喷人。患者素来脾胃气虚，饮食无度，痞证益重，选方：甘草泻心汤加味。拟方：甘草 12g、党参 15g、干姜 6g、大枣 5 枚、黄芩 12g、黄连 6g、灶心土 40g。服药一剂，诸症皆愈。为防复发，再予七剂，并打电话告之，注意养生，否则要患大病！

心语：本证以上腹痞硬、下利为主要辨证要点，属于中焦气虚痞证，治以甘草泻心汤。甘草多为佐使药，而在此作为君药，旨意为补益中气，以消痞证。

旋覆代赭汤证

1. 临证原理　同太阳病。

2. 方剂简介

（1）意义：本方是《伤寒论》治疗痰饮痞证的名方，后世多有发展应用。

（2）组成：由旋覆花、代赭石、人参、生姜、大枣、半夏、甘草七味药组成。

（3）功用：和胃化痰，理气消痞。

（4）主治：《伤寒论》经文第161条曰："伤寒发汗，若吐若下，解后心下痞硬，噫气不除者，旋覆代赭汤主之。"为伤寒误治、性症、以方测证。

3. 辨证论治　以《伤寒论》经文第161条辨证论治如下：

依据临证原理，确定"心下痞硬"为主症，"伤寒发汗，若吐若下，解后，噫气不除者，旋覆代赭汤主之"为误治、性症、以方测证。

"心下痞硬"，由于汗吐下后，虽然表证已解，但是胃肠已伤，腐熟无权，运化失常，则痰湿内生，阻于心下，气机痞塞而为之。"伤寒发汗"，其病在表，发汗为正治；"若吐若下"，医者不明病机，但发汗不得法，表邪不祛，故复吐下，更伤胃肠；"噫气不除者"，由于汗吐下后，脾胃受损，腐熟运化失常，则痰湿内生，阻于心下，气机痞塞，胃气上逆而为之；"旋覆代赭汤主之"，以方测证，当知为痰饮痞塞证。

所以综上伤寒误治、性症、以方测证，可以确定主症"心下痞硬"为痰饮痞塞证。

病证已明，治则当然为和胃化痰，理气消痞，方选旋覆代赭汤主之。

4. 临证笔录

眩晕

李某，女，32岁。

病史：眩晕呕吐八年，其中四年犯病，发病急骤，起因不明，天旋地转性眩晕，严重时伴有恶心呕吐，不敢睁眼，自感眼球震颤，听力下降。三天两头发作，此次犯病已有五日，一日二发，或三日一发。患者自疑怀孕所致，反复检查，排除怀孕。近来频发，纳谷减少，机体消瘦，神疲力尽，大便量少，质地偏干。医院诊断，内耳性眩晕，中西药物服食很多，从未生效，朋友介绍，来看中医。

中医检查：舌苔白腻微黄，舌质淡红，切脉小弦而滑。苔脉说明中焦有痰湿，气机受阻，反复呕吐，饮食衰少，体重下降，说明脾胃气已虚，腐熟水谷不力，变生痰饮。发病骤起，又如肝证，综合以上，证乃肝胃不调，痰饮壅阻。治以疏肝和胃，化痰消饮。选方：旋覆代赭汤加味。拟方：旋覆花 10g、代赭石 30g（先煎）、清半夏 9g、党参 15g、生姜 10g、大枣 5 枚、甘草 6g、泽泻 40g。服完三剂，天旋地转性眩晕呕吐未发。再服四剂，胃口已开，纳谷增加，继用前方，七剂，以资巩固。

心语：泽泻应用大量，40~60g，亦未发现副作用。《金匮要略》泽泻汤，应用泽泻、白术治疗支饮有效，临证可以参考。

妊娠呕恶证

张某，女，36 岁。

病史：早孕 50 天，恶心呕吐，喜食酸味，前赴医院妇科检查诊断为早期妊娠，服药不效，近来呕吐加重，饮食减少，身体日渐减轻，神疲乏力，不爱动弹，语声低微，大小便皆少。昨天，因为猛起床，头晕摔倒在地，幸好未伤及胎儿。

中医检查：舌苔薄白腻，舌质淡，切脉沉而滑。证乃脾胃虚弱，腐熟运化失职，痰饮化生，阻碍气机，胃气上逆，故纳少，呕吐，体质日渐虚弱。治以健脾益胃，化痰消饮为宗旨。选方：旋覆代赭汤加减方义。拟方：党参 15g、灶心土 30g（先煮澄清，煎煮他药）、大枣 5 枚、生姜 10g、甘草 6g、姜半夏 9g、竹茹 6g。三剂服完，果然生效，呕吐减少一半，再进四剂，纳谷增多，续用七剂，诸症得愈。患者提问，服用中药，伤胎儿吗？医生答曰：不敢开伤害胎儿之品，净开有益胎儿生长发育的药品。

心语：灶心土亦称伏龙肝，性味辛而微温，入脾胃，功效擅长温中止呕，治疗反胃呕吐，妊娠恶阻，疗效甚好，用量要大，30~50g，先煎澄清，后煮余药，或者布包，同其他药品一块儿煎煮。

口泉清水证

邱某，男，42 岁。

病史：口泉清水半年，加重月余，不知何因，口中分泌清水特多，如泉清水。羞于面子，有人则咽下，无人吐出。清水似有咸味。时而恶心，影响饮食。听人说，这是疑难杂症，找中医看好。

中医检查：舌苔薄白，舌质淡水湿，切脉沉微。寸关尺触指冰凉。证乃脾胃阳虚化生水饮，口泉清水，影响饮食。治以健脾温中，和胃消饮。选方：旋覆代赭汤加减。拟方：党参 15g、生姜 10g、姜半夏 9g、大枣 5 枚、甘草 6g、旋覆花 12g、炒白术 15g、茯苓 15g。服用七剂，口泉清水减少三分之一，再服七剂，口泉清水已愈。为巩固疗效，生姜 10 个、大枣 5 枚代茶饮，至今从未犯病。

心语：病愈以后，如何巩固，十分重要，因为患者担心复发，若有措施，防患于未然，常有良果。上述生姜、大枣温中健脾，代茶频饮，用之有效，尚属良法。

胃痞嗳气证

崔某，男，60 岁。

病史：患者脾气不好，易生闷气，影响进餐，胃中痞闷，嗳气频作，甚则呕吐痰涎，大便时干时溏。医院检查，未发现大病，印象：消化不良，久治无效。

中医检查：舌苔白厚，舌质淡，切脉弦滑。手扪上腹柔软，无有肿块。辨证，肝气犯胃，痰饮阻气，不得宣通。治以疏肝和胃，理气消痞，选方：旋覆代赭汤加味。拟方：旋覆花 10g、代赭石 10g、法半夏 9g、生姜 10g、大枣 5 枚、甘草 6g、党参 15g、陈皮 10g、茯苓 15g、焦三仙各 12g。服七剂，上腹痞胀减轻，续用七剂，嗳气减少，再用七剂，呕吐痰涎等诸症皆愈。

心语：在胃肠方面，消化不良为小病，但不可疏忽，小病可发展为大病，应当要“防患于未然”。

黄 连 汤 证

1. 临证原理　同太阳病。

2. 方剂简介

（1）意义：本方是《伤寒论》治疗胃脘有热，肠中有寒，即上热下寒证的名方，后世多有发展。

（2）组成：即半夏泻心汤去黄芩加桂枝而成。

（3）功用：清上温下，寒热同治。

（4）主治：《伤寒论》经文 179 条曰："伤寒胸中有热，胃中有邪气，腹中痛，欲呕吐者，黄连汤主之。"

3. 辨证论治　以《伤寒论》经文第 173 条辨证论治如下：

依据临证原理，确定"腹中痛，欲呕吐者"为主症，"伤寒胸中有热，胃中有邪气，黄连汤主之"为病理，以方测证。

"腹中痛，欲呕吐者"，由于寒邪在腹，脾气受损，寒凝气滞，经脉不和，故腹中痛；邪热偏于上部，包括胃脘上至胸膈，邪热上逆则呕吐。"伤寒"指太阳伤寒证，病属营卫不和；"胸中有热"，说明为呕吐的病理现象；"胃中有邪气"指明为腹中痛的病理现象；"黄连汤主之"，以方测证，当知为胃脘上至胸膈有热，脾与大肠有寒，即上热下寒证。

所以综上，病理、以方测证，可以确定主症"腹中痛欲呕吐者"为上热下寒证。

病证一明，论治由生，治疗原则当然是清上温下，方选黄连汤主之。

4. 临证笔录

胃热肠寒证

丁某，女，30 岁。

病史：呕吐，小腹痛 3 个月，加重半月。当纳食后上腹胀喜凉，烧心，泛酸，心下灼热，甚则引致恶心呕吐，喜食寒凉食品。但之后小腹疼痛加重，并且伴有大便溏薄，泄物清冷。四方求医，从无效果，服白虎汤，胸中得适，服黄连素泄泻减轻，而小腹痛重。

中医检查：患者就诊时刻，欲呕吐，不方便去厕所。观其舌苔薄腻黄，舌质淡红，切脉沉缓，可提示胃脘有热，大肠有寒，即上热下寒证。上热作胀，胃气上逆则恶心，甚则呕吐；下寒则大便溏薄，泄物清冷，小腹寒冷,气机不畅则痛。治以清上温下。选方:黄连汤加减。拟方:黄连 6g、党参 15g、干姜 6g、大枣 5 枚、甘草 6g、肉桂 5g、法半夏 9g。三剂呕止,四剂大便成形,七剂巩固。

心语:我喜用肉桂替代桂枝,因大肠之传导作用,亦与肾阳气化有关,加一味肉桂既有补肾阳之用,又有温暖大肠之功,效果较好。

胆热致痞证

邱某,男,27 岁。

病史:患者左上腹疼痛月余,加重十天。病人性情孤僻,易生闷气,饭后撑心触肋,上腹隐约作痛,嗳气矢气后疼痛减轻,吃肉疼痛加重,厌油,食少消瘦,神疲乏力。前赴医院,排除胃炎溃疡,确诊为胆囊炎,患者害怕输液打针,特来看中医。

中医检查:舌苔腻黄,舌质红,切脉弦数,胆区拒按。证属胆热致痞。源由肝气不疏,胆热气壅,气机不畅作痞而作疼。治以疏肝理气,清胆消痞。选方:黄连汤加减。拟方:黄连 6g、清半夏 9g、党参 15g、生姜 10g、甘草 6g、柴胡 12g、郁金 15g、黄芩 12g、七剂。从此,患者再未前来复诊,心想病人服药不合适吧。未想到一个月后,患者前来告愈,表示感谢,服完七剂,诸症皆愈。

心语:患胆囊炎,多与情志有关,平素易生闷气。得病后,可以放射到背部引起疼痛。辨证时可注意,肝病一般不向背部放射。

桂枝附子汤证、去桂加白术汤证

1. 临证原理　同太阳病。

2. 方剂简介

(1) 意义:两方是《伤寒论》治疗风湿证的名方,后世多有发展。

(2) 组成:桂枝附子汤由桂枝、附子、生姜、大枣、甘草而成。去桂加白术汤:即上方去桂加白术而成。

(3) 功用:两方皆有温经助阳,祛风除湿之功用。

(4) 主治:《伤寒论》经文第 174 条曰:“伤寒八九日,风湿相抟,身体疼痛，不能自转侧，不呕不渴，脉虚浮而涩者，桂枝附子汤主之。若其人大便硬，小便自利者，去桂加白术汤主之。”

3. 辨证论治　以《伤寒论》经文第174条辨证论治如下：

依据临证原理，确定“身体疼痛，不能自转侧”为主症，“伤寒八九日，风湿相抟……不呕不渴，脉虚浮而涩者，桂枝附子汤主之”。“若其人大便硬，小便自利者，去桂加白术汤主之”为太阳经尽病理、性症、体征，以方测证。

“身体疼痛，不能自转侧”，由于风寒湿邪痹阻肌表，导致营卫不和，气血运行不畅而为之。“伤寒八九日”，说明太阳经尽之时；“风湿相抟”实指风寒湿三邪相抟，是主症发生的病理原因；“不呕不渴”说明无太阳表证，又无少阳阳明证；“脉虚浮而涩者”，因风性疏泄，故脉浮。因表阳不固，腠理开泄，出汗过多，导致血虚，脉充不满故脉虚。因寒湿阻滞，气血不畅，故脉涩；“桂枝附子汤主之”，以方测证，当知为风寒湿痹证。

所以综上太阳经尽病理、性症、体征、以方测证，可以确定主症为风寒湿痹证。

病证一定，治则自然是温经助阳，祛风除湿，方选桂枝附子汤。

“若其人大便硬”，因湿困脾阳，运化失职，津液不能还于胃肠，导致肠燥，故大便硬；“小便自利者”，因脾胃阳气不虚，膀胱气化正常，故小便通利；“去桂加白术汤主之”。

综合以上性症、以方测证，可以确定“身体疼痛，不能自转侧”为风寒湿邪痹阻，营卫不和证。

辨证一定，论治可施。“温经助阳，祛风除湿”，治则油然而生，方选去桂加白术汤主之。

4. 临证笔录

风寒湿痹证

蔡某，女，23岁。

病史：某城肉联厂冷库刚开张，患者以模范身份调入冷库工作，开始冒寒，常常感冒，工作不到半年而得病，开始腿疼，后延及全身疼痛，不能自我转侧，碍于面子，不肯向领导述说，心烦意乱，看到无人时候，向厂医要点药，服后根本无效。病势有增无减，纳谷渐少，倒是不呕不渴，大便溏薄，小便正常。并且腰痛，难以支持工作，不得不向厂长提出调离冷库工作。厂长带患者去医院检查，最终诊断为风湿病。听说此病，中医药效果好。

中医检查：望其眉头，一脸苦相。手扶腰部，前后挪步。舌苔白滑水湿，舌质淡，脉浮滑，重按无力。辨证：冷库风寒湿邪俱盛，时久痹阻肌表，导致营卫不调，经脉气血受寒，运行不畅，而致身痛腰痛，心烦意乱。患者不呕不渴，说明未传少阳及阳明经，大便溏软，说明湿邪困脾，运化失职，故大便溏软；小便正常。综上所述，病证为风寒湿痹。方选桂枝附子汤，以期温经助阳，祛风除湿而愈病。选方：桂枝附子汤。拟方：桂枝 12g、制川草乌各 5g（先煎 40 分钟）、生姜 10g、大枣 5 枚、生甘草 10g。服用七剂，身痛腰痛减轻，续服七剂告愈。

心语：冷库工作，难免饱受寒湿，头身腰疼痛，系职业病。中医治本证，效果理想，川乌、草乌擅治腰腿疼痛，因其有毒性，必须久煎 40 分钟，则有效而安全。

营卫不调证

赵某，男，40 岁。

病史：患者身在东北，供职销售工作，难免感受风湿。患风湿证四肢及腰疼痛，不可转侧，活动加重，赴医院检查，最终诊断为风湿证。大夫说：你要保暖，否则要患大骨节病。这才引起病人重视，四方求医，从未生效。经朋友介绍，来北京看中医。

中医：患者补叙，变天时有感觉，身体沉重疼痛，晴天时病情轻松，甚至与风向有关，南风轻，北风重。舌苔薄腻水湿，舌质淡白，切脉浮重按无力。证乃风寒湿邪，外袭肌表，导致营卫不和，证似伤寒中风。治则温经助阳，祛风除湿，调和营卫，选方：桂枝附子汤。拟方：桂枝 12g、制川草乌各 5g（先煎 40 分钟）、大枣 5 枚、生姜 10g、甘草 6g、川芎 30g，水煎服七剂，有效，续服七剂告愈。

心语：嘱其保暖，勿提重物，勿突然发力，以免腰疼痛复发。病愈，不管多少年，都要注意遵守医嘱，否则腰痛就会复发。

甘草附子汤证

1. 临证原理　同太阳病。

2. 方剂简介

（1）意义：本方是《伤寒论》治疗风寒湿痹着于关节证的名方，后世多有发展。

（2）组成：由甘草、附子、白术、桂枝四味药组成。

（3）功用：温阳散寒，祛湿止痛。

（4）主治：《伤寒论》经文第175条曰："风湿相抟，骨节疼烦，掣痛不得屈伸，近之则痛剧，汗出短气，小便不利，恶风不欲去衣，或身微肿者，甘草附子汤主之。"

3. 辨证论治　以《伤寒论》经文第175条辨证论治如下：

依据临证原理，确定"骨节疼烦"为主症，"风湿相抟，掣痛不得屈伸，近之则痛剧，汗出短气，小便不利，恶风不欲去衣，或身微肿者，甘草附子汤主之"为病理，性症、体征，以方测证。

"骨节疼烦"，由于风寒湿合之，侵犯肌表关节，促使气血凝滞，经脉不通故为之。"风湿相抟"是促使气血凝滞，血脉不通，导致骨节疼痛的病理原因；"掣痛不得屈伸，近之则痛剧"，是说明"骨节疼烦"的性质；"汗出"，因风胜于表，卫阳不固，津液外泄而为之；"短气"，因湿邪内阻，气机不利，在上则短气；"小便不利"，因湿邪内阻，三焦气化不利，在下则小便不利；"恶风不欲去衣"，因汗出肌疏，不胜风袭而为之；"甘草附子汤主之"，以方测证，当为风寒湿邪痹阻关节。

所以综上病理、性症、体征，以方测证，可以确定"骨节疼烦"为风寒湿邪，痹阻关节证。

病证已定，治则自然而成，温阳散寒，祛湿止痛，方选甘草附子汤主之。

4. 临证笔录

关节疼痛证

宋某,男,50岁。

病史:关节疼痛2年,犯病月余。病起源于瓜棚看西瓜,感受寒湿所致。夏季傍晚热甚,入夜潮湿漉漉。看西瓜两周以后,身体不耐夜间寒冷潮湿侵袭,感觉身体沉重,两天以后,突感四肢疼痛,下肢痛重,两腿弯曲易重,手按之关节疼痛剧烈,阴雨天加重,晴天减轻。白天汗出不断,神疲气短,小便量少,背脊恶风,但欲加衣。今年雨季湿重,犯病严重,关节痛重,无奈之中前来看中医。

中医检查:患者走路两手摆动,维持平衡,显示腿疼。舌苔薄腻,舌质淡白,切脉浮滑,重按无力。辨证:夏季傍晚热盛,汗孔张开,夜寒湿重乘虚而入,风湿相抟着于关节,气血不畅,不通则痛。步态、苔脉皆证明寒湿为患。综括病证为风寒湿邪侵袭关节所致。治以温阳散寒,祛湿止痛,选方:甘草附子汤。拟方:甘草12g、附子10g(先煎40分钟)、白术15g、桂枝12g。七剂服后,关节痛退,下肢牵拉微痛,续服七剂,身轻有力。为巩固疗效,再予七剂。

心语:保暖避湿,适当活动,促进气血循环,十分重要,不可忽视。

十枣汤证

1. 临证原理　同太阳病。

2. 方剂简介

(1) 意义:本方是《伤寒论》治疗悬饮证的名方,后世多有发展。

(2) 组成:由芫花、甘遂、大戟、大枣四味药而成。

(3) 功用:攻逐水饮。

(4) 主治:《伤寒论》经文第152条曰:“太阳中风,下利,呕逆,表解者,乃可攻之。其人漐漐汗出,发作有时,头痛,心下痞,硬满,引胁下痛,干呕,短气,汗出,不恶寒者,此表解里未和也,十枣汤主之。”

3. 辨证论治　以《伤寒论》经文第152条辨证论治如下:

依据临证原理，确定“心下痞硬满，引胁下痛”为悬饮主症；“太阳中风，下利，呕逆，表解者，乃可攻之。其人漐漐汗出，发作有时，头痛，干呕，短气，汗出，不恶寒者，此表解里未和也，十枣汤主之”，为太阳中风，治而不当、性症、病理、以方测证。

“心下痞，硬满，引胁下痛”为悬饮主症，由于素有悬饮，饮停胸胁，气机不利而为之。“太阳中风，下利，呕逆”，由于治疗不当，引动内里之饮邪，在下渍于肠则下利，在上水饮逆于胃，胃气上逆故呕逆；“表解者，乃可攻之”，由于太阳中风，复加内里饮邪，实为表里同病，宜先解表，乃可攻之；“其人漐漐汗出，发作有时”，漐漐汗出即微微汗出，正邪相争则发作有时；“头痛”，由于饮邪上逆，蒙蔽清窍而为之；“干呕”，由于饮溢于胃，胃气失和而上逆而为之；“气短”，因水饮迫肺，肺气不利而为之；“汗出不恶寒者”，此为太阳中风证之征；“此表解里未和也”因为汗出不恶寒者为表解，内有悬饮为里不和；“十枣汤主之”，以方测证，当为饮证（悬饮）。

所以综上太阳中风治而不当、性症、病理、以方测证，可以确定主症为悬饮证。

既然病证已明，论治自然有据，治则应为攻逐水饮。方以十枣汤主之。

4. 临证笔录

肝硬化腹水

徐某，男，65岁，农民。

病史：肝硬化十年，反复腹水半年，腹水逐渐增多，至目前肿大如锅底，叩之无移动性鼓音，全为实音。腹围115cm，目黄无光，面色灰黄。舌苔淡白，舌质暗红。因腹水曾多次住院医治，暂时好转而出院。腹水越抽增长越快，渐渐危及生命，呼吸微弱，纳食甚少。

中医检查：当前治疗的重点是要清除或减少腹水。已经不可能正常服用汤剂，只好服用丸剂。选方：十枣汤。拟方：芫花3g、大戟3g、甘遂3g、大枣3g。上药研末，4g，每日三次。服药后，腹部隐痛，但可耐受。当晚解下大量稀便，腹部变软，喝一杯小米粥，接着又解下稀便两三次。次日续服一剂，仍解下大量稀便。为防虚脱，高丽参 3g 研粉冲服，日两次。患者腹部逐渐变软，肚脐腹围 105cm，缩小 10cm，病人十分高兴。此后，每到腹水壅肺时，便自配十枣汤，自服有效，听说患者又活五年多。

心语：十枣汤治疗各种腹水确有效，但不可久服，它能缓解病人痛苦。医者，有三大天职，一是治愈疾病，二是减少病人疾苦，三是告诉患者养生之道。

全身水肿证

钟某，男，58 岁。

病史：全身水肿 3 年，开始腹部胀满，纳后加重，大便秘结，小便量少，服黑白丑无效，渐成水肿，遍及全身，以腹为重。县医院检查诊断为腹水；需要住院。患者家属再三考虑，决定看老中医。

中医检查：腹部低位叩之实音，腹部高位叩之鼓音。舌苔薄白，舌质淡水湿，切脉沉小弦，重按无力。证乃肺脾肾阳气不振，水湿不运，聚于腹腔，溢于肌表。因为湿为阴邪，宜于通阳利水。又因肿势严重，选方：十枣汤加桂枝通阳利水。拟方：芫花 3g、大戟 3g、甘遂 3g、大枣 5g、桂枝 10g。一剂服完，大便连泄三四次，当晚腹软，喝小米粥一碗。为巩固疗效，前方又配一剂，服完连泄水四五次，腹水大退，纳谷增多。嘱其家属，若头晕心慌出汗量多，可口服红参 3g 细粉。

心语：十枣汤不可自配应用，以免意外。更不可以自己加大剂量，须在医生指导下应用。

第二章　阳明病病证

白虎汤证

1. 临证原理　阳明病的临证原理，是指足阳明胃、手阳明大肠相关脏腑及其经络学说的发病原理。阳明为多气多血之腑，其生理病理等一切表象皆来源于此，故曰阳明病临证原理。

2. 方剂介绍

（1）意义：本方是《伤寒论》治疗阳明气分热盛证的著名方剂。后世多有运用发展，如《伤寒类证活人书》之白虎加苍术汤，即原方加苍术；《温病条辨》之化斑汤，即原方加元参、犀角；《温热经纬》之羚犀白虎汤，即原方加羚羊角、犀角等。

（2）组成：由石膏、知母、粳米、甘草四味药而成。

（3）功用：清热生津。

（4）主治：阳明气分热盛证。壮热面赤，烦渴引饮，汗出恶热，脉洪大有力或滑数。《伤寒论》经文 176 条、219 条、350 条有记载。

3. 辨证论治　以《伤寒论》经文第 176 条、219 条、350 条综合，辨证论治如下：

依据临证原理，确定"烦渴引饮"的主症，"阳明气分热盛，壮热面赤……汗出恶热，脉洪大有力或滑数，白虎汤主之"为病理、性症、体征，以方测证。

"烦渴引饮"，由于胃热炽盛，充斥内外，扰乱心神，则心烦；由于胃热伤津则口渴。口渴是前因，引饮是后果，即口渴而致引饮，这是气分热盛的主要表现。"阳明气分热盛"，是指足阳明胃、手阳明大肠气分热盛，充斥表里内外的病证；"壮热面赤"，是由于阳明气分热盛，充斥于表里则壮热，充斥于上则面赤；“汗出恶热”，由于阳明气分热盛，津液外泄则汗出，由于阳明热盛充斥于表里内外故恶热；“脉洪大有力或滑数”，因为阳明为多气多血之腑，气分热盛充实，推动血脉有力，故脉洪大有力或滑数；“白虎汤主之”，以方测证，当为阳明气分热盛。

所以综上性症、体征、病理、以方测证，可以确定“烦渴引饮”为阳明气分热盛证。

病证已明，所以治则必然是清热生津，方选白虎汤主之。

4. 临证笔录

左下叶肺炎

丁某，男，28岁。初诊：2001年2月4日。

病史：两周前出差，淋雨而感冒，自服解热片，感冒基本好转。但是两天后突然发热，汗出咳嗽，咯吐黄痰，并且伴有胸痛，心中烦躁，呼吸气促。急赴医院检查：体温39℃，验血：WBC 15 000，中性88%。胸透左下叶大片浓密阴影，诊断：左下叶肺炎，收住院。输液加抗生素三日，发热不退，上升至39.5℃。患者无奈，要求加中药，故邀我会诊。

中医检查：急性病容，眉头触手滚烫，汗出如流，不断索水引饮，舌苔薄黄质红，脉浮有力。听诊：左下叶呼吸音减弱，病证乃属风寒入里犯肺，热邪壅遏，白虎汤证基本符合，治疗清气分之热，选方：白虎汤。拟方：石膏60g、知母15g、粳米（东北大米）30g、生甘草12g。服药两剂，发热不退，咳嗽吐铁锈色脓痰，胸痛加剧，思忖半天，按理说应该有效，问药全否？缺粳米。心中豁然开朗，上方加配粳米50g，喝药前务必搅动充分，然后服药，又服两剂，体温果然退至37.5℃，胸痛大减，上方加三七粉3g冲服，铁锈脓痰已瘥；诸症亦愈。

心语：石膏主要成分为硫酸钙，其粉末易于沉底倒掉。用粳米除养胃气以外，尚能粘着石膏粉末，防止沉底，服药前充分搅动，以防其粉末沉底，以免将石膏倒掉。

气分大热证

耿某，男，50岁。初诊：1989年8月7日。

病史：患者素体壮实，正气充沛，很少患病。半月前因村里红白喜事，饮食不洁，腹泻三日，硬抗着，没吃药，就抗过来了。恰巧赶上西北寒流，风寒趁虚而入，病倒了。壮热不已，烧到39.8℃，大汗淋漓，心烦口渴，饮水无数。家人将他送到医院，验血、验尿、拍片均未发现大毛病。大夫说转中医院看吧。

中医：望诊：满面红光，热气腾腾，呼吸气促，汗出如流，饮水无度。舌苔薄黄质红，脉洪如涛。证乃气分大热证，如阳明所说四大症：大热、大汗、大渴、脉大也，选方：白虎汤。拟方：石膏75g、知母15g、粳米50g、生甘草12g。一剂顿服。服后，发热已降（37.9℃）。上方加麦冬15g，续服两剂。发热已平（36.9℃），汗出如流等亦愈。

心语：白虎汤总结为四大证，易于辨证论治，投药。服药前务必搅动，以防石膏末沉底，不能充分发挥药效。

猪苓汤证

1. 临证原理　同阳明病。

2. 方剂介绍

（1）意义：本方是《伤寒论》治疗阴虚水热互结证的著名方剂，后世多有发展，载于经文223条、319条。223条经文曰："若脉浮发热，渴欲饮水，小便不利者，猪苓汤主之。"

（2）组成：即五苓散去白术、桂枝，加阿胶、滑石而成。

（3）功用：滋阴、清热利水。

（4）主治：阴虚水热互结证。小便不利，发热，口渴欲饮，呕恶下利，或心烦不寐，或兼有咳嗽。又治血淋，小便涩痛，点滴难出，小腹满痛者。

3. 辨证论治　试以《伤寒论》经文第223条辨证论治如下：

依据临证原理，确定"小便不利者"为主症，"若脉浮发热，渴欲饮水……猪苓汤主之"为性症、体征、以方测证。

"小便不利"，是水蓄下焦而不利所为。"若脉浮发热"，是阳明余热犹存，表现在外所为；"渴欲饮水"，一因伤津，二因水热互结，气不化津所为，又因饮水，对水热互结不利，故渴欲饮水；“猪苓汤主之”，以方测证，当知阴虚水热互结证。

所以综上性症、体征、以方测证，可以确定“小便不利者”为阴虚水热互结证。

病证已明，所以论治有据，滋阴清热利水自然确定为治则，方选猪苓汤主之。

4. 临证笔录

例一：赵某，女，48岁。

病史：患慢性肾炎3年，两腿时而水肿，时而消退，足踝及足背扪之有凹陷，纳谷食少，腰背酸楚，怕冷，神疲乏力。但手足心灼热，午后两颧潮红，小便短少，此次犯病月余，赴医院验尿蛋白(+)，红细胞少许，白细胞(+)。望苔薄质偏红，脉沉细数。

中医：水肿为主症，综观性症，可以确定水肿为阴虚水热互结证，治以滋阴清热利水，选方：猪苓汤。拟方：云苓15g、泽泻12g、猪苓12g、滑石20g、阿胶12g、党参15g。水煎7剂。药后水肿减轻，扪至凹陷变浅，再予七剂。足踝及足背按之无凹陷，余证皆退。

心语：嘱其少盐饮食。睡眠足部垫高(4~7cm)，以帮助血液回流，减轻水肿。

例二：丁某，女，12岁。

病史：一周前先感冒，后去饭店吃自助餐，饮食不新鲜，又吃得过饱，导致发热38.2℃，上吐下泻，一连三天，赴医院，验血、验二便、拍片，终诊“急性胃肠炎”。输液打针，两天病情刚有起色，就办出院，第二天又发热37.8℃，纳谷甚少，口渴欲饮，大便泄泻，小便量少，无奈之中，决定看中医。

中医：阳明病腹泻之后，发热又起，小便量少，说明热邪不能除去，津阴已伤，热邪入腑与水相结，蓄于下焦，而成水热互结证，胃气上逆则呕，水饮下迫大肠则泄。舌质红脉沉小弦而数，亦证明阴虚水热互结证。治以滋阴清热利水，选方：猪苓汤。拟方：茯苓15g、泽泻12g、猪苓15g、滑石20g、阿胶珠12g。三剂服完，发热已退，续服七剂，吐泻等症皆瘥。

心语：在饭店吃自助餐过饱，易引起发热、吐泻，形成阴虚水热互结证，应用猪苓汤，常获良效。临床应该进一步观察。

调胃承气汤证

1. 临证原理　同阳明病

2. 方剂介绍

（1）意义：本方是《伤寒论》治疗阳明腑实轻证的著名方剂，后世多有发展，如《通俗伤寒论》之白虎承气汤，即原方加白虎汤，《太平惠民和剂局方》之凉膈散，即原方加黄芩、栀子、连翘、薄荷。

（2）组成：即大承气汤去厚朴、枳实加甘草而成。

（3）功用：泄热和胃，润燥软坚。

（4）主治：《伤寒论》经文 248 条曰："太阳病三日，发汗不解，蒸蒸发热者，属胃也，调胃承气汤主之。"

3. 辨证论治　试以《伤寒论》经文第 248 条辨证论治如下：

依据临证原理，确定"蒸蒸发热者"为主症，"太阳病三日，发汗不解……属胃也，调胃承气汤主之"为传经、病理，以方测证。

"蒸蒸发热者"，为腑气不通之候，以白虎汤清热则不达病所，以大承气汤攻实，则无大实大满可泻，故于下法中，取道中和泻其燥热（即蒸蒸发热），即是承顺胃气，保有津液。"太阳病三日"，是正值传经之日；"发汗不解"，病邪内传阳明，热燥炽盛；"属胃也"，乃指胃家实，即胃肠实证；"调胃承气汤主之"，以方测证，当知阳明胃实证。

所以综上传经、病理，以方测证，可以确定"蒸蒸发热"为阳明胃实证。

病证已明，自然论治有据，治则泄热和胃，润燥软坚，方选调胃承气汤。

4. 临证笔录

便秘发热证

丁某，男，25 岁。

病史:患者为农民,以批发销售蔬菜为生。其习惯性大便秘结,靠吃青菜,用开塞露维持。早起晚归,感受风寒,易感冒。发热,头身疼痛,少汗。村卫生室诊为太阳伤寒证,予麻黄汤,发汗而热不退,大便已五日未解,小腹胀满,隐隐作痛,故来我处,看中医吃药。

中医检查:发热 39℃,汗出腾腾,舌苔薄黄质红,脉洪重按无力。

辨证:发热不退,汗出蒸蒸,大便五日未解,小腹胀满隐痛,虽然由于汗多耗水伤津,致使粪便未结牢,但是胃家实(胃家结实)已明,故投调胃承气汤,泄热和胃,保津润肠。选方:调胃承气汤。拟方:大黄 12g(后下)、芒硝 10g(兑冲)、甘草 10g。一剂服后,连续登厕 3~5 次,泻下黄水而臭秽,小腹得适,当日热退。患者要求续服。药到热退,大便通畅,不可多服。

心语:芒硝其成分主要是硫酸钠,其水溶液,一部分离子不易被肠壁吸收,在肠中形成高渗而阻碍水分的吸收,而使肠内的内容物变稀薄,故曰芒硝具有吸附水分的作用,因此可以软坚。我有亲身体会,我有一件羊皮夹克,穿脏了洗一洗,变得很硬。据说熟皮子就是用芒硝,取其吸附水的作用,滋润皮子,使其柔软如布类。

小承气汤证

1. 临证原理　同阳明病。

2. 方剂介绍

(1)意义:本方是《伤寒论》治疗阳明内实、热郁心烦证的名方,即调胃、大小承气汤之一。

(2)组成:即大承气汤去芒硝而成。

(3)功用:泻热通便,消滞除满。

(4)主治:《伤寒论》经文 213 条曰:“阳明病,其人多汗,以津液外出,胃中燥,大便必硬,硬则谵语,小承气汤主之。若一服谵语止者,更莫复服。”

3. 辨证论治　试以《伤寒论》经文第 213 条辨证论治如下:

依据临证原理,确定“大便必硬”为主症,“阳明病,其人多汗,以津液外出，胃中燥……硬则谵语，小承气汤主之。若一服谵语止者，更莫复服”，为病理、性症、以方测证。

“大便必硬”，乃因阳明病，多汗伤津，致使肠道燥结而成。“阳明病”，指定病变部位在阳明，其腑燥实；“其人多汗，以津液外出”，因为阳明热燥炽盛，汗腺开张，津液外出而为之。此为病理；“硬则谵语”，乃因津伤而燥结，浊气上逆，扰乱心神而为之；“小承气汤主之”，以方测证，为多汗伤津大便硬结症。

所以综上病理、性症、以方测证，可以确定“大便必硬”为阳明多汗伤津大便硬证。

病证已明，论治有据，治则必然为泄热通便，消滞除满。方选小承气汤。

4. 临证笔录

颅内出血证

崔某，男，78岁。

病史：患者因生气三日未眠，复因夏令高温，突然倒地，神志不清，遂抬之入院。当时神志昏迷，时而述说头痛，时而述说脘疼，口角歪斜，躁动不安，左侧肢体瘫痪，舌苔黄腻，质胖大而红。头颅CT显示右脑血肿，经过抢救，病情稳定，生命已保住。但是发热不退，大便不通，五日未解，腹部胀满，脐周疼痛，汤水不进。家属要求中医会诊。

中医：望舌苔黄厚腻，质暗而燥，腹脐扪之胀满而疼痛。发热不退38.5℃，原由乃属阳明里热，燥屎已成，腑气不通使然也，选方：小承气汤，泄热通便，消滞除满。拟方：大黄12g、枳实12g、厚朴12g。服药当晚大便一次，量多热臭，色黄稀，续泄三次。体温已降至37.2℃，神志清，开始饮食。住院一周后出院，反馈信息，患者又活近一年。

心语：三四十年以前，脑出血病人较多，患者发热不退、大便不通，中医运用大、小承气汤或者调胃承气汤退热，常常获得良效。年事已高，或体质弱者，适宜小承气汤或调胃承气汤。

大承气汤证

1. 临证原理　同阳明病。

2. 方剂介绍

（1）意义：本方是《伤寒论》经文治疗阳明腑实，热结旁流，里热实证之热厥、痉病或发狂等证的著名方剂，后世多有发展。如《宣明论》之三乙承气汤，即原方加甘草；《通俗伤寒论》之陷胸承气汤，即原方减厚朴加小陷胸汤；《医宗金鉴》之玉烛散，即原方加四物汤；《伤寒六书》之黄龙汤，即原方加参、归、草、梗、姜、枣；《千金翼方》之关格胀满不通方，即原方去川朴，加生地、芍药、杏仁；《中西医结合治疗急腹症》之复方大承气汤，即原方加桃仁、赤芍、炒莱菔子；清胰二号，即原方去枳实加丹皮、栀子、赤芍、木香、元胡。

（2）组成：由大黄、芒硝、川朴、枳实四味药而成。

（3）功用：攻下实热，荡涤燥结。

（4）主治：《伤寒论》经文220条曰："二阳并病，太阳证罢，但发潮热，手足蒸蒸汗出，大便难而谵语者，下之则愈，宜大承气汤。"

3. 辨证论治　试以《伤寒论》经文第220条辨证论治如下：

依据临证原理确定220条经文"大便难"为主症，"阳明并病，太阳证罢，但发潮热，手足蒸蒸汗出……而谵语者，下之则愈，宜大承气汤"为阳明并病、性症、预后、以方测证。

"大便难"，由于阳明肠腑热结津亏，失于滋润而为之。"二阳并病"，太阳病仍在，而阳明病继起，称二阳并病；"太阳证罢，但发潮热"，此为阳明腑实多发热型，是阳明热燥实邪，内结外泄之象；"手足蒸蒸汗出"，因阳明主四肢，又为多气多血之腑，在热盛而津液充足时，则全身汗出，在热结而津液少者，热势蒸腾所致；"……而谵语者"，由于肠腑热结津亏，失于滋润，复因胃热上扰心神而为之；"下之愈"，下之可以大承气汤攻下实热，荡涤燥结，故下之愈；"宜大承气汤"以方测证，当知阳明实热燥结。

所以综上阳明并病、性症、预后、以方测证，可以确定"大便难"为阳明腑实燥结重证。病证已明，论治有据，治则攻下实热，荡涤燥结，方选大承气汤主之。

4. 临证笔录

右腰剧痛证

病史：患者今日早晨，突然右腰深部疼痛，逐渐加重，发热38.6℃，大便六日未解，大汗淋漓（不敢动弹，两手护腰，唯恐别人碰他），伴有恶心呕吐，服用家中中西药物，均告无效。遂之赴医院诊治，路途颠簸，腰疼更甚，频作呕吐。医院急诊科验血、查尿，发现尿带有鲜血，复做B超，证实右肾输尿管结石嵌顿，大小0.8cm×0.7cm，患者家属陈述愿服中药。

中医：望舌苔黄质红，脉弦数，右小腹扪痛、拒按。选方：大承气汤合六一散、金铃子散。拟方，大黄12g、芒硝10g（兑冲）、川朴12g、枳实12g、川楝子10g、醋炙元胡20g、滑石块30g、生草10g。一剂服完，体温下降至37.2℃，大便当晚解下，状如热结旁流粪便，热臭难闻，腰部疼痛缓解。第二天续服一剂，解下如黄豆粒结石，其石带有棱角。

心语：现代医院检测帮了中医大忙，在定位、定性方面非常精确。中医诊疗胆肾结石确有效果，但需要研究。术后并不能认为万事大吉，因为手术取出的是石头，并未解决形成结石的原因，中西医结合治疗胆肾结石症，是具有消除病因根治疾病的作用。

上腹剧痛证

病史：崔某，男，40岁。患者常出差，多在饭店就餐。昨晚在饭店，过食荤肉油腻食品，夜间突然上腹疼痛，如火烧灼、疼痛拒按，并向腰脊放射，恶心呕吐，大便习惯性便秘，已六日未解，腹部胀满，绕脐作痛，今晨发热38.5℃，急搭车来医院，验血WBC 15 000，中性90%，血淀粉酶：1450单位，做B超等，诊断急性胰腺炎，输液抗生素俱上，但上腹疼痛，一时难止，患者提出邀中医会诊。

中医：望舌，苔腻黄、舌质红，切脉沉小弦数。上腹扪疼，拒按，证乃荤肉遏阻中焦，湿热内蕴，困于脾胃（胰腺），不通则痛，选方：大承气汤加味，清热化湿，通腑止痛。拟方：大黄12g（后入）、芒硝10g（兑冲）、川朴12g、枳实12g、生苡仁15g，水煎服。一剂后，大便连泻四次，粪质热臭，发热已退。续服一剂，大便泄泻不止，虚汗连绵，为防虚脱，急煎人参10g、附子6g（先入），顿服。事后泄尽汗止，安然入睡。后以香砂养胃丸，加灶心土调养。

心语：过去医家总结大承气汤证的病机为“痞满燥实”，指导临证具有重要作用。但是，不要忘记因果逻辑推理，“热为前因，痞满燥实为后果”。三承气汤，皆用大黄，即是攻下实热之意。

蛔致肠梗阻

邱某，男孩，8岁。

病史：持续腹痛月余，时缓时急，饭后为重。曾有三次看到大便中有蛔虫。近半年来，从未服用打蛔虫药品。近一周来腹痛时急加重，故前来看中医。

中医：望舌苔薄白质偏红，切脉沉弦，证乃蛔虫病，腹痛时急时缓，为蛔虫阻于肠道，不通则痛。选方：大承气汤加减。拟方，大黄6g、芒硝6g（兑冲）、枳实10g、川连6g、乌梅10g、使君子6，水煎三剂。服药当夜，泄下三次，稀便带有蛔虫6条（长10~25cm），腹痛停止，为防复发，续服两剂，大便溏泄，腹部无有不适。

心语：改革开放以前，农村孩子卫生条件较差，常有蛔虫病，可服使君子，每岁一粒，炒熟味甘美，儿童喜食。

麻子仁丸证

1. 临证原理　同阳明病。

2. 方剂介绍

（1）意义：本方是《伤寒论》治疗脾约证的著名方剂，后世多有发展。对于老年人的习惯性便秘最具实用价值。

（2）组成：即小承气汤加麻子仁、芍药、杏仁而成。

（3）功用：润肠通便。

（4）主治：《伤寒论》经文247条曰："趺阳脉浮而涩，浮则胃气强，涩则小便数，大便则硬，浮涩相搏，其脾为约，麻子仁丸主之。"

3. 辨证原理　试以《伤寒论》经文第247条辨证论治为例如下：依据临证原理，确定"大便则硬"为主症，"趺阳脉浮而涩，浮则胃气强，涩则小便数……浮涩相搏，其脾为约，麻子仁丸主之"，为病理、性症、体征、以方测证。

"大便则硬"，由于脾不能为胃行其津液，导致津液偏渗于膀胱，而不得濡润肠道，而导致大便则硬。"趺阳脉浮而涩，浮则胃气强，涩则小便数"，由于趺阳脉属足阳明经，可候阳明胃气之盛衰。浮为阳脉，主胃气强（胃阳亢盛），涩则阴脉，主脾阴不足。其病理：脾不能为胃行其津液，致使津液偏渗于膀胱，而不得濡润肠道而为之；"浮涩相搏"，即胃热盛与脾阴虚，互为病理，互为因果关系；"其脾为约"，即脾约，其有两层含义，一为约束，指胃热约束脾传输之用，津液不能还于肠中；二为穷约，指津液匮乏，脾无津液传输；"麻子仁丸主之"，以方测证，当知为脾约证。

所以综上病理、性症、体征、以方测证，可以确定"大便则硬"为脾约证。

病证已明，论治有据，当然"润肠滋燥，缓通大便"为治则，选方麻子仁丸主之。

4. 临证笔录

汗多便秘证

么某，女，26岁。

病史：患者习惯性便秘3年，产下一男孩3天，恶露未尽，小腹疼痛，汗出热气蒸腾如流水，汤水不进，致使大便愈干，排便异常困难。为防哺乳损害婴儿，中西药物皆不用，至今已六日未登厕。听人说吃中药副作用小，故看中医。

中医：望舌苔黄腻质红少津，切脉小弦而涩。小腹拒按压疼。证乃汗多伤津，肠道失润，实为脾约。治疗润肠通便为总旨。选方：麻子仁丸加味。拟方：麻子仁15g、白芍12g、杏仁10g、大黄10g（后入）、川朴12g、枳实10g、坤草30g，服药一剂，肠鸣不已，连连排气。次日早晨，大便一次，粪便硬块、稀水相间，小便疼痛立止，恶露亦瘥。再拟方：熟大黄 6g、芒硝 4g（兑冲）、生甘草 12g、炙黄芪 30g、当归 12g，以善其后。

心语：患者素质肠燥，大便干结，复加产后，汗出量多，热蒸伤津，肠道失润，实为脾约。投麻子仁丸，大便一通，诸疾得愈。

习惯性便秘证

文某，男，60 岁。

病史：便秘 40 年，前 20 年靠开塞露通便，近十年靠多食青菜维持，近年以来因外出打工，不能多食青菜，大便干结，排便异常困难。最近病情加重，继发痔疮，大便带鲜血，隔着手纸可摸到块状物。大便干结甚时，让老伴一颗一颗掏出，一提大便就头痛。听说看中医老大夫能够除根，所以来看中医。

中医：望舌苔厚浊质红少津，切脉沉弦。证乃习惯性便秘，由肠道失润而成。选方：麻子仁丸加味。拟方：麻子仁 12g、郁李仁 12g、川朴 12g、枳实 12g、熟大黄 10g、杏仁 10g、白芍 12g、生黄芪 40g、当归 30g、麦冬 15g。三剂服完，依然便秘。坚持续服七剂，大便干结缓解。原方再服七剂，大便已通，解下大量粪块夹稀便，不带鲜血。患者感觉十分轻松，治愈便秘的信心悄然产生。

医嘱：①天天登厕，解下更好，解之不下，权作练功，蹲十分钟；②勿食辣椒，多食青菜、水果；③每晚散步，坚持 40 分钟；④勿生气，减少腹压。三个月来，大便通畅，未犯痔疮，患者特来告喜。

心语：习惯性便秘与情绪、饮食习惯、活动有关，因此要注意以上事项。日日登厕，权作练功，若每日坚持十分钟，即使不吃药，亦可根治。可见练功可以增强肠道推动力、润滑力，是治愈习惯性便秘的重要措施，当然避免情绪刺激，注意饮食，坚持活动 50 分钟，疗效会更好。痔疮犯病时，要注意休息，臀部要垫高 4~7cm，帮助血运。

茵陈蒿汤证

1. 临证原理　同阳明病。

2. 方剂介绍

（1）意义：本方是《伤寒论》治疗湿热黄疸证的著名方剂，后世多有发展。

（2）组成：由茵陈、栀子、大黄而成。

（3）功用：清热利湿退黄。

（4）主治：《伤寒论》经文236条曰："阳明病，发热汗出者，此为热越不能发黄也。但头汗出，身无汗，齐颈而还，小便不利，渴饮水浆者，此为瘀热在里，身必发黄，茵陈蒿汤主之。"

3. 辨证论治　试以《伤寒论》经文第236条辨证论治如下：

依据临证原理，确定"身必发黄"为主症，"阳明病，发热汗出者，此为热越，不能发黄也。但头汗出，身无汗，齐颈而还，小便不利，渴饮水浆者，此为瘀热在里……茵陈蒿汤主之"，为发黄、不能发黄之病理、性症、以方测证。

"身必发黄"，由于瘀热在里，与水湿相结，湿热郁蒸，促使胆汁外溢而为之。"阳明病，发热汗出者"，是因发热而汗出，热邪得以外泄，水湿亦随汗出而外泄；"此为热越"，热邪得以外泄，故称热越；"不能发黄也"，由于热邪与水湿不能相结内蕴，故不发黄；"但头汗出，齐颈而还"，是热邪不得外越，热蒸津液，只能上蒸所致；"身无汗"，是由于湿邪热伏，气机郁阻，津液不得气化为之；"小便不利"，是由于湿热内郁，气化失常，湿不得下泄而为之；"渴饮水浆者"，是由于郁热在里，伤津所致；"此为瘀热在里"，是由于热邪与水湿相结，湿热郁蒸，称为瘀热在里；"茵陈蒿汤主之"，以药测证，当知阳明湿热发黄证。

所以综上发黄，不能发黄之病理、性症、以方测证，可以确定"身必发黄"为阳明湿热发黄证。

辨证已明，论治有据，清热化湿退黄，当然成为治则，方选茵陈蒿汤主之。

4. 临证笔录

湿热黄疸证

崔某，男，20岁。

病史：患者赴山西运煤，生活简陋，吃喝不及时，卫生不讲究，感染瘟疫病倒，不思饮食，厌油，恶心呕吐，神疲乏力，躺下就不想起，两腿酸软，寸步不欲走。发热高达39.2℃，恶寒，咽疼，头身疼痛，黄疸鲜亮，尿黄如浓茶。赴医院检查，说严重感冒，服解热、开胃药片，根本无效。又到县医院验血，黄疸指标52单位，谷丙转氨酶186单位，两目及一身黄疸，诊断：急性黄疸性传染肝炎。经治三天，黄疸迟迟不退，患者家属要求看中医。

中医：望舌苔黄腻质红，脉弦滑数，两目及一身黄染，色泽鲜亮如橘子，证乃湿热阳黄证。治予清热化湿利胆退黄，选方：茵陈蒿汤加味。拟方：茵陈30g、黄柏12g、五味子12g、焦三仙（各）12g，三剂服完，病有起色，欲吃东西。续服四剂，发热已退，黄疸变浅，两腿开始有力，饮食渐增，尿如淡茶。

再进七剂，复查黄疸指数、谷丙转氨酶皆正常。为防复发，继服七剂。

后来得知，从未复发，未有转为慢性肝炎。

医嘱：注意讲究卫生，勿食不洁食品。或别吃过期、剩余的食品。

心语：五味子酸敛滋肾，又因肝肾同源，肝藏血，肾藏精，精血互生，所以应用五味子，可以调理肝功，降低谷丙转氨酶。

少儿急性黄疸证

崔某，男，5岁。

病史：患者年幼多动，突然一天，卧床不起，平卧床上不吃不睡，感情淡漠，妈妈进屋，他似未见。问他："你哪儿不舒服？"他指指肚子，接着呕吐了半碗食物。妈妈知道孩子病了，遂陪去医院，急诊大夫查巩膜黄染，抽血化验，黄疸指数、谷丙转氨酶等都高，诊断：急性黄疸性肝炎。医院要求住院，家属愿看中医。

中医：患儿平卧床上，感情淡漠，两眼巩膜黄疸，颜色鲜亮，望舌苔腻黄质红，脉滑数。证乃湿热阳黄，治以清热化湿退黄为宗旨。选方：茵陈蒿汤加味。拟方：茵陈30g、熟大黄6g、黄柏6g、五味子10g。服一剂后，黄疸看不出减轻，但是感情淡漠有好转，此后续服半个月，诸症告愈。

心语：幼儿感情淡漠，面目带黄疸，色鲜亮曰阳黄，色灰暗即阴黄。再望舌苔，切脉，了解现代检测指标，加以证实，诊断就不会出问题。病证明确，治疗方面不管谁治，可说基本上是相同的。只是在吻合天地人方面，下药略有不同。

栀子蘗皮汤证

1. 临证原理　同阳明病。

2. 方剂介绍

（1）意义：本方是《伤寒论》治疗热重于湿证的名方，后世多有发展。

（2）组成：栀子、黄柏、甘草而成。

（3）功用：清热利胆，除湿退黄。

（4）主治：《伤寒论》经文261条曰："伤寒身黄发热，栀子蘗皮汤主之。"

3. 辨证论治　试以《伤寒论》经文第261条辨证论治如下：

依据临证原理，确定"身黄"为主症，"伤寒……发热，栀子蘗皮汤主之"，为性症，以方测证。

"身黄"，本证属阳黄，湿热无出路，郁而内蕴，热迫胆汁上逆，临床上具有身黄，目黄，尿黄，颜色如橘子色。若无汗，小便不利则致湿热愈重，蕴结则身黄。病机为湿热蕴于中焦，熏蒸肝目，胆热液泄为之；"伤寒"，指出病证种类，及病变部位在肌表；"发热"，突出发热，以发热为重，表示热重于湿，热与湿相结，湿遏于里，不得宣泄为之；"栀子蘗皮汤主之"，由方测证，则知湿热黄疸，而热重于湿。

所以综上，太阳病伤寒、性症、以方测证，可以确定身黄为热重于湿阳黄。

病证已明，论治有据，清热化湿，身黄自退。方选栀子蘗皮汤。

4. 临证笔录

亚急性肝坏死

房某，男，32岁，会计。

病史：因有慢性肝炎3年，正值三反，清理财务，胆怯，精神受重创，三夜未眠。本来住院，病情好转，打算出院，回家看看结果突然犯病，神志恍惚，似清非清，汤水不进，骤起黄疸。肝功检查：黄疸指数13单位，谷丙转氨酶184单位。诊断：亚急性肝坏死。速回住院，予保肝和支持疗法，并邀中医前来抢救。

中医：望苔厚腻黄质红，切脉小弦滑数。高热（39.1℃），神志昏迷，黄疸指数升至80单位，谷丙转氨酶升至400单位。证乃阳黄重症，西医诊断：急性肝坏死，肝昏迷。选方：栀子黄柏汤加减。拟方：茵陈150g、大黄15g（后入）、栀子12g、黄柏20g、五味子15g，水煎2剂。同仁堂生产安宫牛黄丸一颗鼻饲。药后先后大便泄泻两次，热臭无比。第二天早晨，患者神志清醒，欲水解渴，第三天，续用上方一剂，一粒安宫牛黄丸，神志清醒，肝功复查，黄疸指数8单位，谷丙转氨酶58单位。此后住院月余，好转出院。

心语：韩国人相信同仁堂所产安宫牛黄丸是有道理的。我们临证，凡是发热，头昏狂躁，谵语昏迷，舌蹇肢厥，温病下利，舌红脉数者等证，皆投安宫牛黄丸一粒，常能起死回生。

麻黄连轺赤小豆汤证

1. 临证原理　同阳明病。

2. 方剂介绍

（1）意义：本方是《伤寒论》治疗阳黄兼表证的名方，后世多有发展。

（2）组成：由麻黄、连轺、赤小豆、杏仁、生姜、大枣、梓白皮、甘草而成。

（3）功用：发汗利湿，清热退黄。

（4）主治：《伤寒论》经文262条曰："伤寒瘀热在里，身必黄，麻黄连轺赤小豆汤主之"。

3. 辨证论治　以《伤寒论》经文第262条辨证论治如下：

依据临证原理，确定"身必黄"为主症，"伤寒瘀热在里……麻黄连轺赤小豆汤主之”为伤寒病理、以方测证。

“身必黄”，由于外邪不解，表气郁闭，又合湿热内蕴而为之。“伤寒”，本文叙述简略，指出开始患病为伤寒证，此后转为黄疸，临床具有身黄兼表证（发热恶寒，无汗，身痒等）；“瘀热在里”，此证与腹满湿热郁里发黄的茵陈蒿汤不同，因邪郁偏表，故治宜因势利导，“开鬼门”，以发汗散热、祛湿退黄为主，方用麻黄连轺赤小豆汤。本证阳黄兼表，用麻黄辛开肌表，杏仁宣肺，使湿热从上散出，以消身黄。但236条，茵陈蒿汤证，瘀热在里，湿热闭郁，腑实壅滞，并无表证，故见腹满，大便秘结。张仲景为防人误解，故特意提出“瘀热在里”；

“麻黄连轺赤小豆汤主之”，以方测证，当知阳黄兼表证。

所以综上病理、以方测证，可以确定“身必黄”为阳黄兼表证。

病证已明，论治由生，“发汗利湿，清热退黄”为主旨，方选麻黄连轺赤小豆汤主之。

4. 临证笔录

脾虚湿疹重证

徐某，男，50岁，工人。

病史：患者湿疹20年，四处求医，从未生效。开始起小丘疹，小水疱，色红，融会成片，左右对称，以四肢重，两手奇痒无比，为防搔破，常戴手套。有时发热，到医院去，输液加抗生素，有时退热快，但近年来退热不好，使患者胆战心惊。今年湿疹特别严重，令其撤去绷带，可见向外渗湿滴水，色泽如米泔水，腥臭熏人，平素特别怕冷。

中医检查：舌苔白腻质淡，脉沉弱。辨证乃寒热虚实错杂，以脾肾两亏为主，治予健脾温肾，寒热虚实兼顾。选方：麻黄连轺赤小豆汤加减。拟方：熟附子6g（先煎40分）、生熟地各15g、麻黄9g、连轺12g、赤小豆60g、杏仁10g、甘草6g。服用三剂，两手滴水减轻，胃纳精神好转。又服四剂，二手渗水更少，但是气味奇臭，如同腐败肉一样气味。上方去熟附子、熟地，加生地60g、二花30g、鱼腥草40g，续服三剂，渗水增多，气味腥臭减轻，此后治疗月余，手部湿疹已愈合。听药房司药讲，患者特别高兴，几十年的病治好了。

心语:倪海厦先生专治湿疹,他辨证说摸到一条规律,当皮肤有干燥证时其内部必有湿证,当皮肤有湿疹、湿疮时,其内部必有燥证。皮肤湿疹应用生地,皮肤有干燥应用云苓。因此,他常用生地治疗皮肤湿疹,有时用 250g,据介绍效果不错。我认为皮肤湿疹根本在脾,并涉及肺、肾,因肺、脾、肾均与水液代谢有关,脾主运化水湿;肺主宣发,协助脾升清运化水湿;肾主水,职司气化,共同协作,完成水液代谢。麻黄连轺赤小豆汤其作用主要是治标,不可久用,健脾补肾应该是治疗湿疹的关键所在。

吴茱萸汤证

1. 临证原理　同阳明病。

2. 方剂介绍

(1) 意义:本方是《伤寒论》治疗胃中虚寒证的名方,后世多有发展。

(2) 组成:由吴茱萸、人参、生姜、大枣而成。

(3) 功用:温中和胃,降逆止呕。

(4) 主治:《伤寒论》经文 243 条曰:"食谷欲呕,属阳明也,吴茱萸汤主之。得汤反剧者,属上焦也。"

3. 辨证论治　试以《伤寒论》经文第 243 条辨证论治如下:

依据临证原理,确定"食谷欲呕"为主症,"……属阳明也,吴茱萸汤主之",为阳明虚寒证,以方测证。

"食谷欲呕",一般说由热逆为之,但也不尽然,且有寒热之区别。若胃中虚寒,阳气必虚,不能腐熟,蒸化水谷,寒饮内生,浊阴上逆,不仅食不下,且因勉强进食,必为寒饮中阻,不能受纳,胃浊上逆,则食谷欲呕。"属阳明也",由于胃浊之呕,其气不腐不酸,苔白质淡,脉濡,属阳明虚寒证;"吴茱萸汤主之",以方测证,当知胃中虚寒。

所以综上阳明虚寒证,以方测证,可以确定"食谷欲呕"为胃中虚寒证。

病证已明,自然论治有据,"温中和胃,降逆止呕"必为治则,选方吴茱萸汤主之。

4. 临证笔录

口泉清水证

病史：患者，患有口泉清水证3年，加重月余。中西医大夫都说此证少见，试服中西药物多种，从未生效。目前多在饭前犯病，约有一分钟，如泉水一样，口中泛水满口，必须吐掉，不足一分钟，又泉满一口，如此连吐四五次清水，慢慢方能缓解。人人皆说这是疑难怪症，必须看中医吃中药。

中医：问患者有其他不舒服吗？独有两足冰凉。望舌苔薄白质淡，脉皆沉无力，证乃胃气虚寒证，病人年老，肾阳不足，不得温暖脾胃，脾不升清，胃不降浊，胃气上逆而吐清水。治予温中和胃，降逆止呕。选方：吴茱萸汤。拟方：吴茱萸15g、红参10g、生姜15g、红枣10枚，连服四剂，口中清水减少，续用七剂，口吐清水已止，再予香砂养胃丸而收功。

心语：做中医常遇见怪症，总得想办法解决。现在我一遇到怪症，就回忆《伤寒论》有什么办法，如寻家宝，数着数着，眼前一亮，就是吴茱萸汤了——“食谷欲呕”贴边，不妨试一试，用后果然不错，完全治愈了。吴茱萸味辛苦性温，可以温胃暖肝，散寒降逆，用药量要大，生姜15g，功以宣散寒气，和胃而止呕；参枣健脾益气，诸药相伍，共奏温中补虚，散寒降逆之功。临证凡见到呕吐食物清水、痰沫等证，属于虚寒之证，皆可一试。

第三章　少阳病病证

小柴胡汤证

1. 临证原理　即少阳病的基本原理，少阳包括足少阳胆腑、手少阳三焦及其经络学说的发病病理。

2. 方剂介绍

（1）意义：本方是《伤寒论》治疗半表半里证的著名方剂，后世据此多有发展。《千金方》的黄龙汤、《十便良方》的人参饮子，其组成与本方相同。后世衍化方如《伤寒活人书》之柴胡半夏汤，即本方加白术、麦冬；《素问病机气宜保命集》之增损柴胡汤，即本方加石膏、知母、黄芪；《寿世保元》之驱瘴汤，即本方加大黄、枳壳；《皇汉医学》之小柴胡加桔梗石膏汤，即本方加桔梗、石膏；《东医宝鉴》之小柴胡加地黄汤，即本方加生地；《医方考》之柴平汤，即本方加平胃散。

（2）组成：由柴胡、黄芩、半夏、人参、生姜、大枣、甘草而成。

（3）功用：和解少阳之半表半里证。

（4）主治：《伤寒论》经文第 96 条曰："伤寒五六日，中风，寒热往来，胸胁苦满，嘿嘿不欲饮食，心烦喜呕，或胸中烦而不呕，或渴或腹中痛，或胁下痞硬，或心下悸，或小便不利，或不渴，身有微热，或咳者，小柴胡汤主之。"

3. 辨证论治　试以《伤寒论》经文第 96 条辨证论治如下：

依据临证原理，确定"寒热往来"为主症；"伤寒五六日，中风……胸胁苦满，嘿嘿不欲饮食，心烦喜呕，或胸中烦而不呕，或渴或腹中痛，或胁下痞硬，或心下悸，或小便不利，或不渴，身有微热，或咳者，小柴胡汤主之"，为伤寒传少阳，性症，或然证，以方测证。

“寒热往来”，由于少阳属半表半里，其特点为枢机，出可达表，入可在里。邪入其域，则正邪相争，正胜则热，邪胜则寒，故少阳热型为寒往而热来，热往而寒来，二者交替发作相因不止为之，此为少阳所独有，不同于太阳之寒热并见，亦不同于阳明但热不寒，更不同于如疟状，寒热一日，或间日而定时发作。更异于三阴证无热恶寒之热型。“伤寒五六日，中风”，究其病伤寒或中风，经达五六日，太阳证罢，邪传少阳，形成少阳证；“胸胁苦满”，由于邪郁少阳，经气不利为之；“嘿嘿不欲饮食”，由于少阳之脉，下胸中贯膈，络肝属胆循胁，胆火内郁，木克脾土为之；“心烦喜呕”，由于少阳胆火内郁，其火势上扰心神，则心烦，胃气上逆则呕，以上皆属少阳主症，治当和解，主用小柴胡汤；“或胸中烦而不呕”自此以下，皆为或然症，其由个体差异而定，可有或无有，如邪郁胸胁，未犯胃肠，则胸中烦而不呕；“或腹中痛”，由于肝胆气郁克制脾土，络脉不利为之；“或渴”因少阳之热，内涉阳明热燥伤津所致；“或不渴，身有微热”，由于邪未犯阳明之里，伤津而连及太阳之表，太阳表证未罢为之；“或胁下痞硬”由于少阳之热，循经达胁，气机失调，肝胆疏泄不利所为之；“或心下悸”，由于水饮传于心下而为之；“或小便不利”，若水饮于下焦膀胱气化失职为之；“或咳者”，由于少阳之热，上逆犯肺，宣降失职而为之；“小柴胡汤主之”，以方测证，当知寒热往来为少阳半表半里证。

所以综上伤寒传少阳、性症、或然症、以方测证，可以确定主症“寒热往来”为少阳半表半里证。

病证已明，自然论治有据，和解少阳当为治则，方选小柴胡汤主之。

4. 临证笔录

寒热往来证

例一：丁某，女，32岁。初诊：2002年11月8日。

病史：患者感冒一周，神疲乏力，头昏脑涨，寒热往来，神志默默，不欲饮食，胸胁胀满，心烦急躁，恶心欲吐，昨日头目眩晕，差点晕倒，这才引起患者重视，赴医院看病。

中医检查：苔薄质淡，脉小弦。患者感冒一周，神疲乏力，头昏脑涨，一派虚象，同时又具备少阳四大症，诊断少阳证。若体力好，早已驱邪外出，则不会正邪相争，寒热往来，呈现拉锯状态，犹如两军作战，相持不下，最易接受和解。选方：小柴胡汤，和解少阳。拟方：柴胡12g、黄芩12g、清半夏9g、党参20g、生姜10g、大枣5枚、甘草10g。三剂服完，寒热往来已瘥，身轻渐复，再续四剂，纳谷有味，诸症皆愈。

心语：此为少阳病，为表里之间，乃属半表半里证，治以和解少阳，达邪最为上策。

例二：李某，男，30岁。初诊：1986年5月1日。

病史：感冒三日，头疼身痛，一会恶寒，一会发烧，交替而作，胸胁胀满，恶心呕吐，心烦急躁。患者喜服中药。

中医检查：舌苔薄黄，舌质红，切脉小弦而数，乳蛾不红不肿。证乃少阳半表半里证，治以和解少阳为旨。选方：小柴胡汤。拟方：柴胡12g、黄芩12g、党参15g、清半夏9g、生姜10g、大枣5枚、甘草6g。服完三剂，忽冷忽热消失，再续四剂，胸胁胀满，心烦呕吐皆愈，为防复发，续服三剂。

心语：寒热往来一证，不一定寒往接着热来，也可上午恶寒轻、下午发热重，或者定时寒往热来，辨证时要注意。

胃炎溃疡证

房某，男，50岁。初诊：2002年12月1日

病史：慢性胃炎十余年，时好时犯。纳谷呆滞，上腹或酸或灼热或痛，稍受凉则泄泻。近来病情加重，缘由小孩结婚，气恼发病，饭前上腹疼痛，纳食甚至喝水也轻，赴医院检查，述说在胃黏膜发炎的基础上患上了胃溃疡，比慢性胃炎重了一步，若再不注意治疗，胃穿孔引起腹膜炎就危险了，最好住院治疗。患者因财钱空虚，考虑再三，转来看中医。

中医检查：问近来大便颜色如何？大便色黑如柏油状。怕冷吗？十分怕冷。舌苔薄，舌质淡、紫气笼罩，切脉沉而弱。证乃脾胃虚寒兼有瘀滞。选方：小柴胡汤加味，补虚和胃。拟方：柴胡12g、黄芩12g、党参15g、姜半夏9g、生姜10g、大枣5枚、甘草6g、三七块3g、香附15g、灶心土30g。服药一周，上腹疼止，余症皆轻，目前，唯感胃脘泛酸，前

方加煅瓦楞30g，续服七剂。服完，泛酸已愈。问吃饭快否？答道军人出身，吃饭十分快。吃饭细嚼慢咽就不会犯病了。治疗月余，医院检查胃溃疡已经愈合。

心语：胃病多与七情、吃饭习惯快有关。工农出身的人，经济困难，看病困难，我常说：不生气，吃饭慢，不吃药，也能痊愈。我用药喜用灶心土30~40g，凡是胃寒、溃疡出血者，用之必效。

热入血室证

董某，女，18岁。初诊：2002年12月8日。

病史：因洗澡水凉受寒而感冒，服APC解热镇痛药，感冒刚愈，恰遇月经来潮，体虚不支，寒热往来，交替而作，胸胁胀满，汤水不进，恶心呕吐。其母觉得饮食不进，恶心呕吐，事态严重，领来看中医老大夫。

中医检查：苔薄白，舌质淡，脉沉小弦无力、非滑数。感冒、来潮，皆伤气血，少阳四大症状基本已全，诊断少阳小柴胡汤证，恐无疑意。盖因少阳病，位居太阳阳明之间，邪犯少阳，正邪相争，相持不下，而寒热往来；复因脾胃虚损，故又恶寒；胆火炽盛，热扰心神则心烦急躁；胆气犯胸胁，气机不利，则胸胁苦满；胆气犯胃，胃失和降，则不欲饮食，频频作呕。治以和解少阳为主，选方：小柴胡汤。拟方：党参15g、生姜10g、大枣5枚、甘草6g、柴胡12g、黄芩12g、清半夏9g。服用三剂，寒热往来已退，续进四剂呕止；再予七剂，胸胁胀满，心烦皆愈。

心语：少阳证，特点为枢机不利，独有热型为寒热往来，临床表现涉及面广。治疗以扶正达邪为主。组方：柴胡、黄芩清热为主，生姜、清半夏调胃止呕，党参、甘草、大枣补虚为辅。实质包含寒热虚实。

柴胡桂枝汤证

1. 临证原理　同太阳病及少阳病。

2. 方剂简介

（1）意义：柴胡桂枝汤是《伤寒论》治疗太阳少阳合病或并病的名方，后世多有发展。如《皇汉医学》之柴胡桂枝加石膏汤，即本方加石膏。

（2）组成：即小柴胡汤与桂枝汤各取半量的合方，或说小柴胡汤加桂枝、白芍。

（3）功用：和解少阳，兼发表邪。

（4）主治：《伤寒论》第146条曰："伤寒六七日，发热微恶寒，支节烦疼，微呕，心下支结，外证未去者，柴胡桂枝汤主之。"

3. 辨证论治　以《伤寒论》经文第146条辨证论治如下：

依据临证原理，确定"微呕，心下支结"为主症，"伤寒六七日，发热微恶寒，支节烦疼，外证未去者，柴胡桂枝汤主之"，为病程，表证未解，性症，太阳少阳并见，以方测证。

"微呕"，由于邪入少阳，胆邪犯胃，胃气上逆为之；"心下支结"，夫少阳之脉，从缺盆，下胸中贯膈，络肝属胆，其经气郁结使然也。心下支结是与胸胁苦满相似而较轻微；"伤寒六七日"，一般为表证解除之日；"发热微恶寒，支节烦疼"，可知太阳证未罢，风寒之邪滞留于表，气机不畅，扰乱心神为之，从"微恶寒"，发热，可说明太阳表证尚轻；"外证未去者"仍指太阳少阳表证并见；"柴胡桂枝汤主之"，以方测证，当知少阳病兼表证。

所以综上病程，表证未解，性症，太阳少阳并见，以方测证，可以确定主症"微呕，心下支结"为少阳病兼表证。

病证已明，自然论治有据。"和解少阳，兼以解表"必然成为治则。方选柴胡桂枝汤主之。

4. 临证笔录

太阳少阳合病证

陆某，女，25岁。初诊：2002年12月9日。

病史：昨天淋雨上班，头身疼痛，发热恶寒，上午热轻，下午热重，怕风寒吹，口苦咽干，两眼昏花，不思饮食，上腹及胁胀满，二便尚可。医院检查，未发现大病，给解热镇痛药，毫无效果，而且头腰疼痛加重，发热亦甚，傍晚高达39.1℃，心急，要看中医。

中医检查：舌苔薄白，舌质偏红，脉浮弦。证乃太阳少阳合病。选方：柴胡桂枝汤。发散外邪，和解少阳。拟方：柴胡15g、党参15g、黄芩12g、清半夏9g、甘草6g、生姜6g、大枣5枚、桂枝10g、白芍12g。先予一剂，药尽，头腰疼痛减轻，发热退至38.1℃，药证相符，再予两剂，痛止纳增。诸疾皆愈。

心语：小柴胡和解枢机，桂枝调和营卫，故祛病神速。二方相合，未有增减化裁。经方若要加减，最好加一或者减一。这样影响经方小，容易分析，总结经验。若加减多味，有效或者无效不好分析判断，吸取教训。

产后高热证

赵某，女，34岁。初诊：2005年5月1日。

病史：患者顺产一男婴儿，但历经一周，恶露不尽，少腹疼痛，热敷则适。前医予生化汤加黄芪，拟方：当归12g、川芎15g、炮姜10g、桃仁12g、甘草6g、黄芪30g。服后少腹疼痛已愈，但今起突然寒战，高热不退（39.8℃），上午轻，下午重，口苦咽痛，恶心欲吐，不思饮食。医院检查：血WBC1.8万，中性90%，RBC400万。病人紧张，邀我诊治。

中医检查：室温太高，门窗紧闭。由于恶露不尽，郁遏化热，故发热上午轻，下午重，证似太阳少阳合病。选方：柴胡桂枝汤三剂。拟方：柴胡12g、党参15g、黄芩9g、清半夏9g、生姜6g、甘草6g、大枣5枚、桂枝10g、白芍10g。药服完，上午发热37.2℃，接近正常。药证相适，再予三剂，诸症皆愈，验血复常。

心语：产后室温不可太高，门窗不可紧闭。阴部注意卫生，以免恶露郁遏化热，高热不退。

大柴胡汤证

1. 临证原理　同太阳阳明病。

2. 方剂简介

（1）意义：本方是《伤寒论》治疗少阳兼阳明实证的名方，后世多有发展，但没有小柴胡汤的名气大，使用机会也较少。

（2）组成：由柴胡、黄芩、大黄、枳实、芍药、半夏、生姜、大枣而成。

（3）功用：和解少阳，兼下里实。

（4）主治：《伤寒论》少阳兼阳明里实证，综合第103条、136条、165条治疗呕不止，热结下利证。经文103条曰："太阳病，过经十余日，反二三下之，后四五日，柴胡证仍在者，先与小柴胡。呕不止，心下急，郁郁微烦者，为未解也，与大柴胡汤，下之则愈。"

3. 辨证论治　以《伤寒论》经文第103条辨证论治如下：

依据临证原理，确定"呕不止"为主症，"太阳病，过经十余日，反二三下之，后四五日，柴胡证仍在者，先与小柴胡……心下急，郁郁微烦者，为未解也，与大柴胡汤，下之则愈"为过经，疗程，误治，性症，以方测证。

"呕不止"，误下后，少阳枢机不利，病邪陷入阳明，胃热上逆所致。"太阳病，过经十余日"，由于太阳病传入少阳，太阳证罢，称为过经；"反二三下之，后四五日"，少阳病以和解为主，禁汗吐下，故曰反二三下之，加"反"字。后四五日，即后延四五日；"心下急，郁郁微烦者"由于误下，少阳邪陷，形成阳明里热实证，热扰神明，故心下急，郁郁微烦；"为未解也"，即少阳证不解，宜和解枢机，则不可攻下。而阳明里证，又不得不下，遂用大柴胡汤，和解与通下并行；"与大柴胡汤"，以方测证，当知少阳兼阳明里实证；"下之则愈"，说明下之是正确的。

所以综上过程、疗程、性症、以方测证，可以确定"呕不止"为少阳兼阳明里实证。

病证已明，论治有据。当以和解少阳，清胃止呕，方选大柴胡汤。

4. 临证笔录

急慢性胆囊炎

丁某，男，40岁。初诊：1990年6月1日。

病史：患者素有胆囊炎史，前天，因在饭店用餐，油性过大，导致胆囊炎急性发作。右上腹剧烈疼痛，涉及胃脘，疼痛难忍，频呕黄水，复又泄泻，热臭稀便，右胸胁胀痛。急送医院，验血、验便、B超，最终诊断为胆囊炎急性发作。予以注射杜冷丁，输液加抗生素，右上腹疼痛虽有缓解,但不久又发作,患者要求看中医。

中医检查:舌苔黄腻,舌质红,切脉弦数,胆区拒按,急性病容。证乃肝胆气郁,郁而化火,横逆犯胃,腑气不通作痛,胃气上逆则吐,饮食不化,下迫大肠则泄泻。综之,少阳兼阳明里实证,治予和解少阳兼攻下里实,选方:大柴胡汤。拟方:柴胡 12g、黄芩 12g、大黄 10g、枳实 10g、清半夏 9g、生姜 3g、大枣 3 枚、白芍 10g、山楂 12g。水煎顿服一剂,一小时后,胆区痛减,续服一剂,胃肠得适,病愈。

心语:大柴胡汤治疗胆囊炎急性发作,效果可靠,生姜、红枣不可用大量,因其性温。加入山楂,可消油积肉积。

胃炎继发溃疡

赵某,男,30 岁。初诊:2004 年 5 月 10 日。

病史:患者胃炎继发溃疡 10 年,近因肝火而发病,上腹疼痛剧烈,拒绝扪压,呕吐大量苦水。素有习惯性便秘,今有一周未行。急诊科诊断:胃炎继发溃疡。给予输液,注射杜冷丁,腹痛呕吐不止,转看中医。

中医检查:舌苔黄腻,舌质红,切脉弦数。上腹拒按,证乃肝火横逆犯胃,胃腑气机不畅则痛,肝火胃热上逆则呕吐,津液灼伤,肠燥失润,大便干燥。治予和解少阳,清除肝胆火热。选方:大柴胡汤。拟方:柴胡 12g、黄芩 12g、酒大黄 10g(后下)、枳实 10g、清半夏 9g、生姜 10g、大枣 5 枚、白芍 12g。水煎一剂,大便频解三次,干粪及黄水相间,呕吐苦水亦减轻。药证相符,上方加煅牡蛎 40g,再续服三剂,诸症皆愈。

心语:嘱患者:①医院定期检查,看看溃疡灶愈合情况。②永远管住嘴,细嚼慢咽,勿食生冷、油腻之品。③不要生气发火,保持精神舒畅愉快。

柴胡加芒硝汤证

1. 临证原理　同少阳病、阳明病。

2. 方剂简介

(1)意义:本方是《伤寒论》治疗少阳兼里实误下证的名方,后世多有发展。

（2）组成：由柴胡、黄芩、半夏、人参、生姜、大枣、甘草、芒硝而成，即小柴胡汤加芒硝。

（3）功用：和解少阳，兼寒下里实。

（4）主治：少阳兼里实寒下证。《伤寒论》经文第 104 条曰："伤寒十三日不解，胸胁满而呕，日晡所发潮热，已而微利，此本柴胡证，下之不得利，今反利者，知医以丸药下之，此非其治也。潮热者，实也，先服小柴胡汤以解外，后以柴胡加芒硝汤主之。"

3. 辨证论治　以《伤寒论》经文第 104 条辨证论治如下：

依据临证原理，确定"胸胁满而呕，日晡所发潮热，已而微利"为主症，"伤寒十三日不解……此本柴胡证，下之不得利，今反利者，知医以丸药下之，此非其治也。潮热者，实也，先服小柴胡汤以解外，后以柴胡加芒硝汤主之"，为伤寒日久，误治、病理、性症、以方测证。

"胸胁满而呕"，由于伤寒日久，见胸胁满而呕，可知传少阳，枢机不利，胆逆犯胃为之，"此本柴胡证，下之以不得利，今反利者"，是治之不得法；"日晡所发潮热"，此为阳明燥屎之征，因邪传阳明肠腑燥实结聚。少阳兼阳明里实之证，多为大便硬结不解；"已而微利"，此为少阳兼阳明里实证，应投大柴胡汤和解少阳，攻下里实则病可愈。"此本柴胡证，下之不得利，今反利者"，是治疗不得法所为；"知医以丸药下之，此非其治也"，以丸药下之，不管以苦寒药或辛热药下之，皆非其治也，皆留滞肠中，故病不解而微利；"潮热者，实也"，此是少阳兼阳明里实证，由于下后而微利，中气亏虚，在所难免，故不可用大柴胡汤下之；"先以小柴胡汤以解外"，使其上焦得通，津液下渗，胃气因和，气化得利，身濈然汗出而解；"后以柴胡加芒硝汤主之"，以方测证，应知为少阳兼里实证。

所以综上伤寒日久、误治、病理、性症，以方测证，可以确定"已而微利"为少阳兼阳明里实证。

病证已明，论治有据。治以和解少阳，兼以清热软坚，方选柴胡加芒硝汤。

4. 临证笔录

发热便秘证

邱某,女,26岁。初诊:2008年12月12日。

病史:患者顺产一男婴,门窗紧闭,害怕风寒感冒,下午看望的人特多。门窗关闭不严,着凉而感冒,发热不退,上腹及两胁胀满而呕,汗出淋漓,纳食锐减,大便九日未解。虽然中西大夫看过,服用中西药物皆无效,后转诊中医。

中医检查:望舌苔腻黄,舌质红,切脉弦数,触额滚烫。发热不退,上腹及两胁胀痛而呕,说明太阳邪入少阳,大便九日不解,说明少阳邪热传阳明,燥热结实。因此,证乃少阳兼里实证,治以和解少阳,清下里实,软坚通便,选方:柴胡加芒硝汤。拟方:柴胡12g、黄芩12g、清半夏9g、生姜6g、大枣3枚、甘草6g、芒硝6g(冲服)。水煎一剂,服完,于当晚解下大便,稠稀相间,量多,热臭熏人,发热亦随之下降,恢复正常。

心语:临证常见大便秘结一通,发热亦随之恢复正常。因此,通便成为退热的有力措施。由此可见,柴胡加芒硝汤的疗效甚佳。

柴胡桂枝干姜汤证

1. 临证原理　同少阳病,太阳病。

2. 方剂简介

(1)意义:本方是《伤寒论》治疗少阳病兼水饮内结证的名方,后世多有发展。

(2)组成:由柴胡、黄芩、瓜蒌根、牡蛎、桂枝、干姜、炙甘草七味药而成。

(3)功用:和解少阳,温化水饮。

(4)主治:《伤寒论》经文第147条曰:“伤寒五六日,已发汗而复下之,胸胁满微结,小便不利,渴而不呕,但头汗出,往来寒热心烦者,此为未解也,柴胡桂枝干姜汤主之。”

3. 辨证论治　以《伤寒论》经文第 147 条辨证论治如下：

依据临证原理，确定“胸胁满微结，渴而不呕，小便不利，为主症”，“伤寒五六日，已发汗而复下之，但头汗出，往来寒热心烦者，此为未解也，柴胡桂枝干姜汤主之”为疗程、性症，以方测证。

“胸胁满微结”，是水饮结于少阳之经为之；“小便不利”，当是少阳兼夹水饮内停为之；“渴而不呕”，是水饮内停，气不化津，津液不得上承，则为口渴；由于胃气尚和，因而不呕。“但头汗出”，由于邪犯少阳，枢机不利，水道不调，阳郁不得宣达于外，津液蒸蒸而上所为；“往来寒热，心烦者”，误治伤正，邪气内传，邪犯少阳，正邪交争，互有胜负，则寒热往来。胆火上炎，上扰于心，则心烦者；“柴胡桂枝干姜汤主之”，以方测证，当知少阳兼水饮内停证。

所以综上所述，疗程、性症、以方测证，可以确定主症“胸胁满微结，小便不利，渴而不呕”为少阳兼水饮内停证。

辨证已明，论治由生，治以和解少阳，温化水饮，方选柴胡桂枝干姜汤。

4. 临证笔录

少阳兼水饮内停证

徐某，男，7 岁。初诊：1998 年 11 月 11 日。

病史：患者感冒六日，上午发热轻，下午发热重，口苦咽干，心烦意乱，胸胁胀满，小腹发凉，小便不爽，似乎小便无力。患儿难吞药片，喜饮药水，故前来看中医。

中医检查：测体温 37.4℃（下午），望舌苔薄白，舌质淡红，切脉小弦。辨证：综合脉证，符合少阳兼水饮内停（下焦）证。论治：和解少阳，兼温化水饮。选方：柴胡桂枝干姜汤。拟方：柴胡 12g、黄芩 12g、干姜 6g、桂枝 10g、天花粉 12g、煅牡蛎 30g、生甘草 6g、茯苓 15g。疗程：上方水煎三剂服完，发热复常（36.5℃），上方加香附 12g，续服四剂，胸胁胀满已消，小便已利，为防复发，再进四剂。

心语：水饮内停证，细究在于脾虚失运，肾阳亏虚，不得气化，运化失利，多余之水湿停居下焦而成，主要表现在小便不利，胸腹至小腹胀满等，治予柴胡桂枝干姜汤，贵在应用桂枝干姜温通阳气，再加茯苓渗湿利水，以消水饮内停。

产后目眩瓣地证

宋某，女，22 岁。初诊：2001 年 3 月 8 日。

病史：患者产后目眩，胸胁胀满，小便不利，小腹时时动悸，夜眠惊恐，噩梦纷纭。身上自觉发热，测体温不高，上午轻，下午重。晚上未睡好，第二天眩晕加重，几乎晕倒。赴医院检查，怀疑大脑供血不足，给些药物，服完无效，转程看中医。

中医检查：面色淡白，无有光泽。望舌苔薄白，舌质偏红，脉沉小弦。综合病史、神色、苔脉，证乃少阳兼水饮内停。治予和解少阳，温阳化饮，选方：柴胡桂枝干姜汤。拟方：柴胡 12g、黄芩 12g、桂枝 10g、干姜 10g、天花粉 12g、煅牡蛎 30g、炙甘草 6g、泽泻 12g、炒枣仁 30g。一剂水煎服完，当晚酣睡，第二天，神佳足下有根，从无晕倒之感。上方去泽泻，加猪苓 12g，小便畅利。原方七剂，服完之后，诸疾皆除。

心语：不在乎症状多少，只要结合病史、神色、苔脉，综合判断，辨证准确，投药合适，就能立刻生效。

黄芩汤证、黄芩加半夏生姜汤证

1. 临证原理　同少阳病，与太阳、阳明病有关。

2. 方剂简介

（1）意义：本方是《伤寒论》治疗少阳郁火，下迫阳明，或郁火扰胃，胃气上逆（呕吐）证的名方，后世多有发展。

（2）组成：即黄芩汤（黄芩、白芍、大枣、甘草加半夏、生姜而成黄芩加半夏生姜汤）。

（3）功用：清热止利，和胃降逆。

（4）主治：《伤寒论》经文第 172 条曰："太阳与少阳合病，自下利者，与黄芩汤；若呕者，黄芩加半夏生姜汤主之。"

3. 辨证论治　以《伤寒论》经文第 172 辨证论治如下：

依据临证原理，确定“自下利者”，“若呕者”为主症，“太阳与少阳合病……与黄芩汤……黄芩加半夏生姜汤主之”，为合病，以方测证。

“自下利者”，乃由少阳火郁，邪热内迫阳明，下趋大肠，而致下利。“若呕者”，由于少阳郁火，干扰胃腑，胃气上逆为之；“太阳与少阳合病”，是指两经同时发病，当以少阳受邪为主，自下利为主症；“与黄芩汤”以方测证，当知为热利证；“黄芩加半夏生姜汤”，以方测证，当知为少阳郁热，迫胃上逆（呕吐）证。

所以综上、合病、以方测证，可以确定“自下利者，若呕者”为少阳郁火下迫阳明（下利）证，胃气上逆呕吐证。

病证已明，论治有据，清热止利，和胃降逆，自然而生，方选黄芩汤，黄芩加半夏生姜汤。

4. 临证笔录

下利赤白证

么某，男，25岁。初诊，1982年5月6日。

病史：患者体质素虚，易发胃肠疾病，时值夏季，苍蝇滋生。难免吃苍蝇污染之食品，患得痢疾，低热不退，恶心呕吐，脐周疼痛，里急后重，下利脓血，肛门灼热，日十余行。病人愿服中药，因无副作用。

中医检查：急性病容，望舌苔黄腻，舌质红，切脉滑数。证乃胃肠素虚，感染蝇毒，正气与湿热相抟，形成脓血大便。治以清热止利，和胃降逆。选方：黄芩加半夏生姜汤。拟方：黄芩12g、白芍10g、甘草6g、大枣5枚、半夏9g、生姜6g。水煎三剂。服完下利脓血，里急后重，腹痛减轻，发热已退。为防复发，予香连丸3g，每日两次。

心语：改革开放以前，人们喜用香连丸，治疗痢疾效果亦很好，物美价廉，最适合一般群众。

阿米巴痢疾

孙某，男，35岁。初诊：2004年8月16日。

病史：患者脐周疼痛，里急后重，下痢脓血，日行15次，低热（37.5℃）不退，饮食不进。患者愿看中医。

中医检查：望舌苔薄腻，舌质淡白，切脉沉而弱，按腹痛剧。医院找到阿米巴原虫，诊断无疑。中医从《伤寒论》理论看，是少阳郁火，下迫胃肠或胃气上逆（下利或呕吐）证，治予清热止利，和胃降逆，选方：白头翁汤加减。拟方：白头翁 15g、川连 10g、黄芩 12g、甘草 6g、白芍 10g、木香 6g、半夏 9g。水煎服，三剂服完。下痢脓血减轻，腹痛亦轻。上方续服十剂，诸症皆愈。

心语：《伤寒论》经文第 371 条曰："热利下重者，白头翁汤主之。"本条热利是指热性痢疾，即《内经》所谓肠澼。下重与热利常常并见，为辨证要点。是由于邪热下迫大肠，秽气郁滞所致。据试验研究，白头翁可以治疗阿米巴痢疾。

第四章　太阴病病证

桂枝加芍药汤证、桂枝加大黄汤证

1. 临证原理　即太阴病的临证原理，是指手太阴肺经，足太阴脾经，相关脏腑及其经络学说的发病原理。

2. 方剂简介

（1）意义：本方是《伤寒论》治疗太阴病腹痛证的名方，后世多有发展。

（2）组成：桂枝加芍药汤——此方与桂枝汤用药全同，只是芍药加倍用量而已。桂枝加大黄汤——即桂枝汤加倍芍药剂量，再加大黄而成。

（3）功用：桂枝加芍药汤——温阳益脾，活血和络。桂枝加大黄汤——温阳益脾，活血化瘀。

（4）主治：《伤寒论》经文第 279 条曰："本太阳病，医反下之，因而腹满时痛者，属太阴也，桂枝加芍药汤主之。大实痛者，桂枝加大黄汤主之。"

3. 辨证论治　以《伤寒论》经文第 279 条辨证论治如下：

依据临证原理，确定"因而腹满时痛者"为主症，"本太阳病，医反下之，属太阴也，桂枝加芍药汤主之。大实痛者，桂枝加大黄汤主之"，为误治，病位，以方测证。

因为"因而腹满时痛者"，证候轻重有别，治疗亦不尽相同，轻者仅仅腹满时痛，治宜温阳和络；重者，则腹中大实痛，治宜和络化瘀。"本太阳病，医反下之"，误治邪陷太阴，导致脾伤，气滞络瘀；"属太阴也"，指明病位在脾，属于脾虚寒湿；"大实痛者"说明病机为脾络瘀滞较重；"桂枝加芍药汤主之”，以方测证，当知邪陷太阴，导致脾伤，气滞瘀络，病证较轻为之；“桂枝加大黄汤主之”，以方测证，脾络瘀滞，病证较重为之。

所以综上所述，误治、病位，以方测证，可以确定“腹满时痛”，脾阳虚衰，气滞瘀络，病证较轻；或“大实痛”，脾络瘀滞，病证较重。

病证一明，论治由生。轻者温阳和络，重者和络化瘀。轻者用桂枝加芍药汤，重者大实痛，用桂枝加大黄汤主之。

4. 临证笔录

顽固荨麻疹

文某，女，50 岁。初诊：2001 年 1 月 6 日。

病史：患者身患荨麻疹十余年，加重三年。开始冬季发病，每年发病五六次，后来愈发愈多，几无间歇。遍身起风团块，略高于皮肤奇痒无比，此起彼伏，影响睡眠。近来，发现严重，对风寒过敏，加衣避寒，似乎不管用。大便习惯性便秘，时轻时重，三到六天一行。大便不通时，腹满时重，扪之痛重。西医终诊：荨麻疹。多用葡萄糖酸钙、苯海拉明，暂时有效，但不能根治。有人为他出主意，看看中医如何。

中医检查：皮肤触手发凉，遍身抓痕，或新或旧。望舌苔薄白，舌质淡，切脉沉迟而弱。证乃阳虚失煦兼肠燥。治以健脾温肾，调和营卫，润肠通便。选方：以桂枝加大黄汤加味。拟方：桂枝 10g、白芍 10g、生姜 10g、大枣 56 枚、熟大黄 6g、肉苁蓉 15g。水煎，服完三剂，荨麻疹起少消多，奇痒亦轻，而且大便已通，患者周身轻松。为防复发，续服七剂，病人前来告愈。

心语：荨麻疹为一难治病种，便秘也为顽症，但是两者有共同之处，皆有阳虚之象。冬发怕寒为阳虚，肤凉怕冷也为阳虚，所以健脾温肾，润肠通便，异病同治，既可治愈荨麻疹，又可治愈便秘，在用药方面，大黄不可投大量，因为方义总体是温补。肉苁蓉主要温润大肠而通便，只要肾阳亏虚，便可应用。最适合老年人便秘。

慢性泄泻

赵某，男，32 岁。初诊：2001 年 12 月 12 日。

病史:患者大便溏薄八年,近来加重,稍微受寒,或饮食不洁,大便则稀薄,泄泻如水。中西药物,服用甚多,从无根治。医院检查,并无发现大病,但是病情日趋严重,神疲乏力,毫无食欲,体重不断下降。目前102斤,好友建议,看看中医,认真调养,总会好的。

中医:望舌苔薄,舌质淡白,切脉沉迟,一派阳虚之象。病人补充大便带血,色淡。腹诊,扪之发凉,喜按。证乃脾胃阳虚,选方:桂枝汤加味,生姜易炮姜,再加灶心土。拟方:桂枝10g、白芍6g、炮姜10g、大枣5枚、炙甘草10g、灶心土50g。灶心土先煎30分钟,澄清用其水煎煮他药40分钟,早晚温服。三剂服完,大便转溏状,已不带血。方药对证,再续七剂,胃中已开,纳谷增多。

心语:灶心土,性味辛温,入脾胃,擅长收敛止血,温中健脾,最适宜慢性泄泻。大便带血患者具体使用,灶心土煎煮半小时,用其澄清之水,煎煮他药。或者布包煎煮。

第五章　少阴病病证

四逆汤证

1. 临证原理　即少阴病的临证原理，是指手少阴、足少阴心肾两脏及其经络学说的发病原理。

2. 方剂简介

（1）意义：本方是《伤寒论》治疗少阴虚寒证的著名方剂，后世多有发展。

（2）组成：由附子、干姜、炙甘草而成。

（3）功用：回阳救逆。

（4）主治：①过汗亡阳证，如第29条；②少阴阳衰阴盛证，如第354条；③虚阳外越，真寒假热证，如第389条；④阳虚阴盛，膈上有寒饮证，如324条。共有10条论述四逆汤证，即少阴病。证见四肢厥冷，恶寒蜷卧，呕吐不渴，腹痛下利，神疲欲寐，舌苔白滑，脉微细。

3. 辨证论治　以《伤寒论》经文第324条辨证论治如下：

依据临证原理，确定"干呕者"为主症，"少阴病，饮食入口则吐，心中温温欲吐，复不能吐。若始得之，手足寒，脉弦迟者，此胸中实，不可下也，当吐之。若膈上有寒饮证，干呕者，不可吐也，当温之，宜四逆汤"为性症、体征、病理、以方测证。

主症"干呕者"，由于膈上有寒饮，导致胃气上逆所为。"少阴病，饮食入口则吐，心中温温欲吐，复不能吐"，由于膈上寒饮，胸中实邪均可发生为之，需要细细辨之；"若始得之，手足寒"，由于实邪内阻，胸阳不布而为之；"脉弦迟者"，由于实邪内阻，脉道不利而为之；"此胸中实，不可下也，当吐之"，由于实邪结在上，治当因势利导。《内经》云

“其高者，因为越之”，故治宜吐，不可攻下；“若膈上有寒饮”，由于少阴肾阳亏虚，不得温煦脾土，不能化气布津，寒饮停聚膈上所致。阳虚为本，寒饮为标，脉沉迟无力，周身一派阳虚征象，因此不用吐，以免虚虚之戒；“不可吐也，当温之”，由于本证非胸中实邪，故不可吐，当温之，补脾肾之阳；“宜四逆汤”，以方测证，当知膈上有寒饮。

所以综上所述，性症、体征、病理、以方测证，可以确定“干呕者”为少阴病膈上有寒饮证。

病证已明，论治由生。治则补阳救逆，治本化饮，方选四逆汤主之。

4. 临证笔录

“冠心病”休克证

王某，男，65 岁。初诊：2001 年 5 月 1 日。

病史：患者冠心病 11 年，昨日突然犯病，心区剧痛、绞痛，神志昏迷，急送医院，收住内科，经过抢救，病情缓解，神志清醒，病人述说，昨日吃韭菜馅包子，上吐下泻，测血压 80/40mmHg，病情十分危急，邀我会诊。

中医检查：望舌苔薄，舌质淡白，六脉沉微。摸汗清凉。证乃真阳欲脱，故脉沉微无力，血压下跌。选方：四逆汤加野山参。拟方：熟附子 20g（先煎 60 分钟），干姜 20g、炙甘草 12g、野山参 12g。一剂服完，血压上升至 90/50mmHg，上方加黄芪 40g、当归 15g，续服一剂，测血压 100/60mmHg。患者神志已清，心区疼痛已消。

心语：触汗清凉为阳脱，汗出如油为阴竭。舌苔薄，舌质淡白，脉沉微，这是辨证要点。大剂四逆汤加用野山参，大补元气，以助熟附子回阳救逆。

少阴阳脱阴竭证

张某，男，12 岁。初诊：1992 年 3 月 8 日。

病史：患者在饭店吃自助餐，饮食不洁，用餐又多，导致上吐下泻，神志时清时昏，四肢厥冷，汗出量多，手摸如油，黏腻而温。外公领其看中医，吃中药。

中医检查：舌苔薄，舌质淡红，切脉沉弱微数。面颊泛红，手摸汗液黏腻而温，测血压 90/50mmHg。证乃手少阴阳脱阴竭证，既严重伤阳，又伤阴。选方：四逆汤加味，香连丸 4g，每日两次。拟方：熟附子 6g（先煎 15 分钟）、生姜 6g、炙甘草 6g、生晒参 10g、五味子 6g、麦冬 12g。一剂服完，吐泻已止，血压回升，110/60mmHg，续服一剂，汗出已愈，四肢厥冷转温，脉沉不数。三剂后，诸症皆愈。

心语：①患者仅仅 12 岁，若加黄连水煎，肯定味苦难服，用香连丸，可避其苦用其长，清胃热，止呕止泻。②因上吐下泻，伤阳耗阴，进而阳脱阴竭，故用四逆汤加生脉饮，回阳救阴，以挽危证。

通脉四逆汤证

1. 临证原理　同少阴病。

2. 方剂简介

（1）意义：本方是《伤寒论》治疗阴盛格阳（真寒假热）证的著名方剂，后世多有发展。

（2）组成：即四逆汤重用附子、干姜的用量。按逻辑推理当有葱白。

（3）功用：破阴回阳，通达内外，寓阴阳和。

（4）主治：《伤寒论》经文第 317 条曰："少阴病，下利清谷，里寒外热，手足厥逆，脉微欲绝，身反不恶寒，其人面色赤，或腹痛，或干呕，或咽痛，或利止脉不出者，通脉四逆汤主之。"

3. 辨证论治　以《伤寒论》经文第 317 条辨证论治如下：

依据临证原理，确定"下利清谷，手足厥逆"为主症，"少阴病，里寒外热，脉微欲绝，身反不恶寒，其人面色赤，或腹痛，或干呕，或咽痛，或利止脉不出者，通脉四逆汤主之"，为病理，性症、体征、或然症，以方测证。

"下利清谷，手足厥逆"，由于肾阳大虚，阴寒内盛，逼迫大肠则下利清谷；阳气大虚不得温煦四肢，则手足厥逆。"少阴病，里寒外热"，是少阴病的主要证候和病机，"里寒外热"是指内真寒，外假热；"脉微欲绝"，由于阴寒内盛，阳气大虚，故脉鼓动无力所为，此为重要体征；

“身反不恶寒，其人面色赤”，由于阳虚被阴寒所格拒的假热证，较四逆证为重；“或腹痛”，由于脾肾阳虚，气血凝滞不通则为之；“或干呕”，由于阴寒犯胃，胃气上逆为之；“或咽痛”，由于虚阳上浮，郁于咽喉为之；“或利止脉不出者”，由于阳气大虚，阴液内竭，无法鼓脉为之；“通脉四逆汤主之”，以方测证，当知阴盛格阳证。

所以综上所述，病理、性症、体征、或然症，以方测证，可以确定主症“下利清谷，手足厥逆”为阴盛格阳证。

病证已明，论治由生。破阴回阳，通达内外，寓阴阳和，选方通脉四逆汤主之。

4. 临证笔录

下利厥逆证

丁某，男，66岁。初诊：1988年，4月8日。

病史：患者过生日，在饭店吃饭，饮食不可口，引致腹泻，迁延月余不愈。每日如厕6~10次，大便稀薄，溏软相间，偶有完谷不化之象。近几日来，恶寒加重，周身怕冷，尤以手足厥逆为甚。体重下降，精神烦躁，中午两颧泛红。家人怕生大病，故找中医看看。

中医检查：舌苔薄水湿，舌质偏红，切脉沉细而数。辨证：手足厥冷为主，由于阴盛格阳，阳气不得温煦所为。久利清谷，可谓脾胃虚寒之象，虚寒下迫大肠为之；两颧泛红，心神烦躁，实为阴盛格阳，虚阳外越之征；脉沉细而数，系为阴盛格阳之征；苔脉皆支持阴盛格阳，真寒假热证。选方：通脉四逆汤。拟方：熟附子10g（先煎40分钟），干姜10g、炙甘草6g、黄连6g，葱白为引。服药一剂，腹泻立止，续服一剂，颧红已退，再进一剂，以资巩固，手足厥冷渐温，诸疾皆愈。

心语：少阴病为心肾之危重证候，临床颇需胆大心细，遇证不慌，果断投药，切莫前怕狼后怕虎。

黄连味苦，小量厚肠，可治泄泻。若不愈者，可易灶心土。

吐泻并发证

邱某，男，70岁。初诊：2000年1月3日。

病史：患者胃肠素虚，受寒后易闹胃肠病。前几日，因吃剩菜，导致上吐下泻，吐泻量多。汗出如油，黏腻而温，面色如土，气息奄奄。朋友介绍，急看中医。

中医检查：舌苔薄，舌质淡白，切脉沉微欲绝。患者吐泻量多，带走水分，带走热量，伤阴伤阳。目前已至阳脱阴竭之境，急宜回阳破阴，抢救生命。选方：通脉四逆汤加野山参，葱白为引。香连丸，日两次。拟方：熟附子 10g（先煎 40 分钟）、干姜 10g、炙甘草 6g、野山参 10g、葱白 15g。一剂服完，吐泻明显减轻，原方续服一剂，切脉沉，触指清晰。三剂服完，诸疾皆愈。

心语：我认为本方应有葱白，其作用为通达内外，引阳入阴。白通加猪胆汁汤可为佐证。

白通加猪胆汁汤证

1. 临证原理　同少阴病。

2. 方剂简介

（1）意义：本方是《伤寒论》治疗阴盛戴阳证的名方，后世多有发展。

（2）组成：即四逆汤去甘草，加葱白、人尿、猪胆汁而成。

（3）功用：破阴回阳，宣通上下，咸寒反佐。

（4）主治：阴盛戴阳证。《伤寒论》经文第 315 条曰："少阴病，下利脉微者，与白通汤。利不止，厥逆无脉，干呕烦者，白通加猪胆汁汤主之。服汤脉暴出者死，微续者生。"

3. 辨证论治　以《伤寒论》经文第 315 条辨证论治如下：

依据临证原理，确定"下利"为主症，"少阴病，脉微者，与白通汤。利不止，厥逆无脉，干呕烦者，白通加猪胆汁汤主之。服汤脉暴出者死，微续者生"，为性症、体征、以方测证、预后。

"下利"，属少阴虚寒证，因脾肾阳虚，阴寒偏盛，下焦不得温煦，水谷不别，下趋大肠所致。"少阴病"，是指病位脾肾，辨证属虚寒证；"脉微者"，由于少阴阴盛阳虚，推动气血无力所致；"白通汤"，"利不止，厥逆无脉，干呕烦者”，此非药不对证，而是由于阴邪过盛与阳药格拒的缘故；“白通加猪胆汁汤主之”，以方测证，当知阴盛戴阳证。治以破阴回阳，宣通上下，以消戴阳。“服汤脉暴出者死，微续者生”，脉暴出，为阳亡，预后极坏则死，脉续生者，为阳气渐复，预后好，故生。

所以综上性症、体征、以方测证、预后，可以确定“下利”为阴盛戴阳证。

病证已明，论治有据。破阴回阳，宣通上下，咸寒反佐。担此重任，自由白通加猪胆汁汤胜任。

4. 临证笔录

严重寒厥证

邱某，男，52岁。初诊：1995年6月24日。

病史：患者两足厥冷如踏冰地，寒冷透骨。从小爱色，见女滑精。见人羞于谈性，一忍再忍，不愿诊治。近年来，病情加重，似乎精液流尽，转而两足厥冷，上至背脊，寒冷透心，夏天仍穿棉衣，冬日生炉火取暖，痛苦不堪，中西药物，单方偏方，从无生效。诸医皆说此为疑难怪症。

中医检查：骨瘦如柴，难有80斤。精乃为肾所主所藏，系元阴元阳所化生，是传宗接代之根本。因此，性事是人生不可缺少的。但是，用之过多，则会伤肾，梦遗滑精，甚则无色无思，亦有滑精。这是病象，并不丢人，可治疗痊愈。证乃耗精伤液过量，不仅伤阴，亦伤阳。伤阴不守而流精，伤阳不摄而滑精。病之本在肾阳将脱，肾阴将竭。治予破阴回阳，宣通上下，佐苦寒引阳入阴。选方：白通加猪胆汁汤。拟方：熟附子20g（先煎60分钟）、干姜10g、人之晨尿300ml、猪胆汁1枚、葱白30g。一剂服完，望色心动遗精减轻，背脊怕冷缓解。再续服三剂，两足厥冷，梦遗滑精皆退。但口燥咽干，可能附子大热之缘，减为10g，再服一周，诸症尽愈。改两日一剂，续用七剂，诸疾已瘥。

心语：患者自认为可以根除，这是治性疾病的精神保证。因此建议患者加强科学文化学习，从根本上理解性事疾病；安排好生活，时时有工作干，时时有事情做，避色无事生端多虑。

真武汤证

1. 临证原理　同少阴病，太阳病。

2. 方剂简介

（1）意义：本方是《伤寒论》治疗少阴阳虚水泛证的著名方剂，后世多有发展。衍化方有姜细味真武汤、香砂真武汤、五苓真武汤、理中真武汤、桔干真武汤，还有真武汤加肉桂、黄芪、当归、杜仲、山萸肉、核桃、远志、吴茱萸、小茴香、淫羊藿、羌活、木通、淡竹叶、藿香、荆芥、蔓荆子等。

（2）组成：由熟附子、白术、茯苓、干姜、白芍，五味药而成，即附子汤去人参改干姜。临床验证，似不应去人参。

（3）功用：温肾阳、利水气。

（4）主治：少阴阳虚水泛证。《伤寒论》经文第316条曰："少阴病，二三日不已，至四五日，腹痛，小便不利，四肢沉重疼痛，自下利者，此为有水气，其人或咳，或小便利，或下利，或呕者，真武汤主之。"

3. 辨证论治　以《伤寒论》经文第316条辨证论治如下：

依据临证原理，确定"腹痛，自下利者"为主症，"少阴病，二三日不已，至四五日，小便不利，四肢沉重疼痛，此为有水气，其人或咳，或小便利，或下利，或呕者，真武汤主之"，为病位、病性、病程、性症、病理、或然症、以方测证。

"腹痛，自下利者"，由水寒之气，停蓄于里，浸渍胃肠，下迫大肠则为之。由于水寒之气，影响气血运行，不通则痛。"少阴病"是指心肾阳气本虚；"二三日不已，至四五日"说明邪气渐深，肾阳日衰，阳虚寒盛；"此为有水气"，说明邪气渐深，肾阳日衰，阳虚寒盛，水气不化，泛溢为患所致；"四肢沉重疼痛"，由于水寒之气，外攻于表，浸渍肢体而为之；"小便不利"，由于水寒之气，停蓄下焦，膀胱气化不行而为之；"其人或咳"，由于水气上逆犯肺所致；"或下利"，由于水邪下趋大肠，传导失司所致；"或小便不利"，由于下焦阳虚，不能制水所致；"或呕者"，由于水邪犯胃，胃失和降，气机上逆所致；"真武汤主之"，以方测证，当知少阴病阳虚水泛证。

所以综上所述，病位、病性、病程、性症、病理、或然症，以方测证，可以确定主症“腹痛，自下利者”为阳虚水泛证。

病证已明，论治由生。温肾阳利水气，自然为治则，以真武汤主之。

4. 临证笔录

阳虚水肿证

例一：文某，男，74岁。初诊：1995年3月17日。

病史：患者两下肢水肿3个月，加重半月。水肿时重时消，劳累时重，休息时轻，睡眠好时亦轻。以小腿下1/3处明显，扪之凹陷，肌肤凉感喜温。医院做了各种检查，结论未发现心肾、肝脾器质性疾病，不用害怕，紧张。患者又听人说，弄不好就要截肢，因此慌慌张张来看中医。

中医检查：望舌苔薄，舌质淡白，切脉沉而尺弱。两小腿下1/3处，扪之有凹陷，肌肤冰凉。证乃肾阳虚衰，水泛下肢。治以温补肾阳，以消水肿。选方：真武汤加味。拟方：熟附子10g（先煎）、茯苓30g、炒白术15g、生姜10g、白芍10g、桂枝12g。七剂服完，水肿见消，续用七剂，水肿已瘥。

心语：水肿为主症，各个性症，苔脉体征，皆可确定水肿为阳虚水泛证，辨证精确，投真武汤14剂，水肿已愈。

例二：房某，女，50岁，初诊：1995年6月24日

病史：患者四肢浮肿三年，以下肢为甚，踝以上扪之凹陷，小便量少，小腹隐痛，喜温恶寒。

中医检查：舌苔薄，舌质淡白，脉沉微，肌肤冰凉。辨证：肾阳虚衰，水饮内停。治以温阳利水，消水退肿。选方：真武汤。拟方：熟附子10g（先煎）、茯苓30g、白术30g、生姜10g、白芍12g、桂枝12g。七剂服完，下肢水肿缓解，小便增多，原方续服七剂，水肿等症，基本已愈。

心语：下肢水肿，与肺脾肾关系密切，其中脾肾更为重要，因脾主运化，肾主水，皆靠肾阳气化作用，而推动水液代谢。若由于脾肾阳虚，导致水泛为患，形成下肢水肿。治疗适用真武汤加味，效果甚佳。

大汗亡阳证

姜某，女，53岁。初诊：2002年12月24日。

病史：患者体质素虚，不耐风寒而感冒。为防缠绵不愈，发热不退，前赴医院看中医。大夫察色按脉，认为太阳伤寒证，给予辛温峻剂，麻黄汤三剂，煎好喝完，并遵医嘱，喝热粥，盖被。结果出汗太多，大汗淋漓不断。减衣被后，依然汗出如水。为时已久，周身怕冷，肌肉跳动，口渴，手足厥冷。因此转我门诊。

中医检查：舌苔薄白，舌质淡，切脉沉微欲绝，根本无浮象，手摸汗液清凉，毫无热意。证为大汗亡阳，阴液欲竭，选方：真武汤加野山参，去茯苓。拟方：熟附子12g（先煎40分钟）、生白术15g、生姜6g、野山参10g、白芍10g。药尽一剂，大汗减少，肌肉跳动亦轻。再服两剂，以资巩固疗效，诸症告愈。

心语：野山参，性味甘平，入脾肾，大补元气，生津益阴。有人说真武汤不应去人参是有道理的，临证可以证明此说。

肾阳虚水肿证

房某，女，18岁。初诊：2002年5月18日。

病史：周身水肿3年，以面目及下肢为重，时轻时重，腰膝酸楚，头晕目眩，尿检，蛋白（+~++），而且有管型，医院诊断慢性肾炎，久治不愈。

中医检查：舌苔薄白，舌质淡，脉沉，下肢扪之有凹陷，肌肤发凉。肾主水，赖肾阳气化，以推动水液代谢。脾主运化，当然参与水液代谢，由于脾肾阳虚，水液为患，而成水肿。选方：真武汤加味。拟方：熟附子12g（先煎40分钟）、生白术15g、生姜6g、党参15g、云苓15g、桂枝10g、白芍10g。水煎，服七剂，水肿已轻。原方随证加减，先后服月余，诸症皆愈。复查尿检已无蛋白、管型。

心语：因肾主水，味咸，故应少吃盐，以免影响肾主水功能，影响水肿。

肾衰竭

云某,男,50岁。初诊:2002年12月24日。

病史:患者患慢性肾炎已十余年,近三年来病情加重。肾脏功能有衰竭之象。全身水肿,下肢较重,头晕,恶心,甚时呕吐,纳谷呆滞,腰膝酸楚,小便量少。尿检:尿蛋白(++),肌酐148μmol/L,尿素氮7.5mmol/L,RBC 3.5×10^{12}/L。久治无效,转诊中医。

中医检查:大便时干时溏。慢性病容,舌苔薄白,舌质淡,边有齿印,脉沉细无力。因肾主水,赖肾阳气化,鼓动三焦,水液代谢。若肾病久衰,阳气虚耗,无以化气;水离血脉,形成水肿。概括为阳虚水泛为患,治以温阳化气,行水消肿。选方:真武汤加味。拟方:熟附子10g(先煎40分钟)、茯苓30g、白术30g、白芍12g、生姜10g、党参15g、熟大黄10g、厚朴12g、芒硝4g(冲服),水煎,早晚温服,日一剂,七服。一周消肿大半。续服七剂,水肿已退,再进七剂,诸疾皆愈。

心语:维持大便通畅是至关重要的。绝对不能使大便干燥,大便秘结,排毒即受阻;大便通畅,排毒就通畅,它决定于推动力和润滑力。适当活动,多吃青菜,按时登厕锻炼,则有利于提高大便推动力、润滑力,保证大便通畅,有利排毒,缓解水肿。

心肾阳虚证

丁某,男,50岁。初诊:2002年6月26日。

病史:患慢性支气管炎20年,肺气肿5年,肺心病2年,近来病情加重,水肿渐增,咳嗽气喘,咳痰清稀,胸闷,心悸,活动后心慌,小便量少,纳谷呆滞,四肢不温。医院诊断肺心病。经朋友介绍,前来看中医。

中医检查:舌苔薄白,舌质滑,紫黯,脉沉微欲绝。证乃心肾阳虚,水液不得气化而成水肿。痰涎壅肺而咳喘。治予温补肺心脾肾,化气利水消肿,润肺止咳平喘。选方:真武汤加味。拟方:熟附子10g(先煎)、炒白术15g、茯苓15g、生姜10g、白芍10g、党参15g、杏仁10g、清半夏9g。服完三剂,下肢水肿见消,续服三剂,心悸心慌缓解,再用七剂,咳喘得减,上方加三七块6g,服用半月,诸症已平。

心语:肺心病,主要涉及肺脾心肾四脏。心主火,肾主水,水火相济,阳气充沛,气化而消肿;肺为储痰之器,脾为生痰之源,健脾益肺,化痰止咳而平喘。因为真武汤组方全面(心肾脾肺),所以治疗肺心病疗效高。

肝硬化腹水

文某,男,70岁。初诊:1998年8月4日。

病史:患者慢性肝炎5年,嗜好饮酒,由于饮酒过多,直接伤害肝脏,病情逐渐加重,纳呆,腰酸胀。腹大如鼓,身体消瘦,下肢发凉。检查肝功,多项不正常。诊断肝硬化腹水。后转中医调治。

中医检查:慢性病容,机体消瘦。患者平卧,叩腹如鼓,侧卧,叩之可见移动性浊音,舌苔薄白,舌质淡,脉沉迟,诊断腹水无疑意。腹水为主症、性症,苔脉体征、病因病理皆支持阳虚水肿。选方:真武汤加味,健脾补肾,温阳利水。拟方:党参30g、茯苓30g、炒白术30g、生姜10g、熟附子20g(先煎40分钟)、白芍10g、桂枝12g、五味子12g。水煎服,七剂。药尽,水肿渐消,饮食增加,上方再续14剂,复查肝功,转氨酶由560单位下降至49单位,黄疸指数由60U降至10U。

心语:许多文献说明五味子有降转氨酶的作用。在我的临证中亦有此体会。向病人讲明饮酒伤肝的道理,有肝病禁止饮酒。发现饮酒者勒令出院。

慢性咳喘

邱某,男,70岁。初诊:2010年9月8日。

病史:患者慢性气管炎30余年,近几年病情加重,此发咳嗽气喘月余。每逢季节交替,遇寒则发,痰多清稀,早晨为重,咳痰完毕则轻。胸闷气喘,心悸不安,形寒肢冷,医院总是诊断为慢性气管炎。

中医检查:苔薄舌质淡白,脉沉而弱。肺主气,司呼吸。肺为储痰之器,脾为生痰之源,慢性支气管炎多由此阐述道理。临床咽喉不痛,乳蛾不红不肿,即使苔腻偏黄,舌质淡红,咳痰微黄,只要身寒肢凉,舌质淡白,脉沉而弱,亦可选方:真武汤加味。健脾益肺,温阳化痰,以止咳喘。拟方:熟附子6g(先煎)、炒白术15g、茯苓15g、生姜10g、白芍12g、党参20g、厚朴12g、杏仁10g。药进七剂,晨起咳痰变稀,气喘亦轻。煎服两月,诸症皆愈。

心语:慢性支气管炎开始多认为痰热咳嗽,其实不一定是痰热咳嗽,咽不痛,乳蛾不肿即可排除。投以真武汤,常获良效。

老年震颤

于某,男,64岁。初诊:2009年4月4日。

病史:患者老年震颤5年,逐年加重,开始头部不自主地摇动,自己感觉不到,别人问他怎么摇头呢?这才觉察。赴医院做检查,做CT、MRI未发现任何实质改变。终诊:帕金森病。询问起因,患者回忆:在这之前,因鼻子干燥,抠之,引起大出血,约有一大碗,只多不少。随后发现摇头症,并且头晕,劳累后加重。面黄肌瘦,神疲乏力,尤其怕冷,手足发凉等。此病关乎大脑,非同小可。据说看中医,补肾健脑,可治此病。

中医检查:肾主藏精,主骨生髓,髓之海为脑。因此中医衍化为许多补肾健脑方法,医治各种大脑虚损疾病。检查:舌苔薄白,舌质淡,脉沉而弱。慢性病容,不自主地摇头。本证主症为"摇头",性症、苔脉、体征及病因病理,皆可确定脾肾阳虚水泛为患。治予温补脾肾之阳,温煦筋脉,抑制摇头。选方:真武汤加味。拟方:熟附子10g(先煎40分钟)、茯苓15g、炒白术15g、生姜10g、白芍10g、党参15g、桂枝12g、大枣5枚、阿胶12g(烊化冲服)、灵磁石40g。水煎服三剂,手足发凉减轻,上方再服四剂,摇头亦轻,再服半月中药,摇头暂停。

心语:上面的临床实践只能说明补肾健脑是治疗帕金森病的一条路子,即使不能根治,暂时减轻病人的痛苦,也是有意义的。

附子汤证

1. 临证原理　同少阴病。

2. 方剂简介

(1) 意义:本方是《伤寒论》治疗阳虚寒湿身痛的名方,后世多有发展。

（2）组成：由附子、人参、炒白术、茯苓、白芍五味药而成。

（3）功用：补阳驱寒除湿。

（4）主治：阳虚寒湿身痛症。《伤寒论》经文第305条曰："少阴病，身体痛，手足寒，骨节痛，脉沉者，附子汤主之。"

3. 辨证论治　以《伤寒论》经文第305条辨证论治如下：

依据临证原理，确定"身体痛"为主症，"少阴病，手足寒，骨节痛，脉沉者，附子汤主之"，为病位、病性、性症、体征，以方测证。

"身体痛"，因证似太阳表实的麻黄汤证，但身不热，脉不浮，又不支持麻黄汤证。乃是阳虚寒湿不化，阻滞气机，故身体痛。"少阴病"，病位在心肾，病性为虚寒证；"手足寒"，因少阴阳虚，气血不通，不能温煦四肢所为；"骨节痛"，因寒湿不化，滞留肌肉关节，气血不通使然；"脉沉者"，因里阳不足，中阳之气陷而不举，鼓脉无力所为；"附子汤主之"，以方测证，当知阳虚寒湿身痛证。

所以综上所述，各个病位、病性、性症、体征，以方测证，可以确定"身体痛"为阳虚寒湿身痛证。

病证已明，论治可议。温经驱寒除湿，治则自然产生，方选附子汤主之。

4. 临证笔录

风寒湿痹证

文某，男，24岁。初诊：2004年3月3日。

病史：患关节风湿性关节炎4年，进京打工，住地下室，夏天雨大，灌水潮湿，因而得关节炎。阴天重，晴天轻。开始膝关节痛，后延肘关节亦痛。病情越来越重，怕风寒，怕潮湿，手足厥冷。前赴医院检查，最终诊断为风湿性关节炎。当时服药见轻，停药后，依然关节疼痛，甚至难以走路。经人介绍，前来看中医。

中医检查：舌苔薄白，舌质淡，脉沉而缓。步态艰难，行走跛状。下肢扪之如冰。患者居处寒湿，侵及肌肉关节，治疗不及时，久病及肾，造成阳虚，概括为阳虚风寒湿痹。治以补肾壮阳，祛寒湿止疼痛。

选方:附子汤加味。拟方:熟附子 10g(先煎 40 分钟)、炒白术 30g、茯苓 15g、白芍 10g、人参 10g、桂枝 12g。水煎服七剂,服完,膝关节疼痛减轻,原方继服七剂,上肢肘关节疼痛亦缓解,舌苔白腻厚,上方加苍术 12g,续服 15 剂,诸症皆愈。

心语:关节炎总是与风寒湿有关,投附子汤有效。若无效,熟附子改为制川草乌各 6g,先煎 40 分钟,常获良效。

脾肾阳虚证

房某,男,40 岁。初诊:2002 年 1 月 1 日。

病史:患者秉性脾肾阳虚体质,稍微饮食偏凉,大便必然溏薄,甚至水泄,腹部隐隐作痛,热饮按揉减轻,已有 9 年。近来病情加重,大便频频溏薄,时而带血,色泽淡红。神疲乏力,机体消瘦,纳谷日减,手足厥冷。

中医检查:慢性病容,气息微弱,目缘黧黑,舌苔薄白,舌质淡,脉沉而弱。《内经》曰:"肾者,胃之关也,关门不利,故聚水而从其类也。"就是说由于脾肾阳虚,气化不利,不仅可使皮肤水肿,而且可以使大便溏薄,甚至水泄。患者脾肾阳素虚,稍受寒即大便溏薄,所谓"肾者,胃之关也,关门不利"所成。治以温阳驱寒除湿,从本治之。选方:真武汤加味。拟方:熟附子 15g(先煎 40 分钟)、炒白术 30g、茯苓 30g、白芍 10g、人参 10g、灶心土 40g。香连丸 3g,每日两次。七剂服完,大便已转溏,腹痛亦轻,上方续服七剂,大便已成形,不带血色。再予两周药,诸疾皆愈,胃纳增多,体重上升。

心语:先煎灶心土,添水适量,熬 40 分钟,澄清过滤,内入诸药,然后按规定煎煮。灶心土可以温暖脾肾而止血,大便带血用之最佳。香连丸一定用小量,小量可以止泻。大量苦寒伤胃,又可致泄。

桃花汤证

1. 临证原理　同少阴病。

2. 方剂简介

（1）意义：本方是《伤寒论》治疗虚寒下利（脓血）证的名方，独占一格，后世多有发展。

（2）组成：由赤石脂、干姜、粳米而成。

（3）功用：温涩固脱。

（4）主治：虚寒下利证。《伤寒论》经文306条曰："少阴病，下利便脓血者，桃花汤主之。"

3. 辨证论治　以《伤寒论》经文第306条辨证论治如下：

依据临证原理，确定"下利，便脓血者"为主症，"少阴病，桃花汤主之"，为病位、病性，以方测证。

"下利，便脓血者"，由于肾阳虚衰，火不暖脾土，虚寒下迫大肠，故下利。下利日久，肾气愈伤，关门不利，而滑脱不禁。虚寒下利，由阴及阳，气不摄血，血肉腐熟而下利脓血，其色晦暗无光泽，腥冷不臭，喜温喜按。"少阴病"，确定病位在心肾，病性为虚寒下利；"桃花汤主之"，以方测证，当推理为虚寒下利（脓血）证。

所以综上所述，病位、病性、以方测证，可以确定主症"下利，便脓血者"为虚寒下利证。

病证一明，论治有据。温涩固脱，选方桃花汤主之。

4. 临证笔录

慢性泄泻

文某，女，50岁。初诊：2001年4月6日。

病史：患者下利脓血半年，加重月余。素有洁癖，酿成脾肾阳虚，体质耐不得一点寒冷，饮食稍凉则泄，一日十数次登厕，常常随矢气而流出黏液，气味腥冷，毫无热臭。偶带脓血，小腹隐隐作痛，喜热喜按，纳呆衰少，神疲乏力，形寒肢冷。

中医检查：慢性病容，机体消瘦。舌苔薄白，舌质淡，切脉触指冰凉，脉沉微欲绝。性症、苔脉体征皆支持虚寒下利，故概括为证乃虚寒下利。治以温涩固脱。选方：桃花汤加味。拟方：赤石脂40g、干姜10g、粳米30g、灶心土30g、诃子10g。服完七剂，下利脓血减轻，再予七剂，下利脓血半年已愈。为防复发，予香砂养胃丸、香连丸，隔日交替服 3g。

心语：《伤寒论》许多方剂看来简单，能有效吗？持怀疑态度。应该在熟读原文的情况下，反复实践，反复应用，总会步步深入，求得伤寒论妙方。

吴茱萸汤证

1. 临证原理　同少阴病。

2. 方剂简介

（1）意义：本方是《伤寒论》治疗阳虚阴盛、正邪相争证的名方，后世多有发展。

（2）组成：由吴茱萸、人参、生姜、大枣四味药而成。

（3）功用：温中祛寒，降逆止呕。

（4）主治：阳虚阴盛、正邪相争证。《伤寒论》经文第 309 条曰：“少阴病，吐利，手足逆冷，烦躁欲死者，吴茱萸汤主之。”

3. 辨证论治　以《伤寒论》经文第 309 条辨证论治如下：

依据临证原理，确定“吐利”为主症，“少阴病，手足逆冷，烦躁欲死者，吴茱萸汤主之”，病位、病性、性症、预后、以方测证。

“吐利”，由于胃中虚寒，浊阴上逆而吐；因阳虚阴盛，下迫大肠而下利。有注家说，四逆证以下利为主，吴茱萸汤证以吐为主，是有相当道理的。“少阴病”病位在心肾，病性为阳虚；“手足逆冷”，由于阳虚不能温煦四肢，故手足逆冷；“烦躁欲死者”，欲死说得严重，其实是阴邪虽盛，但阳气尚能与阴邪相争；“吴茱萸汤主之”，以方测证，当知胃中虚寒，浊阴上逆证。

所以综上所述，病位、病性、性症、预后，以方测证，可以确定“吐利”为胃中虚寒，浊阴上逆证。

病证已明，论治可谈。“温中补虚，降逆止呕”治则应运而生，选方吴茱萸汤主之。

4. 临证笔录

吐利烦躁证

耿某，女，45 岁。初诊：2009 年 1 月 1 日。

病史：患者吐利而烦躁年余，加重月余。开始恶心呕吐，怀疑早孕，但在医院检查已排除。后因饮食不洁，复又下利溏薄，小腿转筋，手足冰凉，心烦意躁，医院诊为慢性胃肠炎，给输葡萄糖、盐水，服维生素罔效，后看中医。

中医检查：舌苔薄白，舌质淡，脉沉微欲绝。辨证：慢性病容，小腹冰凉，一派寒象。证乃胃肠虚寒，胃气上逆则呕，浊阴下迫大肠则泄，虚阳浮动，上逆扰乱神志，则心烦意躁，阳虚不得温煦下肢，则抽筋，阳虚无力鼓脉，则脉沉微欲绝。治则：治以温阳祛寒，选方：吴茱萸汤加味。拟方：吴茱萸 6g、高丽参 10g、生姜 12g、大枣 5 枚、灶心土 30g。七剂服完，未料到效果特好，呕利，心烦意躁基本已愈，上方加桂枝 12g，再予七剂，手足冰凉转温，诸疾皆愈，脉象沉细尚有力。

心语：吴茱萸汤证辨证倒是简单，吐利、烦躁、抽筋，舌淡脉沉细欲绝，只要症状见两项，舌脉支持，即可确定中阳虚寒，投以吴茱萸汤即生效。

伤食呕吐证

赵某，女，30 岁。初诊：2008 年 5 月 8 日。

病史：患者开水果店，因而常食生冷瓜果，为时一长，则患胃病。开始呕吐，呕吐食物，夹有黏液，月达十余次，纳谷减少，机体消瘦，神疲乏力。每到医院，即诊胃炎。服药三四种，全然无效用。经人介绍，来看中医。

中医检查：慢性病容，机体消瘦。舌苔薄白，舌质淡，脉沉而弱，肌肤冰凉。饮食生冷，伤及脾胃，苔脉体征、性症皆确定脾胃虚寒证。治以温中祛寒，降逆止呕。选方：吴茱萸汤加味。拟方：吴茱萸 10g、高丽参 10g、生姜 10g、大枣 5 枚、姜半夏 9g。水煎服七剂，呕吐停止，舌尖见红；去生姜，继服七剂，纳谷增加，精神转佳。胸腹满闷，上方加厚朴

10g，服用七剂，胸腹满闷已愈。续用七剂，以资巩固。

心语：病人多食生冷瓜果，酿成脾胃虚寒证，治疗办法，除大夫开药外，患者勿食生冷瓜果，避免患上脾胃虚寒证，至关重要。对于复发该病，亦具有重要意义。

痰厥头痛证

邱某，男，38岁。初诊：2008年3月3日。

病史：因赴东北出差着凉而头痛2年，加重3个月。患者素有呕吐清涎病史。每着凉即头痛，以头顶为甚，头痛发作剧烈时，有撞墙轻生想法，伴有呕吐涎沫，纳谷无味，筋疲力尽，四肢厥逆。多次赴医院诊断为神经血管痉挛性头痛。中西药物没少吃，时而有效，时而无效，无奈之中，决定看中医。

中医检查：急性病容，紧锁眉头。舌苔薄白，舌质淡、水湿，脉沉微。头顶痛，吐涎沫。肢厥冷、检查、苔脉皆支持痰厥头痛，如378条所述“干呕吐涎沫，头痛者，吴茱萸汤主之”。选方：吴茱萸汤加味。拟方：吴茱萸10g、党参15g、生姜10g、大枣5枚、清半夏9g。服完三剂，头痛减半，继服四剂，头痛停止。呕吐涎沫亦愈。

心语：吴茱萸性味辛苦大热，入肝胃。凡是头顶痛，伴吐涎沫，手足厥冷，证属胃寒，肝气犯胃，投吴茱萸汤加半夏，多半见效。

黄连阿胶汤证

1. 临证原理　同少阴病。

2. 方剂简介

（1）意义：本方是《伤寒论》治疗阴虚火旺证的名方，即老年属于阴虚火旺失眠证。后世多有发展。

（2）组成：由黄连、黄芩、阿胶、鸡子黄、白芍五味药组成。

（3）功用：清心火、滋肾阴。

（4）主治：少阴病阴虚火旺证。《伤寒论》经文303条曰：“少阴病，得之二三日以上，心中烦，不得卧，黄连阿胶汤主之。”

3. 辨证论治 以《伤寒论》经文第303条辨证论治如下：

依据临证原理，确定"心中烦，不得卧"为主症，"少阴病，得之二三日以上，黄连阿胶汤主之"为病位、病性、病程，以方测证。

"心中烦，不得卧"，由于肾水素亏，邪从热化；因为肾水不足，心火亢盛，心肾不交，水火不济所为。此证常有咽干口燥，苔黄质红，少津，脉沉细数等。

"少阴病"，指出病位在心肾，病性在心肾虚衰。由于邪犯少阴，因体质不同，而易生寒化、热化两种证候，若素质阳虚，则外邪从阴化寒，而成少阴寒化证；若素质阴虚，从阳化热，而成少阴热化证；"得之二三日"，由于少阴病得之二三日，便呈现"心中烦，不得卧"，说明肾水素亏，邪从热化为之；"黄连阿胶汤主之"，以方测证，当知心肾不交。

所以综上所述，病位、病性、病程、以方测证，可以确定主症"心中烦，不得卧"为心肾不交失眠证。

病证已明，论治有据。"清心火，滋肾水"成为必然，选方黄连阿胶汤主之。

4. 临证笔录

心烦不寐证

孙某，男，30岁。初诊：2008年5月6日。

病史：患者为车工，上班因不慎手脚外伤，出血过多，导致心烦不寐2个月，加重半个月。近日，心烦不宁，夜寐辗转不眠，精神不正常，无端小事，亦能引起大怒，暴跳不已。为防精神病，前往医院检查，排除精神疾患。服药无效，欲吃中药调养。

中医检查：慢性病容，面色萎黄。舌苔薄黄，舌质红，脉沉细数。主症为失眠，性症、体征皆支持心肾不交失眠证。失血过多，导致心阴血不足，不得制约心火；外伤失血惊恐而伤肾，肾水不足，不得制约心火，终而形成心肾不交。治以清心火，滋肾阴。选方：黄连阿胶汤加味。拟方：炒酸枣仁30g、茯神15g、黄连6g、黄芩12g、阿胶12g（烊化冲服）、白芍10g、鸡子黄2枚冲服。水煎服七剂，仍不能入睡，上方加磁石粉30g，继服七剂，入眠好转。再予七剂，以资巩固。

心语：黄连阿胶汤加味治疗老年阴虚火旺证大有良效。对于辨证来说，舌红，脉细而数是必备的。此类阴虚火旺（心肾不交）证，社会上大量存在，应该作为科学研究。

水不制火证

王某，男，20岁。初诊：2008年5月10日。

病史：患者读书不多，科学知识甚少，结婚后夜夜过生理生活，不久便感到肾亏，滑精，腰痛，进而导致失眠，多梦，精神疲惫，头晕心悸等症，其母陪儿看中医。

中医检查：慢性病容，目缘黧黑，两颧泛红。舌苔薄，舌质红，脉细而数。因为心主火，肾主水，水火互济，共同维持生理。病始伤肾，导致肾阴不足，不得制约心火，心火独旺。心火旺，消灼肾阴，最终形成水火失济，心肾不交而失眠，故治则应为清心火，滋肾阴，交通心肾，选方：黄连阿胶汤加味。拟方：黄连10g、黄芩12g、阿胶10g（烊化冲服）、白芍10g、鸡子黄2枚冲服、酸枣仁40g、茯神15g、龙齿30g。连服七剂，依然失眠，甚至在床上辗转反侧，难以入睡，滑泄，腰痛，依然如故。医圣张仲景在《伤寒论》第16条曰："（临证不效）观其脉证，知犯何逆，随证治之。"我又从头审查一遍，未发现什么，原方不动，再服七剂，果然睡眠有改善，一夜可睡3~4小时。再服七剂，诸症基本已愈。舌质已润不红，脉沉不数。

注：笔者根据中国文化特色加入（临证不效）。以下同。

心语：当服药后，诸症无改善，大夫如病人，常常缺乏自信，改变治则方药。本例当属此类。正确的处理，应该遵守医圣仲景的告诫"（临证不效）观其脉证，知犯何逆，随证治之"精神，从头望闻问切，收全病史资料，再次辨证论治，如无问题，则坚持思路治疗；若有问题，则改正，重新辨证论治，选方用药。

麻黄细辛附子汤证

1. 临证原理　同少阴病，太阳病。

2. 方剂简介

（1）意义：本方是《伤寒论》治疗少阴病兼表证的名方，后世多有发展。

（2）组成：本方与麻黄附子甘草汤，均即方名之药物。

（3）功用：温经解表。

（4）主治：少阴阳衰兼风寒表证。《伤寒论》经文第 301 条曰："少阴病，始得之，反发热脉沉者，麻黄细辛附子汤主之。"

3. 辨证论治　以《伤寒论》经文第 301 条辨证论治如下：

依据临证原理，确定"反发热"为主症，"少阴病，始得之，脉沉者，麻黄细辛附子汤主之"，为病位、病性、病程、体征、以方测证。

"反发热"，由于少阴病，是里虚寒证，一般不发热，今始得之，即有发热，故曰反发热。"少阴病"，病性是里虚寒证，病位在心肾；"始得之"，即有发热，与太阳伤寒证相似，需加以辨别；"脉沉者"是少阴里虚寒证的确据，而太阳病必脉浮；"麻黄细辛附子汤主之"，以方测证，当知少阴病兼表证。

所以综上所述，病位、病性、病程、体征、以方测证，可以确定"反发热"为少阴病兼表证。辨证已明，论治当议。温经发表，应运而生。方选麻黄细辛附子汤主之。

4. 临证笔录

低血压头晕证

张某，女，20 岁。初诊：2008 年 12 月 1 日。

病史：患者头晕 3 年，加重半年。每逢期末考试，或感冒时，自感头晕，猛起两目冒金星，但无天旋地转之感，休息头晕减轻，纳谷衰少，有时恶心，神疲乏力。手足冰凉，病情时轻时重。前几日，险些晕倒，故来看中医。

中医检查：慢性病容，面色萎黄，舌苔薄，舌质淡，脉沉细。血压：90/50mmHg。头晕为主症，性症、体征一派里虚寒证，头晕可以确定为心肾阳虚，不得温养头目所致，治予温补心肾，根本消晕。选方：麻黄细辛附子汤加味。拟方：麻黄 9g、熟附子 10g、细辛 3g、炙黄芪 40g、当归15g。疗程：水煎七剂，头晕大减，余诸症亦缓解，上方继服半个月，测血压100/60mmHg，头晕已瘥，余症亦愈。为防复发，予补中益气丸。

心语：麻黄细辛附子汤加味，前者重补阳，后者重补气血。阳气升提气血，脑髓得养，头晕自消。

少阴兼表证

霍某，男，70岁。初诊：1998年2月3日。

病史：患者身体素虚，患肺心肾病多年，稍受风寒，就要感冒。现发病两天，头身疼痛，但寒无热，鼻流清涕，咳少稀痰，大便秘结，登厕良久，但服寒凉之药，而又腹泻如水。多处求医，很少有效。

中医检查：慢性病容，机体消瘦。舌苔薄，舌质淡白，脉沉而弱，但寒无热为主症，余诸为性症、体征。性症体征可以确定主症为少阴病阳虚兼表证。治以温阳解表，选方：麻黄细辛附子汤加味。拟方：麻黄9g、熟附子10g（先煎40分钟）、细辛4g、桂枝10g、白芍10g。一剂服完，微微出汗，身上舒服，继服两剂，头身疼痛已愈。三剂，诸症皆愈。

心语：有些病症，看来复杂，但是只要辨证对路，病愈也快。麻黄、附子、细辛温经解表，用桂枝之意，在于辛温通阳助之一臂之力，又用白芍恐防麻附细药性过热过燥。

甘草汤证、桔梗汤证

1. 临证原理　同少阴病。

2. 方剂简介

（1）意义：本方是《伤寒论》治疗少阴病咽痛证的名方，后世多有发展。

（2）组成：甘草汤，只有甘草一味药。桔梗汤，桔梗、甘草两味药。

（3）功用：清热利咽止痛。

（4）主治：少阴病客热咽痛证。《伤寒论》经文第311条曰："少阴病，二三日，咽痛者，可与甘草汤；不差者，与桔梗汤。"

3. 辨证论治　以《伤寒论》经文第311条辨证论治如下：

依据临证原理，确定“咽痛者”为主症，“少阴病，二三日，可与甘草汤；不差者，与桔梗汤”为病位、病性、病程、以方测证。

“咽痛者”，由于少阴经脉循喉咙，客热之邪，侵袭少阴经脉，故咽痛。“少阴病”，是指病位在心肾，病性有寒化、热化；“二三日”，说明客热之邪，侵袭少阴经脉不久，只有二三日；“可与甘草汤”以方测证，可知为客热咽痛轻证；“不差者，与桔梗汤”，若服甘草汤后，咽痛未除，甘草汤加桔梗，即“不差者”，为咽痛重证，“与桔梗汤”。

所以综上病位、病性、病程、以方测证，可以确定咽痛为客热咽痛证。

病证一定，论治可议。清热利咽，必然成为治则。方与甘草汤，不差者，若为咽喉痛重证，与桔梗汤。

4. 临证笔录

乳蛾咽痛证

王某，男，11岁。初诊：2009年5月16日。

病史：患者乳蛾肿大2年，咽痛加重一天，发热恶风，满面通红。检查：左右乳蛾肿大1cm×1.5cm，表面散布白色脓点，体温38.1℃，大便干结，医院诊断为慢性扁桃体炎急性发作。给糖盐水加抗生素，病情缓解，一周后又复发。

中医检查：急性病容，满脸通红。舌苔黄，舌质红。乳蛾肿大，如小枣大，表面满布白色脓点。综上性症、体征辨证：乳蛾红肿咽痛实热证。选方：桔梗汤加味。拟方：生甘草10g、桔梗10g、牛蒡子10g、射干6g、薄荷6g（后下）。三剂，水煎服完，咽痛缓解，发热依然，大便未通。上方加酒大黄10g（后下）、金银花15g。服一剂，大便通下，发热已退，上方去酒大黄，再服三剂，咽痛已止，乳蛾脓点消失。上方续服七剂，以资巩固。

心语：①生甘草单薄，临证常与桔梗、牛蒡子、射干、薄荷合用，效果较好。②临证只要发热与便秘并见。只要大便一下，发热随之而退。本证加酒大黄后入，便通热退。其他依辨证结果，选用不同的药物，也会取得便通热退的效果。

苦酒汤证

1. 临证原理　同少阴病。

2. 方剂简介

（1）意义：本方是《伤寒论》治疗咽伤溃疡证的名方，后世多有发展。

（2）组成：由半夏 14 枚、鸡子（去黄）1 枚、苦酒而成。

（3）功用：清热涤痰，敛疮消肿。

（4）主治：咽伤溃疡证。《伤寒论》经文第 312 条曰："少阴病，咽中伤，生疮，不能语言，声不出者，苦酒汤主之。"

3. 辨证论治　以《伤寒论》经文第 312 条辨证论治如下：

依据临证原理，确定"生疮"为主症，因"少阴病，咽中伤，不能语言，声不出者，苦酒汤主之"，为病位、病性、病因、性症、以方测证。

"生疮"，即咽部发生溃疡，引起咽痛。"少阴病"，指出病位在心肾，少阴为虚寒证，正气虚弱无力抗邪，咽中伤，发生溃疡；"咽中伤"，说明咽部受伤为病因；"不能言语，声不出者"，由于咽部发生溃疡，病势波及会厌，声带肿胀，难得振动发声而为之；"苦酒汤主之"，以方测证，当知咽部生疮，发生溃疡。

所以综上所述，病位、病性、病因、性症、以方测证，可以确定"生疮"为咽部溃疡证。

病证一定，论治可议。"清热涤痰，敛疮消肿"的治则应运而生。选方苦酒汤主之。

4. 临证笔录

声带水肿证

王某，女，20 岁。初诊：2009 年 6 月 1 日。

病史：患者突然失音两天。病人为讲解员，讲话过多，突然失音，不得语言，急护前赴医院，检查，验血，终诊：声带水肿。由于讲解时长，疲劳过度，导致声带水肿。医院给予服药打针两天。虽然病情好转，但是发音仍然困难，病人急欲恢复，又看中医。

中医检查：苔脉无异，口干无津，咽喉红肿，波及声带，难以振动，失音难语。辨证：综上所述，性症、体征、病因，可以确定声带生疮证。选方：苦酒汤加木蝴蝶10g，如《伤寒论》制备，服两剂，失音恢复如常。

心语：严格按《伤寒论》苦酒汤炮制，洗半夏6g、鸡蛋清1枚冲，另外纳入木蝴蝶10g，水煎，温服两剂，失音即复。

半夏散及汤证

1. 临证原理　同少阴病。

2. 方剂简介

（1）意义：本方是《伤寒论》治疗少阴病寒客咽痛证的名方，后世多有发展。

（2）组成：由半夏、桂枝、甘草三味药而成。

（3）功用：散寒通咽，涤痰开结。

（4）主治：少阴寒客咽痛证。《伤寒论》经文第313条曰："少阴病，咽中痛，半夏散及汤主之。"

3. 辨证论治　以《伤寒论》经文第313条辨证论治如下：

依据临证原理，确定"咽中痛"为主症，"少阴病，半夏散及汤主之"为病位、病性、以方测证。

"咽中痛"，仅此一症，难辨寒热，需从综合判断；"少阴病"，指出病位在心肾，病性可以为少阴虚寒证，亦可为实热症；"半夏散及汤主之"，以方测证，必是风寒郁闭。风寒客于少阴，循经上咽，兼痰湿阻滞经脉所为。咽痛特点，必不红肿，苔白滑润，伴有恶寒气逆，痰涎量多等证候。

所以综上所述，病位、病性、以方测证，可以确定主症"咽痛"为少阴寒客咽痛证。

病证一定，论治可议。"散寒通咽，涤痰开结"必然成为治则，选方半夏散及汤主之。

4. 临证笔录

慢性咽痛

孙某,女,49 岁。初诊:2010 年 1 月 8 日。

病史:患者体质素虚,常常感冒。经过治疗,感冒好得亦快。但是常常留下咽痛,咳吐痰涎不尽,困扰病人。严重时影响食宿。多次赴医院检查,都说是慢性咽炎,消炎,祛痰,输液虽有好转,但是不能根治。再三考虑,决定看中医。

中医检查:慢性病容,气息微弱。观咽后壁淡白,有几个滤泡,舌苔薄,舌质淡白,脉沉细。咽痛为主症,余诸皆为性症、体征,可以确定主症为寒邪客表之咽痛证,治予散寒涤痰,开结止痛。选方:半夏散及汤加味。拟方:清半夏 9g、桂枝 10g、炙甘草 6g、白芷 10g。服三剂后,咽痛果然减轻。续服四剂,诸疾得愈。

心语:这是我第一次运用半夏汤治疗咽痛证,心中无数。古人语:有是证,用是药。说得很对,咽痛为主症,自然难定性质,而性症“咳吐痰涎不尽”,体征:舌苔薄,舌质淡白,脉沉细,咽后壁滤泡少而淡白。慢性病容,气息微弱,皆为一派虚寒之象,皆可以确定咽痛为寒邪客表咽痛证,应用半夏汤有效。若信奉慢性咽炎,辨证热邪客表证,则清热解表,就不会生效。

第六章　厥阴病病证

乌 梅 丸 证

1. 临证原理　同厥阴病。主蛔厥,又主久利。目前蛔厥少,久利多。可用阳虚阴盛理论,治疗久利。

2. 方剂简介

(1) 意义:本方是《伤寒论》治疗蛔厥、久利的名方,后世多有应用发展。

(2) 组成:由乌梅、熟附子、桂枝、川椒、干姜、细辛、人参、当归、黄连、黄柏十味药组成。

(3) 功用:温清并用,疏肝健脾,扶正制蛔。

(4) 主治:蛔厥和久利。《伤寒论》经文第338条曰:"蛔厥者,其人当吐蛔。令病者静,而复时烦者,此为脏寒。蛔上入其膈,故烦,须臾复止,得食而呕,又烦者,蛔闻食臭出,其人常自吐蛔。蛔厥者,乌梅丸主之。又主久利。"

3、辨证论治　以《伤寒论》经文第338条辨证论治如下:

依据临证原理,确定"蛔厥者"为主症,"其人当吐蛔。令病者静,而复时烦者,此为脏寒。蛔上入其膈,故烦,须臾复止,得食而呕,又烦者,蛔闻食臭出,其人常自吐蛔。蛔厥者,乌梅丸主之。又主久利",为病因、性症、病理、以方测证。

"蛔厥者",由于蛔虫窜扰,阴阳气不相顺接,阳气不能温煦四肢,故厥逆。"其人当吐蛔",说明曾有蛔虫史;"令病者静,而复时烦者",由于脾虚肠寒,蛔虫不耐环境内扰上窜,上腹剧痛,而使病者心烦不宁;"此为脏寒",实为脾虚肠寒;"蛔上入其膈,故烦",由于蛔虫扰乱心神，故烦；“须臾复止”，若蛔虫内伏不扰，则痛止烦停；“得食而呕”，由于患者进食，谷气壅滞不通，胃气上逆为之；“又烦者，蛔闻食臭出，其人常自吐蛔”，由于蛔虫受食味引诱，在此扰动，故心烦常随胃气上逆而吐蛔；“乌梅丸主之”，以方测证，当知脾虚肠寒证；“又主久利”，尚能治疗寒热不调的久利。

所以综上所述，病因、性症、病理、以方测证，可以确定主症“蛔厥”为阳虚阴盛证。

病证已定，论治可议。“温热并用，缓肝调脾，扶正制蛔”必为治则，选方乌梅丸。

4. 临证笔录

慢性下利证

文某，男，12 岁。初诊：2009 年 3 月 8 日。

病史：患者素质阳虚，脾胃尤虚，饮食稍凉，大便立刻溏薄，甚至水泄，胃中嘈杂，肠鸣不已。过去，其母自配干连丸（干姜、黄连），一服便效。不知何故，近来服之无效，腹泻如水，一日数十次，连泄三日。故前来看中医。

中医检查：舌苔薄，舌质淡白，脉沉无力。慢性病容，两目深陷，肌肤冰凉。证乃脾肾阳虚，气化不利，水停下焦，下迫大肠致泄。选方：乌梅丸二十粒，每日三次。连服三日，水泄已愈。

心语：慢性腹泻，属于脾肾阳虚者，选择看中医，只要辨证准确，服中药肯定有效。本例为儿童，服汤剂相当困难，故选丸剂服之。

乙状结肠炎

郑某，男，50 岁。初诊：2010 年 9 月 8 日。

病史：患者大便溏薄三年，每日三至六次，时轻时重，甚时泄下如水状，多与生气、饮食有关。此发十天，并伴右小腹隐痛，纳谷衰少，体重减轻 3kg。前赴医院检查，终诊：慢性结肠炎。中西药物，服了很多，基本无效。朋友建议看中医。

中医检查：舌苔薄腻微黄，舌质嫩红，脉小弦而滑。慢性病容，左侧少腹扪之隐痛不减轻。正赶上患者登厕,顺便望之,泄下如水。辨证:泄下如水为主症,性症、苔脉体征,皆可确定主症为虚实寒热错杂之久利证。治予寒热并用,健脾补肾扶阳。选方:乌梅汤。拟方:乌梅10g、黄连6g、黄柏10g、川椒6g、熟附子10g(先煎40分钟)、细辛3g、桂枝12g、干姜10g、党参15g、当归12g。水煎服七剂,泻水转溏,上方加诃子6g,续服七剂,大便基本成形,诸症亦愈。为巩固疗效,予理中丸调理。

心语:若应用乌梅丸不能止泻,可加入灶心土30g,常常能取效,因其性味辛而微温,入脾胃,可以温中治疗脾胃虚寒证,以土补土常获奇效。

干姜黄芩黄连人参汤证

1. 临证原理　同厥阴病及太阳病。

2. 方剂简介

(1)意义:本方是《伤寒论》治疗脾寒胃热寒热相格证的名方。后世多有发展。以姜芩连参汤为主,加味应用。

(2)组成:内有姜芩连参四味药。

(3)功用:辛温补阳,苦寒泻降。

(4)主治:脾寒胃热证。《伤寒论》经文359条曰:"伤寒本自寒下,医复吐下之,寒格更逆吐下,若食入口即吐,干姜黄芩黄连人参汤主之。"

3. 辨证论治　以《伤寒论》经文第359条辨证论治如下:

依据临证原理,确定"若食入口即吐"为主症,"伤寒本自寒下,医复吐下之,寒格更逆吐下,若令入口即吐,干姜黄芩黄连人参汤主之",为伤寒误治、性症、病理、以方测证。

"若食入口即吐",由于胃热气逆为之。应伴口干而苦,胃脘饥嘈,苔黄质红等。"伤寒本自寒下",是指治前曾有脾虚下利证候;"医复吐下之",正因本有脾寒,医者不解病史,治以吐下,使脾阳更虚,复使吐下,脾虚进而加重,医圣仲景提醒后人,不要被胃热所迷惑;"寒格更逆吐下”，由于脾寒胃热相格拒，胃热上逆则吐，脾气下陷则下利；“干姜黄芩黄连人参汤主之”，以方测证，当知脾寒胃热证。

所以综上所述，伤寒误治、性症、病理、以方测证，可以确定“食入口即吐”为脾寒胃热，寒热格拒证。

病证确定，论治可议。“辛温补阳，苦寒泄降”，治则应运而生，选方干姜黄芩黄连人参汤主之。

4. 临证笔录

饥饿腹痛证

孙某，男，48 岁。初诊：2009 年 5 月 1 日。

病史：上腹饥饿疼痛证 4 年，时轻时重。2 周前因在饭店吃饭，上腹部疼痛复发。每到饭前饥饿时，上腹剧疼或刺痛，进食则缓解上腹疼痛，喜温，伴胃泛酸，灼热疼痛。医院饮钡拍片，诊断为慢性胃炎并溃疡。服药虽能缓解上腹疼痛，但不能根除。为寻求根治，故看中医。

中医检查：舌苔薄黄，舌质红，脉小弦而数。上腹扪热，拒按，小腹冰凉。上腹疼痛为主症，性症、体征可以确定寒热错杂，脾寒胃热证，且兼瘀阻。治以补脾温中，清胃止痛，寒热并用。选方：干姜黄芩黄连人参汤加味。拟方：干姜 6g、黄芩 12g、黄连 10g、党参 15g、煅瓦楞 30g、制元胡 15g。服七剂，上腹饥饿时疼痛减轻，上方继服七剂，上腹痛止。舌苔黄腻，舌质红，依然如故，上方去干姜，续服七剂，诸症皆愈。

心语：半夏泻心汤、姜芩连参汤方义极相近，皆为寒热并用，效果亦好，可见寒热错杂证是客观存在的。临证要面对病证。脾寒胃热，就要投药寒热并用。

慢性腹泻证

邱某，男，20 岁。初诊：2009 年 6 月 6 日。

病史：患者腹泻半年，时轻时重，小腹隐隐作痛。此次因吃自助餐而犯病七天，上腹胀满，时而恶心，汤水不进，胃中泛酸，灼热疼痛，呃气热臭。近三日来，腹泻加重，泄下如水，日达二十余次，小腹扪之冰凉，喜温喜揉。

中医检查：慢性病容，两目深陷，舌苔薄黄，舌质偏红，脉小弦而数。吃自助餐，饮食过多，腐熟郁滞，导致胃热，素有腹泻。近来，饮食不当，伤脾加重，导致脾寒胃热证。治以寒热并投，选方：姜芩连参汤加味。拟方：干姜6g、黄芩12g、黄连10g、党参15g、清半夏9g、鸡内金12g。水煎服，七剂未完，腹泻而止。再予四剂，胃已得适，诸症皆愈。

心语：拟方芩连苦寒清热，姜夏辛开苦降，两者配伍相得益彰。党参替代人参，功在健脾和胃，而人参却具有大补元气，而且生津，是为特色。鸡内金不仅能消面积、肉积、油积，而且能健脾和胃。六药相配，温脾寒，清胃热，以收功。

当归四逆汤证

1. 临证原理　同厥阴病。

2. 方剂简介

（1）意义：本方是《伤寒论》治疗血虚寒凝致厥证的名方，后世多有发展。

（2）组成：由当归、桂枝、芍药、细辛、通草、大枣、甘草、七味药而成。

（3）功用：养血通经，温经散寒。

（4）主治：血虚寒凝致厥证。《伤寒论》经文第351条曰："手足厥寒，脉细欲绝者，当归四逆汤主之。"

3. 辨证论治　以《伤寒论》经文第351条辨证论治如下：

依据临证原理，确定"手足厥寒"为主症，性症为"脉细欲绝者，当归四逆汤主之"，为体征，以方测证。

"手足厥寒"，是说肢厥较轻，因为一是仅言手足，而未及四肢；二是言"厥寒"，而未曰"厥冷"，故说"肢厥较轻"，由于血虚寒凝，四肢失于温养，故手足厥寒。"脉细欲绝者"，由于心主血脉，血虚寒凝，不得充盈于脉中,故脉无力,故脉沉细欲绝;“当归四逆汤主之”,以方测证,当知血虚寒凝证。

所以综上所述,体征、以方测证,可以确定“手足厥寒”为血虚寒凝证。

病证已定,论治可议。“养血通经,温经散寒”,必成治则,选方当归四逆汤主之。

4. 临证笔录

手指木痛证

孙某,女,27岁。初诊:2009年7月8日。

病史:患者生产失血过多,引致头晕,目冒金花,心悸心慌,神疲乏力。产后20天,因洗东西,两手发麻,手指不见血色,阵阵木痛。其母说这是月子病,应看中医。

中医检查:两手苍白,无有血色,扪之发凉,舌苔薄,舌质淡白,脉细欲绝。患者由于生产失血过多,导致血虚症状;复又洗衣,寒凝血滞而见两手苍白之发凉木痛。总之,证乃血虚手足寒凝厥逆木痛,治以温经散寒,养血通脉。选方:当归四逆汤加味。拟方:当归15g、白芍10g、桂枝12g、细辛4g、通草6g、甘草10g、大枣5枚,熟附子10g(先煎)、阿胶12g(烊化冲服)。水煎服七剂,两手麻木减轻,疼痛缓解,上方续服七剂,两手麻痛已愈。但是大便量少,能解,上方加黄芪40g、当归改为30g。继服七剂,大便增多。

心语:当归必须用大量,因为现在都是农家生产,药效低下,故用大量。目前从临床上看,用量15~30g,并未发现不利现象。若见大便量少,解便困难,应用黄芪40g,配合当归30g,用以补养气血,加强推动力,润滑力,通便效果更好。

阳虚血瘀证

王某,男,45岁。初诊:2010年9月8日。

病史:患者患有“血栓闭塞性脉管炎”,四方求医,久治罔效。朋友推荐看中医,吃中药,效果好。病人赴莫斯科工作,饱受严寒,寒气下受，侵入经络，寒凝而血滞，日久阻塞经脉，阳气不能布达下肢，故下肢足部冰凉，麻木疼痛，得温木痛减轻，逢冷加重，行走受阻，小腿抽筋，甚则呈跛行状。

中医检查：舌苔薄，舌质淡白，两侧紫黯，寸口脉沉细尺弱，趺阳脉未触及。慢性病容，呈跛行状。证乃阳虚血瘀证，治予温经活血化瘀。选方：当归四逆汤加味。拟方：当归 30g、白芍 12g、桂枝 12g、细辛 6g、通草 6g、甘草 10g、大枣 5 枚、黄芪 30g、熟附子 10g（先煎）、吴茱萸 6g。水煎服七剂，下肢有热流向上移动，上方继服七剂，下肢木痛缓解，再予 2 周药，走路已正常，恢复上班。

心语：本例患者为血栓闭塞性脉管炎，预后较差。但是，按中医理论，辨证为阳虚血瘀证，投以当归四逆汤加味，患者病情逐渐好转，乃至康复上班，这不能不说是“中医神奇”。

四逆散证

1. 临证原理　同厥阴病。

2. 方剂简介

（1）意义：本方是《伤寒论》治疗肝胃气滞阳郁致厥证的名方，后世多有发展。

（2）组成：由柴胡、芍药、枳实、甘草四味药而成。

（3）功用：疏肝和胃，透达郁阳。

（4）主治：肝胃气滞阳郁致厥证。《伤寒论》经文第 318 条曰：“少阴病，四逆，泄利下重，其人或咳，或悸，或小便不利，或腹中痛，四逆散主之。”

3. 辨证论治　以《伤寒论》经文第 318 条辨证论治如下：

依据临证原理，确定“泄利下重”为主症，“少阴病，四逆……其人或咳，或悸，或小便不利，或腹中痛，四逆散主之”，为病位病性、性症、或然症、以方测证。

“泄利下重”，此为辨证要点，因肝木克脾土，导致中寒气滞郁阳不能通透所为。以上为主症，其下为或然症。“少阴病”，病位在心肾，病性为寒化证、热化病；“四逆”，由于肝胃气滞，气机不畅，阳郁于里，不能通达四肢为之；“其人或咳”，由于肺寒气逆所致；“或悸”，由于心阳不足而作；“或腹中痛”，由于寒凝于里，气机不通而为之；“四逆散主之”，以方测证，当知肝胃气滞；“少阴病”，因为“厥阴病”“少阴病”共有“四逆”，放在厥阴篇，目的是加以鉴别。厥阴病指明病位在肝、心包络。

所以综上所述，病位、病性、性症、或然症，以方测证，可以确定“泄利下重”为肝胃气滞，阳郁致厥证。

病证已定，论治可议。“疏肝和胃，透达郁阳”必成治则，方选四逆散主之。

4. 临证笔录

手足逆冷证

丁某，女，15岁。初诊：2011年3月8日。

病史：6天前放学回家，途中淋雨，发热面红，头身沉痛，口燥干苦，胃热渴饮，大便偏干，小便短赤。但是昨起手足发凉，而身热不退依然，测体温38.5℃，母亲害怕病有变故，故前来看中医。

中医检查：急性病容，面红气促。舌苔黄，舌质红，脉弦有力。若论四逆少阴病、厥阴病，皆可见之。少阴病厥逆多为阳虚，不能达于四肢所致。与厥阴病四逆迥然不同，此条复提出，其义是加以鉴别本证四逆为主，发热、面红，胃热渴饮，舌苔黄，舌质红，脉弦有力等性症体征，皆可确定四逆为肝胃气滞，阳郁致厥。治予疏肝和胃，透达郁阳。选方：四逆散加味。拟方：柴胡12g、白芍10g、枳壳10g、甘草6g、厚朴10g、桂枝6g。予三剂，服一剂，发热已退（36.8℃），续服两剂，手足得温，再予四剂，以资巩固，余诸症皆愈。

心语：辨证四逆，多为阳虚，此时观察舌色，脉象十分重要，舌质红，主热，脉弦有力为肝气充实，易于犯胃。四肢厥冷为阳郁暂且不能温煦四末，故四逆。原方加厚朴、桂枝，意在调理肝胃，通达郁阳，温煦四末。

白头翁汤证

1. 临证原理　同厥阴病。

2. 方剂简介

（1）意义：本方是《伤寒论》治疗厥阴热利证的名方，后世多有应用发展。

（2）组成：由白头翁、黄连、黄柏、秦皮四味药而成。

（3）功用：清热燥湿，凉肝解毒。

（4）主治：厥阴热利证。《伤寒论》经文第371条曰："(厥阴病）热利下重者，白头翁汤主之。"

3. 辨证论治　以《伤寒论》经文第371条辨证论治如下：

依据临证原理，确定"热利下重者"为主症，"白头翁汤主之"为以方测证。

"热利下重者"，《伤寒论》中的下利，包含泄泻和痢疾两种。本证所指"热利"，乃是热性痢疾，即《内经》之"肠澼"。由于肝胃之热，下迫大肠，湿浊热腐滞于魄门，故患者感觉里急后重。"厥阴病"是指病变部位在足厥阴肝经和手厥阴心包经，病理为"阴尽阳生，未及而复返"，病证有寒化热化之象。"白头翁汤主之"，以方测证，当知厥阴热利证。

所以综上所述，以方测证，可以确定"热利下重者"为厥阴热利证。

病证一定，论治可议，"清热燥湿，凉肝解毒"成为治则，选方白头翁汤主之。

4. 临证笔录

慢性痢疾

邱某，男，60岁。初诊：2011年11月1日。

病史：患细菌性痢疾11年，反复发作，中西药服用不少，但从未根除，每年夏秋季节气候骤变时，由于吃不洁食物，或苍蝇爬过的食品，必致痢疾复发。此发十天，下利赤白，带有黏冻，脐周疼痛，里急后重,日解十次,口苦口臭,饮食减少,心烦意乱,生活难以支撑,故前来看中医。

中医检查:慢性病容,面黄肌瘦,舌苔薄,舌质光红,脉沉细数。辨证:痢疾以“里急后重,下利赤白”为特点,由于久利伤及阴血,湿热夹滞交阻大肠,乃为休息痢之重证。治以清热化湿,补养气血,扶正治本。选方:白头翁汤加味。拟方:白头翁 10g、秦皮 10g、黄连 6g、黄柏 6g、当归 12g、木香 6g。服用三剂,大便日解三五次,里急后重亦轻,上方继用七剂,大便已成形,纳谷增加。舌质光红已退,脉沉尚有力,再予香连丸 3g,每日两次,以资巩固。

心语:香连丸只可用小量,不可用大量。小量黄连味苦,可健胃固肠,大量泻胃火,则伤胃肠。

阿米巴痢疾

夏某,男,18 岁。初诊:2013 年 8 月 7 日。

病史:患者为广西农村人,患阿米巴痢疾 3 年,时轻时重,今年较重。今年夏天,因吃不洁净的蔬菜而发病,开始即腹泻,下利黏液脓血便,状如果冻,伴有发热 38.5℃,小腹阵发痉挛性腹痛。机体消瘦 3kg,神疲乏力,读书中断。在当地医院诊断为阿米巴痢疾,应用甲硝唑、喹碘等药,虽然症状缓解,但不能除根,故特意来京寻方。

中医检查:苔薄腻,舌质红,脉小弦数,神色无光,机体消瘦。证乃湿热痢疾,阴血已虚。选方以白头翁汤加味,清化湿热,补血育阴。拟方:白头翁 15g、秦皮 15g、黄连 10g、黄柏 10g、椿根皮 15g、黄芪 40g、当归 15g、白及 6g。水煎服三剂,果酱色大便变浅,腹痛亦轻,前方继服七剂,发热退净,腹痛已止,上方加焦三仙各 12g,再服七剂,饮食倍增,神色露悦。苔薄质润,脉弦不数。并嘱:上方间断服用三周,隔一周服一周,以防复发。

心语:中医治的是病证,而不是西医学的一个病种。中医有关病的概念是在机体里虚的条件下,病因作用人身,打破机体的相对平衡,而发生一系列的症状和体征。根据五脏六腑及其经络学说的原理,运用辨证、逻辑推理的方法,求得疾病在某阶段的寒热虚实,结合病位,概括为病证，即可提出治疗手段（用药、针灸、按摩等）实施治疗。若是不能求得病证的寒热虚实，结合病位，概括出病证，则不能实施治疗。如本病证，不知是湿热痢疾，则无法施治。

若以西医眼光看，只要知道是什么病，就可施治。当然，中西医皆称病为病，但是其意义是有些不同的。

第七章　霍乱病病证

四逆加人参汤证

1. 临证原理　同胃肠病。

2. 方剂简介

（1）意义：本方是《伤寒论》治疗霍乱亡阳脱液证的名方，后世多有发展。

（2）组成：由附子、干姜、甘草、人参四味药而成。

（3）功用：回阳救脱，益气生津。

（4）主治：霍乱亡阳脱液证。《伤寒论》第385条曰："恶寒，脉微而复利，利止亡血也，四逆加人参汤主之。"

3. 辨证论治　以《伤寒论》经文第385条辨证论治如下：

依据临证原理，确定"而复利，利止"为主症，"恶寒，脉微，亡血也，四逆加人参汤主之"为性症、体征、病理，以方测证。

"而复利，利止"，由于阳虚阴盛，已至阳衰危之时，下迫大肠，故复利，又因阳气衰微，津液内竭，无物可下，故利止。"恶寒，脉微"，由于阳虚不得温煦，鼓脉无力而为之；"亡血也"，由于阳气衰微，不得气化，造成生津匮乏，血液化生无源，故曰"亡血也"；"四逆加人参汤主之"，以方测证，逻辑推理，当知亡阳脱液证。

所以综上所述，性症、体征、病理、以方测证，可以确定"而复利，利止"为亡阳脱液证。

病证已定，论治可议。"回阳救脱，益气生津"必成治则，选方四逆加人参汤主之。

4. 临证笔录

亡阳脱液证

崔某，男，25岁。初诊：2012年1月1日。

病史：患者体质素虚，正值夏季，极易出汗。医院药剂科中药房盘点，缺少人手，抽其进中药房帮忙。进药库不到30分钟，满身是汗，浸透衣服。赴宿舍换衣服两次，再回药库，又是一身汗。同志们建议，把他换下去。正在要换他时，他却晕倒了，速送门诊。诊断：脱水休克。家属见大夫年轻，不放心。要求中医会诊。

中医检查：病人躺在床上，气息微弱，神志似清似昏，口干舌燥，舌苔薄，舌质红，脉沉细数，汗液已无，手足发凉。测血压90/46mmHg，证乃亡阳脱液证。急投四逆加人参汤加味。拟方：熟附子10g（先煎）、干姜10g、甘草6g、吉林参10g、桂枝10g。一剂，水煎服完，神志已清，再续服一剂，血压回升，100/70mmHg，为巩固疗效，予西洋参3g、太子参3g，泡水代茶饮。并嘱其喝淡盐水。

心语：夏季预防中暑昏厥十分重要。对于汗液，检查，分析十分重要，初期汗液温，中期汗液变凉，末期汗出如油。初期阳气基本如常，中期汗水带走热量，导致阳虚，末期继续出汗，丧失水分过多，汗液变黏稠，渐至液竭。

胃溃疡出血

邵某，男，38岁。初诊：2012年1月28日。

病史：患胃溃疡5年，此发呕血3天，因吃饭过饱所致，开始上腹胀满，烧心，泛酸，突然胃脘剧痛，随之口吐鲜血，量多盈盆。体重突降2kg，神疲乏力，头晕，心慌气短。急送医院，经过检查，终诊胃溃疡大出血。经过输液，打针服药，病情得到控制。家属要求除病根，看中医，吃中药。

中医检查：面无光泽，气息微弱。舌苔薄，舌质紫黯，脉沉细而数。血压80/50mmHg。胃出血为主症、性症、苔脉体征，医院检查资料皆可确定：阳随血脱。选方：四逆加人参汤加味，温阳救逆，益气生津。拟方：吉林参 10g、熟附子 10g（先煎）、炮姜炭 10g、甘草 6g、白及 10g。水煎服三剂，出血已停。烧心、腹胀疼痛依然。上方加煅瓦楞 30g，服七剂，胃脘烧心，胀痛亦减，再予七剂，诸症皆愈。

心语：加白及旨在止血，煅瓦楞制酸止痛，干姜用炮姜炭，既温胃，又止血。平时吃饭要做到"细嚼慢咽"，饮食不可过饱，多食烤焦之馒头片，可促使胃溃疡愈合。此为民间验方，用之有效。

理中丸证

1. 临证原理　同霍乱病，太阴病。

2. 方剂简介

（1）意义：本方是《伤寒论》治疗表里寒热证的名方，后世多以脾胃虚寒证论治衍变发展。如附子理中汤、治中汤、理中化痰丸、补中汤、温胃散、均为《证治准绳》方。加味理中汤、枳实理中汤，为《和剂局方》方。和中汤为东垣方，五君子汤、六味回阳饮为《景岳全书》方，理中降痰方为《沈氏尊生》方，连理汤为《张氏医通》方，温脾汤为《千金方》方，茵陈术附汤为《医学心悟》方，理中安蛔汤为《万病回春》方，四君子汤为《局方》方。

（2）组成：由人参、白术、甘草、干姜四味药而成。

（3）功用：健脾补气、温中散寒。

（4）主治：霍乱表里寒热证。《伤寒论》第 386 条曰："霍乱，头痛发热，身疼痛，热多渴欲饮水者，五苓散主之；寒多不用水者，理中丸主之。"

3. 辨证论治　以《伤寒论》经文第 386 条辨证论治如下：

依据临证原理，确定"不用水者"为主症，"霍乱，头痛发热，身疼痛，热多渴欲饮水者，五苓散主之。寒多，理中丸主之"为病位病性、性症、病理、以方测证。

"不用水者"，由于吐利较甚，说明在阴分，太阴阳虚，中焦虚寒，寒湿内盛，不得运化所为。"霍乱"，以吐利为主要症状，病位在脾胃，病性为寒湿；"头痛发热，身疼痛"，说明兼有表证，是表里同病；"寒多"，由于吐利较甚，说明在阴分，太阴阳虚，中焦虚寒，寒湿内盛为之；“理中丸主之”，以方测证，逻辑推理，当知脾胃虚寒证。

所以综上所述，病位、病性、性症、病理、以方测证，可以确定“不用水者”为表里寒证。

病证已定，论治可议。“温中散寒，外疏内补”，必成治则，方选理中丸主之。

4. 临证笔录

虚寒痢重证

孙某，男，42 岁。初诊：2012 年 3 月 14 日。

病史：患者冷痢 5 年，时轻时重，此发半月。病起腹痛，进而下利，状如白冻，清澈如涕，形寒肢冷，喜温喜按等。久治不愈，中西药物没有少吃，但无从根除。据说中医看此病。

中医检查：慢性病容，骨瘦如柴。舌苔薄，舌质淡白，六脉沉细。证乃脾胃虚寒。下痢白冻为主症，一派虚寒性症、体征，皆可确定虚寒久痢，治予温中散寒，健脾和胃。选方：理中丸加味。拟方：党参 15g、白术 15g、干姜 10g、炙甘草 6g、黄连 6g、熟附子 6g（先煎）。水煎服三剂，下痢量少，腹痛亦轻，但口干舌燥，上方去熟附子，加炒薏米 15g，继服七剂，诸症皆除。予理中丸、香连丸交替服用，以资巩固。

心语：服用理中汤，燥热之性强，开始服用尚可，为时已久，多半口干舌燥，盛热耗津，此时可撤干姜，附子亦不用，可加炒薏米缓解。

吐泻并作证

邱某，男，18 岁。初诊：2012 年 3 月 17 日。

病史：患者呕吐泄泻证月余，前赴医院，系统检查诊断：慢性胃肠炎，经过输液，抗生素等治疗，病情好转。但是，由于恣食生冷、油腻之品，病情复发，上则呕吐食物，下则腹泻稀便，一日吐泻，少则五六次，多则达十余次，机体锐瘦，四肢转为冰凉，两小腿交替抽筋，其苦难忍。其母陪护看中医。

中医检查：舌苔薄，舌质淡白，六脉沉细。吐泻日久，良由恣食生冷，损伤脾胃，渐至中焦虚寒。吐泻并伤，伤阳不得温煦四末，故小腿抽筋。治以温中散寒，健脾燥湿。选方：理中汤加味。拟方：党参 15g、白术 15g、干姜 10g、炙甘草 6g、清半夏 9g，香连丸 6g（包煎），水煎服三剂，吐泻已止，但是不思饮食，上方加焦三仙各 12g，继服七剂，胃纳增加。为巩固疗效，香砂养胃丸、香连丸各 3g，每日两次，交替服用。

心语：患者治好病，总怕病情复发，因此常以丸药，巩固疗效，予一种或者两种交替服用。

通脉四逆加猪胆汁汤证

1. 临证原理　同霍乱病（即胃肠病原理）。

2. 方剂简介

（1）意义：本方是《伤寒论》治疗阳亡阴竭证的名方，后世多有发展。

（2）组成：由附子、干姜、甘草、猪胆汁四味药而成。

（3）功用：回阳救逆，益阴和阳。

（4）主治：阳亡阴竭证。《伤寒论》经文第 390 条曰："吐已下断，汗出而厥，四肢拘急不解，脉微欲绝者，通脉四逆加猪胆汁汤主之。"

3. 辨证论治　以《伤寒论》经文第 390 条辨证论治如下：

依据临证原理，确定"汗出而厥"为主症，"吐已下断……四肢拘急不解，脉微欲绝者，通脉四逆加猪胆汁汤主之"，为吐利虽止，性症、体征、以方测证。

"汗出而厥"，由于吐利，丢失水液过多，带走热量过多，不仅伤阳亦伤阴，进而亡阳不得温煦四肢，故汗出而厥。"吐已下断"，由于吐利丢失水液过多，散失热量过多，不仅伤阳，同时阴液涸竭所为；"四肢拘急不解"，由于汗出阳衰不得温煦四肢而厥，进而亡阳，四肢拘急不轻；"脉微欲绝者"，竭阴而气血大伤，无以充脉，亡阳推动血脉无力而为之；"通脉四逆加猪胆汁汤主之"，以方测证，逻辑推理，当知阳亡阴竭证。

所以综上所述，为吐利虽止、性症、体征、以方测证，可以确定"汗出而厥”为阳亡阴竭证。

病证已定，论治可议。“回阳救逆，益阴和阳”，必成治则，选方通脉四逆加猪胆汁汤主之。

4. 临证笔录

文某，男，78岁。初诊：2012年5月16日。

病史：身体素虚，又不养生，饮食生冷，导致吐泻，量多惊人，四肢厥逆，时而转筋，两目实陷，气息奄奄，血压逐降，命在旦夕。急诊科速给糖盐水，升压药等，总算好转，家属要求中医会诊。

中医检查：气息微弱，病情危急，脉微欲绝，手足冰凉。辨证：亡阳阴竭证。选方：通脉四逆猪胆汁汤。拟方：野参汤10g，独煎，鼻饲。一小时后，病人清醒，问在何处。续给炮附子20g、干姜20g、生甘草20g、一剂。药煎好，纳入猪胆一枚，约50ml，病人慢慢服完。60分钟后，病人手足渐温。

心语：重病人，行抢救，中医不是没派场，而是大有用处。领导支持，病家请求，中西医结合，各用其长，对病人确有好处。

第八章　阴阳易差后劳复病病证

枳实栀子豉汤证

1. 临证原理　同劳复病发病原理。

2. 方剂简介

（1）意义：本方是《伤寒论》治疗大病差后劳复（发热、心烦）证的名方，后世多有发展。

（2）组成：由枳实、栀子、豆豉三味药而成。

（3）功用：清热除烦，宽中行气。

（4）主治：劳复证。《伤寒论》经文第393条曰："大病差后劳复者，（发热心烦）枳实栀子豉汤主之。"（"发热心烦"由李培生先生推敲加上的）

3. 辨证论治　以《伤寒论》经文第393条辨证论治如下：

依据临证原理，确定"发热心烦"为主症，"大病差后劳复者，枳实栀子豉汤主之"，为病因、以方测证。

"发热心烦"，由于大病新差后，正气尚虚，脾胃不和，气血未复，阴阳未平，余热未清。因此，谨慎起居，调节饮食，以期早复，若妄动作劳，病则复发，故发热。余热未清，干扰心神，故心烦。"大病差后劳复者"，由于大病新瘥，不擅调养，极易患得劳复证。"枳实栀子豉汤主之"，以方测证，逻辑推理，当知劳复证。

所以综上所述，病因、以方测证，可以确定"发热心烦"为劳复证。

病证已定，论治可议。"清热除烦，宽中行气"必成治则，选方枳实栀子豉汤主之。

4. 临证笔录

余热未清证

张某，男，26 岁。初诊：2012 年 6 月 8 日。

病史：患左上肺炎十天，刚刚出院两天。傍晚发热 38.1℃，心烦，胸腹难受，其苦难言，咳吐稀痰，晨起加重，不思饮食。中医望苔切脉，认为肺热未尽，邪热炽盛，死灰复燃，又给寒凉清肺之品，致使肺余热更甚，咳痰更重。复加病人不解大病之后，应当谨慎行事，不该行房过度，形成劳复病。住院出院，又患劳复证，引起患者关注，更换医者。

中医检查：舌苔薄腻，舌质偏红，脉小弦而滑。证乃大病之后，余热未清，治以枳实栀子豉汤加味，清热除烦，行气化痰。选方：枳实栀子豉汤加味。拟方：枳实 10g、栀子 6g、豆豉 12g、清半夏 9g、厚朴 12g。水煎服三剂，发热已退（36.9℃），上方去厚朴，加川贝 6g，服四剂，咳痰已愈，胸腹得适。

心语：年轻人大病之后，需要谨慎行事，勿要房事过度，警惕劳复病。

竹叶石膏汤证

1. 临证原理　同劳复病原理。

2. 方剂简介

（1）意义：本方是《伤寒论》治疗大病差后余热未清气阴两伤证的名方，后世多有发展。

（2）组成：由竹叶、石膏、半夏、麦冬、人参、粳米、甘草七味药而成。

（3）功用：清虚热，益气阴。

（4）主治：气阴两伤，余热未清证。《伤寒论》经文第 397 条曰："伤寒解后，虚羸少气，气逆欲呕，竹叶石膏汤主之。"

3. 辨证论治　以《伤寒论》经文第 397 条辨证论治如下：

依据临证原理，确定"少气，气逆欲呕"为主症，"伤寒解后，虚羸，竹叶石膏汤主之"为伤寒解后，病理、体征、以方测证。

“少气”,是指少气不足以息,由于耗气损液而成。“气逆欲呕”,大病之后,中气未复,胃气上逆为之。“伤寒解后,虚羸”,病起伤寒,热病解后,虽大病已退,但气液两伤,余热未清,其津液损伤,不得滋养身体,故羸瘦。“竹叶石膏汤主之”,以方测证,逻辑推理,当知余热未清,气阴两伤证。

所以综上所述,为伤寒解后,病理、体征、以方测证,可以确定“少气,气逆欲呕”为气阴两亏证。

辨证已明,论治可议。“清虚热,益气阴”必成治则。选方竹叶石膏汤主之。

4. 临证笔录

气阴虚咳嗽证

文某,男,26 岁。初诊:2012 年 1 月 2 日。

病史:2 周前患者感冒,高热,经输液,服抗生素、APC,高热已退,但是咳嗽咳痰量少不愈,咳痰时轻时重,咽干口燥,活动气喘,傍晚身热,两目涩滞,迁延至今。前赴医院检查,说无大碍,由于 2 周前发高热,热已退,但需恢复。

中医检查:舌苔薄黄,舌质偏红,脉小弦数滑。辨证:咳嗽咳痰量少为主症,咽干津少,活动作喘,傍晚身热,两目涩滞等为性症、体征,皆可确定咳嗽痰少为气阴虚咳嗽。治予益气补阴,清肺止咳。选方:竹叶石膏汤。拟方:竹叶 15g、石膏 30g、粳米 30g、生甘草 6g、麦冬 15g、清半夏 6g、人参 6g。水煎服七剂,咳嗽已愈。原方续服七剂,性症亦除。

心语:高热之后,见有余热未清,气阴两亏证,如咳嗽痰少,咽干目涩,傍晚身热,纳谷衰少等症常见,不用担心害怕,稍事调养,即可康复。

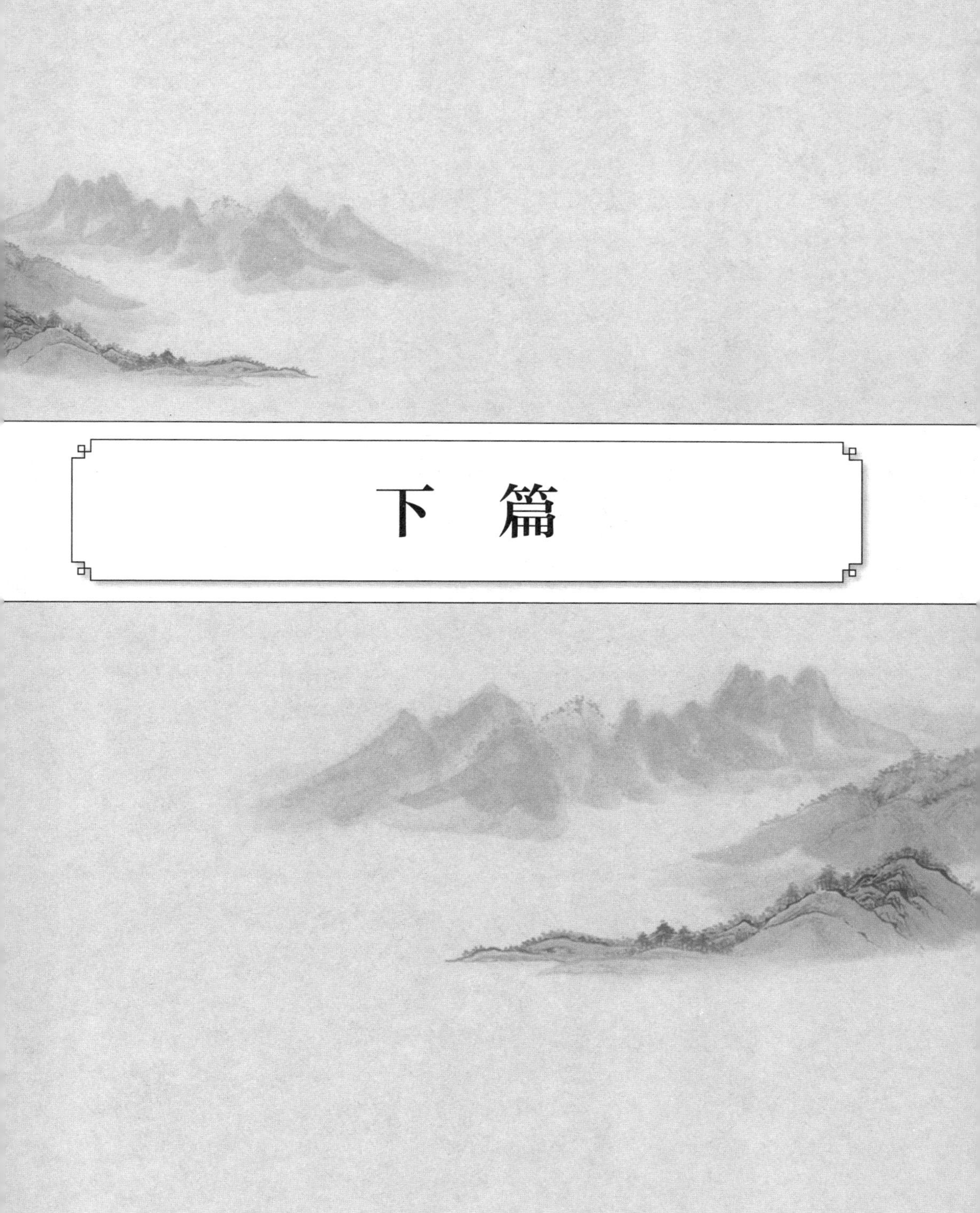

下　篇

第一章 肺系病证

体虚感冒证

丁某，男，66岁。

病史：患者体质素虚，常常感冒，此发病已三天。前十天，因饮食不洁，腹泻五天，致使气血双亏，里气不和。感冒刚愈，又赶上西北寒流，击中而感冒，头身疼痛，恶寒较重，发热较轻，汗出量多，背脊恶风，鼻鸣干呕。病人害怕心脏发病，所以仓促来院检查。小疾不大，四方求治，终诊“风寒感冒”，转看中医。

中医检查：急性病容，鼻鸣气粗，面黄唇白，时而咳嗽。舌苔薄、舌质淡红，脉浮缓，按之无力。风寒之邪，乘“里气不和，气血双亏”之机，击中患者，罹患风寒感冒。风寒袭表，气血不畅，则头身疼痛，卫营与邪相抟则发热；发热则汗孔开泄则出汗，汗出量多伤阳则背脊恶风等；邪气犯肺胃则鼻鸣、干呕、咳喘。病在表，卫营不和，兼气血两亏。治则：调和卫营，发汗解表。方选桂枝汤合当归补血汤、四君子汤化裁。方拟：桂枝10g、白芍10g、生姜10g、大枣5枚、炙黄芪30g、当归12g、党参15g、阿胶12g（烊化冲服）、木香6g、炙甘草10g。疗程：上方水煎服，先服一剂，喝热粥，盖被，微微汗出，热退，头身疼痛迎刃而解，上方加杏仁6g、苏梗10g，继用二剂，咳嗽干呕诸症皆愈。为防体虚感冒，予玉屏风散，以资巩固，预防复发。

心语：本证是在体质素虚，气血双亏的基础上发生的，所以选方桂枝汤合芪归汤化裁，方用桂枝汤，目的是调和卫营，解肌发表；合芪归汤，因为患者体质素虚，气血双亏，用其主旨是黄芪甘温补气固表，当归甘温补血活血，更用党参、阿胶也是补气养血；应用四君子汤，旨在补气，针对体虚感冒。

阳虚感冒证

案1：邱某，女，60岁。初诊：2006年6月6日。

病史：素质阳虚，常易感冒。今发病三天，症见恶寒重，发热轻，无汗，头身疼痛，骨节酸楚，面色无华，四肢发凉，喜温怕寒。赴医院检查，尚无器质性病变，大夫建议看中医调治。

中医检查：面色无华，形体虚胖，语声低微。舌苔薄，舌质淡红，边有齿印，六脉沉弱。辨证：依据临证原理，确定恶寒发热、无汗为主症，由于风寒外束肌表所致。性症为头身疼痛，骨节酸楚，面色无华，四肢发凉，喜暖怕寒等。综上所述，各个性症、苔脉体征，并参考医院检查资料，可以确定“恶寒发热、无汗”为阳虚感冒证。治则：补阳解表。方选麻黄附子细辛汤合桂枝汤、黄芪当归汤加减。拟方：熟附子6g（先煎）、麻黄6g、细辛3g、桂枝10g、白芍10g、生姜6g、大枣5枚、生甘草6g、黄芪30g、当归12g。水煎服，日一剂，早晚温服。

疗程：服一剂后，自觉脊背一股暖流自上而下移动，汗出热退。原方继服两剂，头身疼痛，骨节酸楚等症而愈。

心语：三方合用，各具特色，取长补短，共同补阳，增强正气，防治感冒，具体分析：熟附子，温补肾阳；麻黄，发汗解表；细辛，内散少阴寒邪，外解太阳之表证；桂枝汤（桂枝、白芍、生姜、大枣、甘草），调和卫营，健脾和胃；黄芪、当归，补气养血，升阳解表。三方相配，共同完成补肾阳，健脾胃，升阳解表。

案2：丁某，男，40岁。初诊：2008年8月9日。

病史：患者素质羸弱，易受风寒而感冒。前几日出差，因带衣少，饱受风寒而得病。头痛，腰酸楚疼痛，微微发热，纳谷不馨。夫妻小别新欢，复受风寒。自服解热祛痛药片，服之无效，反有加重之势，赶来求诊。

中医检查：舌苔薄，舌质偏红，脉沉细数，证乃阴虚阳亢，予六味地黄丸合玉屏风散加减。拟方：生熟地各15g、山萸肉12g、怀山药15g、丹皮10g、泽泻12g、茯苓12g、五味子12g、制龟板12g、炙鳖甲12g、黄芪30g、防风12g、炒白术12g、龙牡各30g。水煎，日一剂，服一剂，胃不受药，呕吐殆尽。细观舌苔薄白，舌质淡，水湿，脉沉迟。苔脉与前者相差甚远，有阴阳之区别，因为患者赶来仓促，奔走急速，势必舌质偏红，脉数，非正常表现。辨证当为阳虚感冒。治予补阳解表散寒。方选四逆汤合桂枝汤加减。拟方：桂枝10g、白芍10g、生姜6g、大枣5枚、熟附子6g（先煎）、党参12g、生甘草6g、焦三仙各12g。水煎服，日一剂，早晚温服。

疗程：先按阴虚阳亢，六味地黄丸合玉屏风散加减不效，改为阳虚感冒，服用两剂，大有起色，微微发热，腰膝酸疼，纳谷皆愈。

心语：评脉，是医者以手指感觉脉动应指的形象，以探测以心为主的脏腑，气血的生理、病理信息，作为辨证的根据之一。因此，要求评脉准确，选择合适的时间，以平旦为准，因为此时，未能进食，未活动，可以排除各种因素的影响。但是，平旦很难掌握，最低应该让患者休息片刻再评。本例则是选时不合适，患者仓促赶来，马上即评脉，得出了不能反映病理的结果，以致辨证错误，治疗无效。

案3：王某，男，50岁。

病史：患感冒十几年，每年至少发病三四次，近年且有加重之势。发热轻，恶寒重，头身痛，不出汗，面色白，语声低，四肢凉，吐白痰，晨咳嗽。自觉这样下去，身体难以支持，影响工作、健康，必须认真治疗。前赴医院检查，终诊脏腑无器质病变，只是感冒。

中医检查：时在夏令，身着长衣，显然怕冷，毫无异议。检查舌苔薄白，舌质淡而胖大，六脉沉而无力，阳虚之征。辨证，发热轻，恶寒重为主症，头身痛，不出汗，面色白，语声低，四肢凉，吐白痰，舌苔薄白，舌质淡而胖大，六脉沉而无力为性症、体征一派阳虚证候，确定主症为阳虚感冒证，治则温阳扶正解表，方选麻黄附子细辛汤、桂枝汤合芪归汤化裁。

拟方：麻黄6g、熟附子6g（先煎）、细辛4g、桂枝12g、白芍10g、生姜6g、大枣5枚、黄芪30g、当归12g、甘草6g。

疗程：上方水煎，先服三剂，服完周身温暖，上方继服四剂，感冒已愈。口干舌燥,去细辛、生姜、桂枝,续用七剂,以资巩固。

心语:嘱其建立散步活动习惯,逐渐增加时间,最终坚持每日活动50分钟。我常讲:活动就如同河水,长鱼长虾,生命力旺盛,不活动如死水一潭,时间长了会变臭,不长鱼也不长虾,根本无生命力。有人说:某某人一生不活动,亦达到90岁高寿,我就说若是活动的话,很可能上百岁。

气虚感冒证

孙某,男,20岁。

病史:患者体质素虚,经常感冒,而且越来越频繁。素日恶寒,感冒以后尤其恶寒,身楚倦乏,发热无汗,头身疼痛,咳嗽最重,咳痰无力。曾赴医院系统检查,未发现大病,总说感冒。输液打针、服药总不能根除,大夫建议看中医吃中药。

中医检查:气息低弱,咳痰无力。舌苔薄白,舌质淡,边有齿印,六脉浮而无力。咽喉乳蛾不红不肿。恶寒发热无汗,头身疼痛,咳嗽,结合苔脉,诊为感冒无疑。恶寒较甚为主症,由于气虚产热无源,故恶寒较重。身楚倦乏,咳痰无力,皆为性症,苔脉等体征,复加医院资料,皆可确定气虚感冒。治则益气扶正解表。方选麻黄汤合四君子汤、芪归汤化裁。拟方:麻黄6g、桂枝10g、吉林参10g、炒白术12g、茯苓12g、防风10g、苏梗10g、甘草6g。水煎服三剂,恶寒转轻,发热汗出。咳痰依然无力,上方加黄芪30g、当归12g,咳痰快有力。

心语:检查咽喉乳蛾(扁桃体)十分重要,咽喉乳蛾不红不肿,则可排除风热感冒、扁桃体炎或者温病。对于儿童来说,尤其重要,因为外表看起来像风热感冒,而实质是慢性扁桃体炎急性发作。方以麻黄汤辛温解表,宣肺止咳。四君子益气扶正,加防风,是取玉屏风散之意。苏梗既可理气,又可助麻黄解表。芪归汤,黄芪固表,当归补血,两者相配补气养血,为扶正抗邪,根除气虚感冒,创造物质(气血)条件。

血虚感冒证

张某，女，60岁。初诊：2008年8月9日。

病史：患者流产一胎，生育一胎，身体一直未复原，处于轻度贫血状态。每遇天气骤变时，总要感冒，现发病三天，症见头身疼痛，恶寒不重，出汗量少，或者无汗，面色萎黄，口唇指甲色淡白，心悸头晕，突起两目冒金花。上班忙工作，退休后忙看病。前赴医院做了系统检查，一周后单子收全，大夫说：轻度缺铁性贫血，身体虚弱，最好看中医，慢慢调治。

中医检查：慢性病容，气息低微，面色萎黄，唇甲淡白。舌苔薄，舌质淡白，边有齿印，脉沉细无力。证乃血虚感冒。恶寒发热，头身疼痛，因风寒束表，肺卫失和所致；面色萎黄，唇甲淡白，头晕心悸，因血虚不荣，心失所养为之；舌苔薄白，舌质淡，脉沉细无力，皆为血虚之征。综上诸症，苔脉体征、医院检查，皆可确定为血虚感冒。治则：养血解表。方选桂枝汤合四物汤化裁。拟方：桂枝10g、白芍10g、生姜10g、大枣5枚、当归15g、熟地黄15g、川芎15g、阿胶10g（烊化冲服）、甘草6g。

疗程：上方水煎，先服一剂，诸症无变化，也无服药不适。原方再继用一剂，饮热粥并盖被，微微出汗，热退，头身疼痛减轻。上方去桂枝，加黄芪30g、羌活10g，续用三剂，诸症已愈。并予玉屏风散，以资巩固。

心语：桂枝汤除调和卫营，解肌发表外，尚可温补血脉，再加四物汤，补血活血功能更强，对于血虚感冒，具有根治作用。

太阳中风证

于某，男，50岁。初诊：2013年3月8日。

病史：患者体质虚弱，易于感冒。前两周，因着凉，里气不和，腹泻。刚愈几天，现又外感风寒，头身疼痛，发热汗出，鼻鸣干呕。先腹泻,后感冒,患者觉得病情复杂,所以请老中医看。

中医检查:以逻辑学因果关系推理,外感风寒,依据热胀冷缩自然常识推理,感受风寒,肌表则收缩,影响气血通行,不通则头身疼痛,气血流行不畅而郁结则发热,发热则肌表张开而出汗,出汗带走水分,带走热量则伤阳,阳虚则恶风(风寒相伴无大差异),风寒侵袭肺胃,肺气不宣则鼻鸣,胃气受寒郁结上逆则干呕等。由此看来,太阳中风证,可以应用"热胀冷缩"解释推理,而业外人士则难理解,容易使人从心理上认为中医不科学。治则以调和卫营,解肌发表为宗旨。方选桂枝汤、理中汤合玉屏风散化裁。

拟方:桂枝 10g、白芍 10g、生姜 10g、大枣 5 枚、人参 10g、炒白术 15g、黄芪 30g、防风 12g、甘草 6g。

疗程:水煎,温服一剂,盖被,身上微微汗出,发热,头身疼痛,鼻鸣干呕,迎刃而解。再予半剂,以免汗出过多,伤阳伤津,发生变证。同时亦是巩固疗效。

心语:1. 世界是多元化的,在医学界亦是如此,现实客观上存在两种医学,这充分体现了中国医学的先进性、科学性。中医到现在还在发展,根本道理就是因为中医药有实用价值,决定了它的存在。若是没有实用价值,谁说发展中医药,也是句空话。

2. 为什么伤寒中风证选桂枝汤、理中汤合玉屏风散?因为风寒袭人,只有"里气不和"的人,才会感冒。如一班同学 50 人,都在西北寒流的侵袭下,只有一两个人感冒。仔细考察一下,都是"里气不和"的人。没有感冒的人,都是里气和平的人。因此,在我的拟方中加入了理中汤的构思。

3. 为什么又加上了玉屏风散呢?因为顽固性习惯性感冒,最为难治,加入玉屏风散可提高正气的免疫力。只要免疫力提高了,里气调和了,就能治愈顽固性气虚感冒。

皮肤干燥瘙痒证

崔某,男,70 岁。初诊:2013 年 10 月 10 日。

病史:患皮肤瘙痒 5 年,病势有所发展,多在洗澡后发生。症见皮肤瘙痒,入夜加重,如虫行感,越搔越甚,恨不得用小刀把肉都削去。曾经多次,赴医院检查,院方不重视,总是说这是老年人常发病,不要紧。注意不要过多洗澡,洗去油脂,皮肤干燥会痒得更厉害。反复考虑,选择看中医。

中医检查:皮肤干燥,脱皮甚多。形瘦身乏,舌苔薄,舌质淡,脉沉细。皮肤划痕(+)。辨证:依据临证原理,确定皮肤瘙痒为主症,由于气血亏虚,风邪客之,卫营失和,气血失调所致。主症皮肤瘙痒,入夜加重,由于气血亏虚,不耐风寒侵袭故作痒,入夜卫气入内,卫气在肌表抗邪失利,故夜重;如虫行感,越搔越甚,由于血虚风寒为之;皮肤划痕阳性,由于划痕,助血助热,故现一道高起皮肤的红杠,被称作阳性。皮肤干燥,脱皮甚多,由于血虚化生津液不足,不得滋润皮肤为之;舌苔薄,舌质淡,脉沉细,皆为血虚之征。综上所述,各个性症、苔脉体征,并参考医院资料,皆可确定皮肤瘙痒为血虚风客引发。治则补血祛风,调和卫营。方选桂枝汤合四物汤、桂枝甘草龙牡汤加减。

拟方:桂枝 10g、白芍 10g、生姜 10g、大枣 5 枚、甘草 6g、生龙骨 40g(先煎)、生牡蛎 40g(先煎)、熟地黄 15g、当归 15g、川芎 15g、防风 12g。

疗程:上方水煎,先服七剂,虫行感居然消失,原方继服七剂,皮肤瘙痒缓解,为进一步求效,再续服上方七剂。后改人参养营丸,服药半年,皮肤瘙痒彻底治愈。

心语:这是老年人常发病种。辨证主要是血虚风客、卫营不调。桂枝汤主要是调和卫营;四物汤养血;防风祛风止痒,桂枝甘草龙牡汤,重镇潜阳,制止发作,人参养营丸,补养气血,调和卫营,诸方相配,各尽所用。

荨麻疹顽证

宋某,女,30 岁。初诊:1996 年 8 月 10 日。

病史:患荨麻疹 8 年,时轻时重,多由受寒而发,近年来有加剧之势。症见全身起疙瘩,略高于皮肤,成片状或点状,颜色或红或淡白,其痒难忍,有时彻夜不眠,神情萎靡不振,头昏心悸,不耐风寒,常易感冒,面色少华。医院诊断:慢性顽固性荨麻疹。给苯海拉明、扑尔敏、非那根,服药当时有效,过后照发。

中医检查:四肢见有散在性皮疹,并有多处皮肤抓痕。皮肤划痕,见有高起皮肤红杠(+),舌苔薄白,舌质淡红,脉细无力。辨证,依据临证原理,确定荨麻疹为主症,由于皮肤受寒引发。性症:全身起疙瘩,高于皮肤,成片成点,或红或淡,由于皮肤受寒,先是寒凝收缩,紧接卫气与寒邪相斗,营血充盈,其色由白变红所致;其痒难忍,甚时彻夜不眠,由于风寒侵袭肌表,风盛作痒,影响睡眠;神情萎靡,头昏心悸,由于休息不良,气血不得滋养清窍、心脏为之;不耐风寒,常易感冒,由于肌表空虚,卫营不调所致。综上所述,各个性症、苔脉体征,参考医院资料,可以确定荨麻疹为卫强营虚,卫营不调所致。治则,补气固表,调和卫营,祛风止痒。方选桂枝汤合玉屏风散,芪归汤。

拟方:桂枝 10g、白芍 10g、生姜 6g、大枣 5 枚、甘草 6g、生黄芪 40g、炒白术 15g、防风 10g、当归 12g。

疗程:上方水煎,先服七剂,病情已得控制,未见新起荨麻疹。药证相合,原方继服七剂,以资巩固。

心语:荨麻疹,病在皮肤,调和卫营是主要手段,方用桂枝汤。方中合玉屏风散,由于不耐风寒,常易感冒,舌苔薄,舌质淡,脉细无力,皆为表虚之候,复加芪归汤,取义补养气血,充实卫营,寓有调和卫营之意。

风寒袭肺咳嗽证

孙某,男,15 岁。初诊:2010 年 9 月 8 日。

病史:患者贪玩,放学后不回家,去洗澡,受风寒而咳嗽两天。症见:咳声重浊,气急有力,咽喉痒痛,鼻流清涕,咳痰色白,稀薄,头痛,骨节酸楚,恶寒发热,无汗。外婆督导去医院检查,说无大碍,给咳嗽糖浆,服之无效,转看中医。

中医检查:咳声重浊,咳痰稀薄。舌苔薄白,舌质淡,脉浮紧。咳嗽为主症，风寒袭肺而咳嗽。性症咳声重浊，气急有力，由于风寒束肺，肺气不宣所致；咽喉痒痛，鼻流清涕，由于风寒上受，肺窍不利所致；咳痰色白稀薄，由于寒邪郁肺，气不布津，津液凝聚为痰；头痛，骨节酸楚，恶寒发热，无汗，由于风寒外束，郁于肌表为之；苔薄白，为风寒表象，脉浮紧，浮主风，紧主寒。综合以上所见，性症、苔脉等体征，并参考医院资料，主症咳嗽为风寒袭肺证。治则疏风散寒，宣肺止咳。方选麻黄汤、二陈汤、桔梗汤加减。

拟方：炙麻黄 6g、杏仁 10g、甘草 6g、桔梗 10g、陈皮 6g、清半夏 9g、茯苓 12g、前胡 10g。水煎服，日一剂，早晚温服。

疗程：先服三剂，治疗相当顺利，诸症皆除。

心语：麻黄汤，宣肺止咳；二陈汤，燥湿化痰，和中助肺。具体分析：麻黄，为宣肺散寒；杏仁、桔梗、前胡，为宣肺利气，化痰止咳；陈皮、清半夏、前胡、茯苓，为燥湿化痰止咳。咽喉痒痛，应用桔梗汤通利咽喉。

风寒咳嗽证

张某，男，30 岁。初诊：2009 年 10 月 11 日。

病史：患者每年天气骤冷时，必感冒。今受风寒三天，症见咳声重浊有力，气粗，鼻流清涕，质清量多，早晨咳吐白色稀痰，吐尽为快。头身疼痛，四肢酸楚，神疲乏力，恶寒发热，无汗。

中医检查：穿衣甚厚，鼻流清涕，时而咳嗽，声音重浊，口吐稀痰。苔薄白，舌质淡，边有齿痕。证乃风寒咳嗽证。患者有感受风寒史，性症一派风寒咳嗽之征。舌苔、脉象等体征，亦支持风寒咳嗽，故诊断风寒咳嗽无疑。治则疏风散寒，宣肺止咳。方选麻黄汤合桔梗汤化裁。

拟方：麻黄 9g、桂枝 10g、杏仁 10g、桔梗 10g、生甘草 6g、前胡 10g、陈皮 10g、苏子 10g。

疗程：水煎服一剂，汗出热退，咳嗽亦轻，但痰多变稠，难以咳出。上方加桑白皮 12g、炒黄芩 12g，麻黄减量，改为 6g。服两剂，痰稀易吐，上方继服两剂，以资巩固。

心语:麻黄汤治疗风寒咳嗽证,确有宣肺止咳疗效,但不可久用,更不能用大量。若久用、用量大,因为麻黄辛温解表峻剂,燥性过大,易伤津液,使稀痰变稠痰,吐痰不爽。此时,麻黄汤可以不用,或者减量再加入炒黄芩12g、桑白皮12g,即可清肺热,使稠痰便稀痰,容易咳吐。运用桔梗汤通利咽喉。

表寒里热咳嗽证

张某,女,30岁。初诊:2008年9月10日。

病史:患者发热咳嗽三天,周身灼热疼痛,头痛无汗,咳吐白痰,右胸疼痛,纳谷衰少,精神淡漠,病势渐重。急送医院,T:38.9℃,查血:WBC:1.8万,X线胸透:右上叶大片阴影,诊断右上大叶性肺炎。患者不愿输液打针,转中医诊治。

中医检查:急性病容,面红壮热,舌苔薄,舌质红,脉浮滑数。辨证:外感风寒,内引伏火,肌表束闭,肺气失宣,发为咳嗽,所谓"寒包火"即是。发热咳嗽为主症,由于外感风寒,郁遏发热,肺气失宣导致咳嗽。性症,周身疼痛,头痛无汗,咳吐白痰,由于风寒犯表袭肺所致;右胸疼痛,由于肺火灼伤脉络所为。综上所述,各个性症,苔脉体征等,并参考白细胞、体温、X线。确定发热咳嗽为表寒里热(寒包火)证。治则解表清热。方选麻杏石甘汤合大黄黄连泻心汤加减。

拟方:炙麻黄6g、生石膏30g、杏仁10g、生甘草10g、熟大黄10g、黄连10g、黄芩12g、金银花15g、薄荷6g(后下)。水煎服,日一剂,早晚温服。

疗程:上方水煎,服两剂后,身热已退(T:37.2℃),但咳痰变黄变稠,上方加川贝6g,继服四剂,咳吐黄色稠痰又变白,质稀。药证合拍,上方加焦三仙各12g,再用七剂,饮食增多,诸症皆愈,拍片右上叶阴影基本消失。

心语:方中应用熟大黄,一方面通便,由下撤热,缓解肺热作咳;一方面活血祛瘀,抑制胸部疼痛。金银花,是取五味消毒饮之意,清热解毒,减轻肺热。薄荷,以防生石膏碍麻黄发散之力。

发作期冷哮证

文某,女,40岁。初诊:2011年10月9日。

病史:哮喘病20余年,每年冬季易发。现已犯病十天,症见:喉中哮鸣,如水鸡声,呼吸急促,若少吸一口气,则有憋死之感,胸膈满闷如塞,咳嗽不重,咳痰量少,痰色白,多泡沫,口喜热饮,面色晦滞带青,形体怕寒,四肢怕冷,医院一向诊断:过敏性支气管哮喘,国产药、进口药都吃过,虽无根治,但缓解制止发作有效。

中医检查:慢性病容,形瘦神倦,喉中哮鸣,口角黏沫。舌苔白滑,脉弦滑数。辨证,证乃发作期冷哮。治则宣肺散寒,化痰平哮。选方麻黄汤合小青龙汤化裁。

拟方:炙麻黄6g、杏仁10g、射干10g、干姜6g、细辛4g、法半夏9g、五味子12g、炒黄芩12g、前胡12g、生甘草6g。水煎服,日一剂,早晚温服。

疗程:服三剂药,胸膈憋闷,眼球欲出,心中烦躁,上方去干姜,加川厚朴12g,服四剂,胸膈憋闷大减,原方加炒栀子10g、淡豆豉10g,心中烦躁已退。上方继服七剂,哮喘发作已停。但咽中干燥,上方加桑白皮15g、百合15g,再用七剂,以资巩固。

心语:两方皆能温肺化痰,止哮平喘,前方长于降气平喘,适于哮鸣咳喘;后方解表散寒,用于表寒里饮证。具体分析,麻黄、杏仁、射干,宣肺平喘,化痰利咽;干姜、细辛、法半夏温肺化饮降;五味子,收敛肺气;前胡、黄芩、生甘草,化痰止咳喘。中医大师裘沛然老师善用小青龙汤化裁,治疗痰饮、哮喘、咳喘,得心应手。

寒包火哮证

章某,男,30岁。初诊:2007年8月9日。

病史:哮喘病15年,当时初中毕业,中考劳累紧张,其母说现在是花开飘香季节,放松放松,去郊游吧,回来时即哮喘,差一点就憋死。

今犯病三天，症见：喉中鸣响，高亢有声，胸膈烦闷憋气，呼吸气促，咳喘频作，发热恶寒无汗身痛，心烦急躁痰黄质黏，咳吐不爽，口干欲饮，大便五日未解，医院诊断过敏性支气管哮喘，给予输液、推氨茶碱、应用激素等，多年来都是应用这种药，效果不好，故看中医。

中医检查：急性病容，面色发红，哮声响亮，气息急促，舌苔薄黄，舌质红，脉弦紧。辨证，依脏腑原理，确定哮喘为主症，由于肺热气逆，鼓动痰浊所致。性症，喉中鸣响，胸膈烦闷，呼吸急促，咳喘频作，由于痰热内郁，风寒束表，肺失宣降所致；发热烦躁，恶寒无汗，身痛，由于客寒包火所致；痰黄质黏，咳吐不爽，由于痰热阻碍气机所致；口干欲饮，大便偏干，由于痰热内蒸伤津所致；舌苔薄腻而黄，舌质红，脉弦，由于寒热夹杂所致。综上所述，各个性症，苔脉体征等，并参考医院检查资料，可以确定哮喘为寒包火哮证。治则解表散热，宣肺平哮。方选小青龙汤合麻杏石甘汤、厚朴麻黄汤加减。

拟方：麻黄 6g、生石膏 30g、厚朴 12g、杏仁 10g、前胡 12g、生姜 6g、法半夏 9g、陈皮 10g、甘草 6g。水煎服，日一剂，早晚温服。

疗程：先服三剂，咳喘明显缓解，药证相宜。续服七剂，诸症已愈。为巩固疗效，再续服 2 周。

心语：小青龙汤加生石膏，用于外感风寒，虽然饮郁化热，但仍以表寒为主，亦治喘咳烦躁证；厚朴麻黄汤，用于饮邪迫肺，行气降逆为主，而表寒不重。总之，小青龙汤以解表化饮为主；厚朴麻黄汤以行气降逆为主，麻杏石甘汤清肺热，两者相配，共治哮喘证。

表寒肺热喘证

孙某，男，50 岁。初诊：2010 年 9 月 1 日。

病史：患喘证 30 年，时轻时重，此发四天。前几日风寒感冒，使得喘咳鼻煽，胸闷胀痛，急赴医院系统检查，终诊慢性支气管炎伴肺气肿感染，输液加抗生素、服药等，毫无效果，故转看中医。

中医检查：急性病容，气粗鼻煽。舌苔薄微黄，舌质红，脉浮数。辨证：依据脏腑原理，确定喘咳为主症，由于表寒肺热，肺气不宣所致。

性症鼻煽，胸部胀痛，由于寒邪束表，肺有郁热，气机不畅所致；咳痰黏稠不爽，由于邪热灼津成痰所致；恶寒发热，烦闷身痛，由于寒束肌表，热为寒郁所致；鼻煽，舌苔薄黄，舌质红，脉浮数为体征，皆为表寒肺热之征。综上所述，各个性症，苔脉体征，并参考医院相关资料，可以确定喘咳为表寒肺热证。治则解表清里，化痰平喘。方选麻黄汤合麻杏石甘汤加减。

拟方：麻黄 6g、黄芩 12g、生石膏 40g、桑白皮 15g、瓜蒌 15g、杏仁 10g、苏子 12g、法半夏 9g、陈皮 10g、生甘草 6g。水煎服，日一剂，早晚温服。

疗程：服用两剂，喘咳缓解，药证相吻，原方继服三剂，喘咳已停，但表寒身痛加重，上方加桂枝 10g，续服四剂，各种性症、体征皆有好转。而大便仍然未解，上方加熟大黄 10g（后下），再服一剂，大便已下。为巩固疗效，再予五剂。

心语：麻黄汤，发汗解表，宣肺平喘；麻杏石甘汤，宣肺清热，降气平喘。具体分析，麻黄，宣肺平喘；黄芩、桑白皮、生石膏，清泄里热；苏子、法半夏、杏仁、陈皮，降气化痰平喘；生甘草，调和诸药，共奏解表清里，化痰平喘之功。

阳虚饮逆虚喘证

孙某，男，70 岁。初诊：2010 年 9 月 9 日。

病史：患喘证 30 多年，时轻时重，近月余病情加重，以下肢水肿为著；心悸，胸闷，咳痰清稀，肢体浮肿，下肢严重，扪之有凹陷，手足发凉，小便量少。多次赴医院系统检查，诊断为慢性气管炎、肺气肿。四方求医，中西药物，应用甚多，但是从来未有根除。经人介绍，来看中医。

中医检查：慢性病容，机体消瘦。舌苔薄，舌质紫黯，脉沉弱。辨证，以脏腑病理，确定喘咳、水肿为主症，由于阳虚化生饮邪，犯肺宣降失调则喘咳。阳虚不得气化，水聚为饮而致下肢水肿。性症喘咳、心悸、胸闷、咳痰清稀，由于饮凌心肺所致；小便量少，由于水溢肌表，化尿无源所致；舌苔紫黯，脉沉弱皆为心阳不振、血脉瘀阻之征。综上所述，各个性症，苔脉体征，并参考医院资料，可以确定喘咳水肿为阳虚饮聚肺脏、下肢所成。治则温肾益气行水。方选真武汤合五苓散化裁。

拟方：熟附子6g（先煎）、桂枝10g、干姜6g、茯苓15g、猪苓12g、泽泻12g、炒白术15g、三七块6g、桑白皮15g、陈皮10g。水煎服，日一剂，早晚温服。

疗程：药进七剂，喘咳水肿均有改善，但是口干咽燥，可能应用补阳温阳通阳过盛之故，上方去干姜，桂枝减量，用6g，继服七剂，口干舌燥减轻，药证相吻，续服七剂，诸症基本痊愈。

心语：真武汤，补肾阳力强；五苓散温脾阳水运力强；两方合用补阳利水皆强。具体分析：熟附子、桂枝、干姜，补温通阳；茯苓、炒白术、猪苓、泽泻，化气行水；三七块，化瘀行水；陈皮、桑白皮理气泻肺平喘，利水消肿。

肺痈成痈期证

王某，男，40岁。初诊：2010年9月7日。

病史：患肺痈1年，反反复复，加重月余。症见：身热炽盛，时时憎寒壮热，汗出烦躁，咳嗽气促，胸满胀痛，转侧不遂，咳吐浊痰，呈黄绿色相间，自觉咽中有腥味，咽燥口干，俗称肺叶生疮，病人听说他的肺叶生疮，有些害怕紧张，故急促赶来医院，经过系统检查拍片，右下肺脓疡病。输液加进口抗生素、激素等药，效果不理想，故转看中医。

中医检查：眉头紧锁，满室腥臭。舌苔黄腻，舌质紫红，脉滑数。辨证，依肺部病理确定浊痰为主症，由于热毒蕴肺，血瘀成脓，咳吐浊痰。性症身热炽盛，时时憎寒，继则壮热，汗出烦躁，由于邪热入里侵肺，热毒内盛，正不胜邪所致；咳嗽气促，胸满作痛，左右转侧痛剧，由于热毒壅肺，肺气郁结，肺络不和，瘀酿成痈，障碍气机所致；咳吐浊痰，颜色黄绿夹杂，自觉浊痰有腥味，由于肺热炽盛，血败肉腐所致；咽干舌燥，由于内热壅盛，津液耗伤所致；苔黄腻，舌质紫红，脉滑数皆为痰热瘀阻之象。综上所述，各个性症，苔脉体征，并参考医院检查资料，可以确定浊痰腥臭味肺脓疡成痈期。治则：清肺消痈。方选桔梗汤合千金苇茎汤、五味消毒饮加减。

拟方：桔梗 10g、甘草 12g、芦根 60g、桃仁 12g、杏仁 10g、生薏米 30g、冬瓜仁 15g、三七块 6g、金银花 15g、地丁 30g、蒲公英 30g、天葵 10g、野菊花 12g。水煎服，日一剂，早晚温服。

疗程：服药七剂，胸闷作痛大减，药证相符，上方继服七剂，主症浊痰腥臭，以及各种性症，苔脉体征等皆愈。为防复发，以资巩固，再予两周药。

心语：社会上舆论，中医善于调养，主治慢性病，治不了什么器质性大病。这种说法只对了一半，要说中医治不了器质病，得要看是什么病，如肺痈就能看。具体分析：千金苇茎汤生薏米、冬瓜仁、芦根、桃仁，化浊行瘀散结。五味消毒饮，清肺泻火，解毒消肿；桔梗汤，宣肺排脓。三方相合，相得益彰。

肺痈溃脓期证

赵某，男，20 岁。初诊：2002 年 6 月 6 日。

病史：患肺痈三年，前两年未发，今年感冒高热不退（39℃），咳嗽，吐黄色脓痰，昨天突然大吐血，量多盈碗，腥臭异常，大便干结难解。急送医院，验血，WBC 1.6 万，拍片右上叶肺脓疡。诊断为右上叶肺脓疡大出血。治疗给输液、输血、抗生素等，生命已保住。并邀中医会诊，听说唐朝有苇茎汤可治肺脓疡。

中医检查：急性病容，面无血色。舌苔薄，舌质淡，脉芤。辨证，依肺脏病理，大吐血为主症，由于肺热炽盛痰瘀成痈，灼伤脉络，故出血。性症吐脓血痰，腥臭异常，由于肺热壅盛，肺叶溃烂成脓痰，脉络破溃而出血；面无血色，舌苔薄，舌质淡，脉芤为体征，由于大出血，血亏失养所致。综上所述，各个性症，苔脉体征，并参考医院拍片大吐血可以确定为肺痈所致。治则：清热止血，排脓解毒。方选桔梗汤合五味消毒饮、大黄泻心汤。

拟方:金银花 15g、野菊花 12g、蒲公英 30g、地丁 30g、桔梗 15g、生甘草 12g、白及 10g、大小蓟各 15g、仙鹤草 30g、三七块 6g、侧柏叶 12g、地榆炭 12g。水煎服,日一剂,早晚温服。

疗程:服一剂后,呕吐脓血一次,脓血量少,但是依然腥臭,胸部剧痛。舌质淡白,脉芤转沉而弱。上方加酒大黄 10g、黄连 10g、黄芩 12g,地榆炭 15g,再进一剂,吐浊痰脓血已止。为巩固疗效,继服上方三剂。

心语:临床治病,瞬息万变,不一定如愿。还是应从头考虑,遵从医圣张仲景之教导,16 条曰:(临证不效)观其脉证,知犯何逆,随证治之。现在上焦肺热壅盛,肺热成脓出血,是否清中焦之热,撤其火,以达釜底抽薪之用?因此加用大黄黄连泻心汤。

痰热化脓肺痈证

孙某,男,18 岁。初诊:2000 年 3 月 8 日。

病史:患大叶性肺炎,住院治疗十天病愈后出院,未经修养,由于劳累病情复发,二次住院。拍片:右下叶肺脓疡,空洞,液平面形成。验血:WBC:1.52 万,中性 80%。目前症见高热(39.5℃)灼手,咳嗽阵作,痰黏难咳,呕吐脓痰而腥臭。

中医检查:急性病容,眉头紧锁。舌苔薄黄,舌质红,脉细数。辨证:依据肺脏病理,确定吐脓痰为主症,由于肺热炽盛,正气不足,痰瘀内蕴溃脓而致。性症高热灼手,由于邪热炽盛,正气不支所致;咳嗽阵作,痰黏难咯,由于肺热熬痰而黏,故难咯;舌苔薄黄,舌质红,脉细数等体征,皆为肺热正虚之征。综上性症、体征,并参考医院检查资料,确定脓痰为肺痈证。治疗原则以清肺热排脓为宗旨。方选麻杏石甘汤合千金苇茎汤化裁。

拟方:炙麻黄 6g、杏仁 10g、生石膏 40g、甘草 6g、鲜芦根 50g、生薏米 30g、冬瓜仁 15g、桃仁 12g、鱼腥草 30g、三七块 6g、红藤 30g、桔梗 10g。水煎服,日一剂,早中晚温服。

疗程:服药三剂,身热已退,脓痰亦减,易于咯出,舌苔薄黄,舌边红，脉滑而细，拍片复查：右下肺脓疡渐见吸收。药证合拍，宜乘胜追邪，上方继服三剂，咳嗽已少，但是口干，舌苔薄黄，舌质红，脉小弦，余热未清。上方去麻黄，加麦冬 10g，续服三剂，咳吐脓痰已愈，口不干，纳谷增加，精神振奋。拍片，右下叶肺脓疡吸收殆尽。嘱其接受以前教训，不可过度劳累，应该充分休养。

心语：肺痈，即肺叶生疮化脓，病情发展迅速。治疗重点是清热排脓；发热是前因，脓痰是后果；清热排脓是治本，是杜绝后患。麻杏石甘汤主要是清宣肺热；千金苇茎汤合桔梗汤加味主要是祛脓痰。

缓解期肺脾气虚哮证

赵某，女，50 岁。初诊：2008 年 10 月 9 日。

病史：患者哮喘病 30 年，时发时止，近一年来，开始加重，住院月余，命是保住了，但是不除根。症见：声低气怯，痰稀色白，喉中时有轻微哮鸣痰声，体虚怕冷，时时自汗，常易感冒，纳少便溏，神疲乏力。前来看中医，目的是调理根治。

中医检查：慢性病容，面色萎黄。舌苔薄，舌质淡胖。脉濡软。辨证，依据脏腑病理，确定“时有哮鸣音”为主症，由于肺脾气虚，运化不良，化生痰饮，阻塞气管所致。性症为痰稀怕冷、自汗、乏力、纳少便溏，常易感冒，由于肺脾气虚所致，体征为舌苔薄，舌质淡，脉濡软，面色萎黄等，皆为肺脾气虚之征。综合性症、体征所见，并参考医院资料，皆可确定为肺脾两虚证。治则：健脾益气，培土生金。选方桂枝汤合六君子汤、二陈汤加减。

拟方：桂枝 10g、白芍 10g、党参 15g、黄芪 30g、茯苓 15g、陈皮 10g、姜半夏 9g、生甘草 6g、炙鸡内金 12g。水煎服，日一剂，早晚温服。

疗程：服七剂，病证无改善，胃中亦无反应，可能药力蓄积不足，故上方再予七剂，哮鸣音亦无，性症也有明显改善。时而汗多，上方加浮小麦 50g、五味子 12g、煅牡蛎 50g、继服七剂，自汗已少。为巩固疗效，再予半月药。一年后患者来电，经历春夏秋冬，从未犯病。

心语：过敏性支气管哮喘，经历一年四季春夏秋冬，气候骤变之时，就证明有效，大有除根希望。建议患者：①平时注意养生，加强体质锻炼；②仔细观察寻找过敏因素，如对花粉过敏，那春秋时令，就不要郊游；如吃什么东西过敏，就注意不要吃，不接触。避免了过敏因素，身体强壮了，就不会犯病。

痰热郁肺肺胀证

文某，男，66岁。初诊：2002年12月12日。

病史：患肺胀证26年，时轻时重，近年来加重。症见：喘咳气逆，气粗胸闷，痰黄质黏难咯，心烦急躁，口渴饮少，大便干燥，小便短赤，身热微恶寒，汗出量少。多次赴医院检查，诊断为慢性支气管炎并肺气肿，给头孢类药、祛痰药，当时有效，过后依然如故。

中医检查：急性病容，形瘦神躁。舌苔黄，舌质燥，脉滑而数。辨证，依据临证原理，确定肺胀为主症，由于喘咳多年，导致肺气胀，不得敛降。喘咳气逆，气粗胸满，由于病久，肺失清肃，肺气上逆所致；痰黄质黏难咯，由于痰浊内蕴化热，痰热郁肺所致；心烦急躁，口渴饮少，由于热邪扰神，心烦急躁，由于热邪伤津，故口渴，又因痰湿与水同类，饮水不利，故饮少；大便干燥，小便短赤，由于肺热内郁，损耗津液所致；身热微恶寒，汗出量少，由于复感外邪，表证化热犯肺所致；舌苔黄，舌质红，脉滑数，皆为痰热内壅所致。综上所述，各个性症，苔脉体征，并参考医院相关资料，肺胀满为痰热郁肺所致。治则清肺化痰、降逆平喘。方选麻杏石甘汤合泻白散。

拟方：炙麻黄6g、杏仁10g、生石膏40g、生甘草6g、桑白皮15g、地骨皮12g、粳米30g、黄芩12g、川贝6g、麦冬15g。

疗程：上方水煎，先服七剂，咳痰较易，原方继服七剂，喘咳已平。为了巩固疗效，续服上方14剂，纳增便通，诸症皆愈。

心语：方义分析，麻黄、杏仁，宣肺平喘止咳；生石膏、桑白皮、地骨皮、黄芩，清泄肺中郁热；川贝，清热化痰止咳；麦冬、粳米，滋养肺叶肺阴；生甘草，调和诸药，化痰止咳。

痰浊壅肺肺胀证

王某，男，52岁。初诊：1998年12月8日。

病史：患肺胀满12年，时轻时重，天气骤冷时易犯病。症见咳嗽晨重，痰多色白黏腻，咳痰后较轻，痰呈泡沫状，稍劳遇寒即发，喘咳气逆，恶风易出汗，脘痞纳呆，神疲乏力。多次赴医院检查，总是诊断为慢性支气管炎，服用阿奇霉素也无效。有朋友推荐看中医。

中医检查：慢性病容，形瘦神疲。舌苔薄，舌质淡白，脉小滑。辨证，依据临证原理，确定肺胀满为主症，由于痰浊壅肺，肺气上逆所致。性症，咳嗽晨重，痰多色白黏腻，咳痰后减轻，由于肺脾气虚，痰浊内生，上逆于肺所致，所谓"脾为生痰之源，肺为贮痰之器"；痰呈泡沫状，由于痰浊从寒化成饮所致；稍劳遇寒即发病，气短喘咳，由于肺气虚弱，复加痰气逆所致；恶风出汗，由于肺卫不固所致，脘痞纳呆，神疲乏力，由于肺病及脾，脾气虚弱，健运失职所致；舌苔薄，舌质淡白，脉小滑为体征，皆为肺脾气虚，痰浊内生之候。综上所述，各个性症，苔脉体征，并参考医院相关资料，可以确定肺胀满为痰浊壅肺所致。治则：健脾益肺，化痰降气。方选小青龙汤合二陈汤化裁。

拟方：炙麻黄6g、桂枝10g、甘草6g、细辛3g、法半夏9g、五味子10g、干姜6g、白芍10g、陈皮10g、茯苓12g。

疗程：上方水煎，先服七剂，脘痞纳呆加重，上方加莱菔子12g，上症缓解，原方继服七剂，喘咳已轻，余症也退。证随其变化，方之不断调整，患者服用三月，肺胀满已愈。

心语：小青龙汤方义分析，麻黄，发汗平喘，利水，配桂枝加强通阳宣散之力；芍药配桂枝调和卫营；干姜大辛大热合细辛，辛温散寒，化痰涤饮；五味子性温酸温，敛肺止咳；法半夏性味辛温有小毒，燥湿祛痰，降逆止咳；炙甘草，调和诸药。至于二陈汤有两味药（甘草、法半夏）与小青龙汤相同，其余陈皮理气，燥湿化痰止咳；茯苓健脾渗湿，以减少生痰之源。两方相配，相得益彰。

阳虚水泛肺胀证

邱某,男,70岁。初诊:1998年8月8日。

病史:患肺胀满30年,病情时轻时重,近三年加重。症见:面目虚浮,肢体皆肿,脘腹胀满,心悸心慌,气喘咳嗽,咳痰清稀,脘腹痞满,纳谷衰少,周身怕冷,小便量少,面唇青紫。几次赴医院系统检查,皆诊断为慢性支气管炎,肺气肿,肺源性心脏病,带回大量中西药物,服后无效。经人介绍,寻我诊治。

中医检查:面色黧黑,形肿肢甚,神情疲惫,喘咳不止。舌苔白滑,舌质紫黯,胖大,脉沉细而弱。辨证,依据临证原理,确定肺胀为主症,由于肺肾阳虚,运化失职,水泛肺胀所致。性症面目虚浮,肢体皆肿,性症:脘腹胀满,由于肺脾心肾阳虚水泛所致;心悸心慌,气喘咳嗽,咳痰清稀,由于水饮上凌心肺为之;脘腹痞满,纳谷衰少,由于脾阳虚衰,健运失职;周身怕冷,小便量少;由于阳虚,不得温煦,寒水内盛所致;体征:面唇青紫,舌质黯,由于阳虚血瘀所致。舌苔白滑,舌胖大,脉沉细而弱,皆为阳虚水停之征。面色黧黑,形肿肢甚,神情疲惫,喘咳不已,皆为阳虚水泛,凌于心肺脾肾所致。综上所述,各个性症,苔脉体征,并参考医院相关资料,皆可确定肺胀为阳虚水泛所致。治则:补肾健脾,补心养肺,化饮利水,以消肺胀。选方真武汤合五苓散化裁。

拟方:熟附子10g(先煎)、生姜6g、桂枝10g、白芍10g、茯苓15g、白术15g、猪苓12g、泽泻12g。

疗程:上方水煎,先服七剂,早晚温服,一次80ml,服至四剂,小便增多,原方继服七剂,口干舌燥,身上燥热,熟附子减为6g,续服七剂,口干燥热已无,水肿渐消。为巩固疗效,本方加减,随证调之,计服5个月,诸症皆愈。

心语:熟附子补肾阳,干姜温脾阳,桂枝通心阳,总之补温通阳气,化气利水,以消水肿,这是第一特点;真武汤,温阳利水,主治脾肾阳虚水肿,这是第二特点;五苓散,通阳利水,主治水湿内停,这是第三特点。三点共平肺胀。

虚寒肺痿证

钟某,男,30岁。初诊:2005年5月5日。

病史:患肺痿15年,体质素虚,羸瘦个高。因打嚏喷而患肺气肿,落下肺不张疾患。时轻时重,每遇劳天寒即犯病。症见:晨起咯吐涎沫,甚至清稀量多,吐后为快,气短不足以续,稍劳则喘息加重,纳谷衰少,神疲倦怠,头目眩晕,身寒肢冷,小便短少,不咳不渴。前赴医院检查,右肺上叶不张。给许多补养药,服后无有改善,患者想看中医。

中医检查:慢性病容,形体瘦长,神志疲惫,气息微弱,舌苔薄舌质淡白,口含少量涎沫。辨证,依据临证原理,确定咯吐涎沫为主症,由于肺脾阳虚,不得升清,转而成涎沫为之。性症晨起咯吐涎沫,甚至清稀量多,吐后为快,由于肺气虚寒,气不化津,津聚为涎沫所致;气短不足以续,稍劳即喘息,由于肺虚不得主气所致;纳谷衰少,神疲倦怠,由于肺脾气虚,不能运化,不得充养神志肌肉所致;头目眩晕,由于清阳不升,阳虚不能卫外所致;小便短少,肺为水之上源,上焦阳虚,不能制下,肾阳虚不得气化,膀胱失约所致;不渴,由于无阴虚火旺,不耗津液故不渴;舌苔薄舌质淡白,脉虚弱,皆为阳气虚寒之体征。综上所述,各个性症,苔脉体征,并参考医院资料,可以确定主症咳吐涎沫由于肺阳虚寒所致。治则:温肺益气。方选甘草干姜汤合四君子汤化裁。

拟方:甘草10g、干姜6g、人参10g、白术15g、茯苓15g。

疗程,上方水煎,先服七剂,咯吐涎沫加重,而且口干,上方加大麦冬12g,继服七剂,口干减轻。本方随证加减,患者先后服用半年,咯吐涎沫,以及诸症皆轻,体重由50kg上升至53kg。

心语:《伤寒论》在第29条中叙述甘草干姜汤为辛甘化阳之剂。甘草甘平,和中缓急;干姜辛温,温中复阳,所以合称辛甘化阳。而芍药甘草汤,为酸甘化阴之剂,芍药酸苦微寒,益阴养血;甘草甘温,缓急止急,合称酸甘化阴,且能益阴复液。医圣张仲景是在阴阳转化来说这番话的,以便提醒后人。

阴阳两虚肺痿证

王某，男，60岁。初诊：1998年8月8日。

病史：患肺痿10年，时轻时重，以咯吐涎沫为主，近一年病情加重。症见寒热虚实俱见。虚热，午后面部潮红，口干咽燥，盗汗，口渴饮少；虚寒，脊背恶寒，害怕吹风，身寒肢冷；虚证，面色苍白，两目下陷，神情疲惫，语声低微，头晕心慌。实证，日咯血痰量多盈碗，时而痰带血丝，皆为阴阳气血两伤之征。曾经多次赴医院系统检查，总是诊断右上叶肺结核伴肺不张。先后服多种抗痨药物，但至今未有根除。

中医检查：慢性病容，形瘦疲惫。舌苔薄舌质淡，脉沉细而结代。两颧泛红如化妆。辨证，依据临证原理，确定咯吐涎沫为主症，由于肺痨病伤及阴阳、气血所致，综上所述，寒热虚实各种性症（虚热证、虚寒证、虚证、实证），苔脉体征，并参考医院相关资料，完全可以确定咳吐涎沫为阴阳两虚肺痿证。治则滋阴补阳，养血益气。中西医结合治疗，西医药抗痨（结核病）与中医药同时应用。选方：取其甘草干姜汤，辛甘化阳之意；白芍甘草汤，酸甘化阴之意，并合芪归汤，益气养血。

拟方：炙甘草10g、干姜6g、白芍10g、阿胶10g（烊化冲服）、生地黄15g、大麦冬15g、红枣5枚、桂枝10g、人参10g、血余炭10g、生藕节15g、黄芪40g、当归15g。

心语：肺痿，是肺脏的慢性虚损性疾患，临床以咳吐涎沫或浊唾为特点。相当于西医的某些慢性肺实质性病变，如肺纤维化、肺硬变、肺不张等。查其病史，大多有数年、十年、几十年不等。治疗确实需要中西医结合，西药抗痨，中药消除当前病人疾苦。研究方向：培养正气，缓以图之，最终战胜肺结核。

虚寒肺痿证

王某，男，50岁。初诊：2000年5月5日。

病史：体质素虚，患肺痿10年，加重半年。症见：咯吐大量清稀涎沫,短气不足以息,稍劳则喘息加重,纳谷衰少,神疲乏力,头晕形寒。三年来未检查,今赴医院,依然诊断肺结核、肺不张。大夫说病情稳定,适宜看中医。

中医检查:慢性病容,形瘦神倦。舌苔薄,舌质淡,脉虚无力。辨证,依肺脏病理,确定咯吐涎沫为主症,由于肺气虚寒,气不化津,津聚化为涎沫。性症短气不足以息,稍劳则喘息加重,由于肺虚不能主气所致;纳少、神疲乏力,由于脾虚不运故纳少,化生气血不足,不得滋养神志肌肉所致;头晕形寒,由于清阳不升,头脑失养,则头晕,阳虚不能温煦卫外所致;舌质淡,脉虚无力,皆为阳气虚寒之体征。综上性症、苔脉等体征,并参考医院资料,可以确定咳吐涎沫为肺痿虚寒证。治则:健脾益气,益气温肺化沫。选方四逆汤合桂枝汤、四君子汤化裁。

拟方:熟附子 30g、干姜 3g、甘草 6g、桂枝 6g、白芍 6g、生姜 6g、大枣 5 枚、野山参 4g、白术 10g、茯苓 6g、麦冬 9g、百合 9g。

二诊:服药七剂,无燥热之象,但亦无明显改善,继服上方七剂。咯吐涎沫减轻,但感口干舌燥,见舌质少津,上方去附子,加炙鸡内金 12g。

三诊:又服七剂,咯吐涎沫已愈,纳增,头晕乏力,形寒迎刃而解。上方再用七剂,以资巩固。

心语:四逆汤,重点是补阳,怕温补而过头,故附子用量甚少;桂枝汤,调和卫营,实质是由于调和脾胃,化生气血,充实卫营实现的。四君子汤是补中气的,最终是为了补肺气。只有肺气充实,肺叶得养,则能根除肺痿。

第二章　心系病证

心阳不足胸痹证

丁某，男，62岁。初诊：2010年9月8日。

病史：患高血压20年，平时无疾苦，近两年来，心悸不安，劳累更甚，胸闷气短，心前区刺痛或隐痛。医院做心电图：T波倒置。诊断心肌供血不足，伴有形寒，手足发凉。服用多种中西药物，不见好转。经朋友介绍，前来看中医。

中医检查：见病人着衣多而厚，秋天刚到，已穿绒衣绒裤，害怕着凉。舌苔薄白，舌质紫黯，脉沉细，偶有结代。辨证：胸前刺痛或隐痛为主症，乃由心血不足，阳气推动无力而成。性症：心悸不安，劳累更甚，胸闷气短，着衣绒装，形寒肢冷，体征：舌苔薄白，舌质紫黯，脉沉细，偶有结代等，皆为一派阳气虚寒之象。综上所述，可以确定胸前刺痛或隐痛为阳虚兼瘀证。治则：温补阳气，活血化瘀，重镇安神。方选桂枝甘草龙骨牡蛎汤合芪归汤化裁。

拟方：熟附子6g（先煎）、桂枝10g、炙黄芪40g、当归15g、阿胶10g（烊化冲服）、龙骨50g、茯神15g、煅牡蛎50g、丹参40g、三七块6g、炙甘草12g。

疗程：水煎服，七剂，心脏刺痛已停，唯感隐约作痛，余症同前，怕冷严重，上方加干姜6g，继服七剂，身体怕冷缓解，为巩固疗效，上方续服七剂，舌质紫黯已轻，脉沉无结代，诸症皆愈。复查心电图T波倒置已恢复。

心语：高血压已见并发症，根除不易。但是，治疗后病情可以缓解，患者痛苦减少，无疑可以促进长寿。注意忌酒戒烟，适当饮食活动，保持精神乐观，适当吃中药，疗效就会更好。

心阳欲脱胸痹证

赵某，女，60岁。初诊：2011年12月1日。

病史：患心肌供血不足，心绞痛10年，加重半年。因稍受寒而发病。症见：心绞痛，伴有冷汗，扪之凉而不黏，气喘不得平卧，神志淡漠，时而模糊不清，面色青紫，四肢厥冷。既往检查，高血压、冠心病、心绞痛。每犯病时，吃中药而好转，故邀中医诊治。

中医检查：形神俱虚，舌苔薄，舌质紫黯，脉沉微欲绝。证乃阳气欲脱。治予回阳救逆，益气复脉。方选四逆汤、参附汤合生脉散化裁。

拟方：熟附子10g（先煎40分钟）、干姜10g、甘草10g、野山参10g、五味子12g、麦冬15g。

疗程：水煎40分钟，澄出喝头煎，药渣添水，再煎30分钟，喝二煎。先服复方丹参滴丸20粒。头煎喝后，大汗显减，喘息亦轻。正好二煎完毕，随之喝下。大汗已止，喘息已停，心绞痛亦愈，患者晚上露出了笑容。

心语：少阴病，心阳欲脱是急证，不可耽误，诊断、措施要当机立断，要重视抢救时间。辨证要点：①喘息不得卧；②大汗，扪之凉而不黏；③心绞痛；④神志不清；⑤参考过去资料。措施：药服救心丸（或复方丹参滴丸）20粒，再服三方头煎，继服二煎，用药及时，常获良效。

阳虚血瘀胸痹证

王某，男，84岁。初诊：2013年3月3日。

病史：患者素质阳虚，怕冷严重，稍受风寒则感冒；饮食稍凉，则腹泻，大便不成形，并且引发冠心病。冠心病20年，加重4年，左侧胸膺隐痛或刺痛2周，前赴医院检查，述说血管堵塞严重，需要放置支架，帮助血液畅通，避免心肌缺血缺氧坏死。病人年事过高，不愿接受，思虑多端，影响食眠，所以前来看中医。

中医检查:双眉紧锁,插手冒心。舌苔薄,舌质紫黯,边有斑点,肌肤扪之发凉,六脉沉微,时而结代。辨证:左侧胸膺隐痛或刺痛为主症,由于心阳不足,鼓脉无力为之;性症:稍受寒则感冒,稍受寒则腹泻;体征为舌苔薄,舌质紫黯,边有斑点,肌肤扪之发凉,六脉沉微,时而结代,以及医院检查资料,劝其放支架等,皆可确定主症为阳虚血瘀证。治则:温补心肾阳气,活血化瘀。方选四逆汤、理中汤合四物汤化裁。

拟方:熟附子 10g(先煎 40 分钟)、干姜 10g、吉林参 10g、炒白术 15g、当归 15g、熟地黄 15g、川芎 30g、三七块 6g、桂枝 12g、炙甘草 6g。

疗程:水煎服七剂,病情如故,药力蓄积不足,又无不良反应,继服七剂。一周后,胸前无刺痛,隐痛不重,尚感乏力,上方加西洋参 6g,续服七剂,胸痛已停,乏力缓解。为巩固疗效,可服用金匮肾气丸、复方丹参滴丸等。

心语:四逆汤,重点是温补心肾阳气,增强气血推动力。理中汤实质上是扶正温阳,免除太阳之邪入侵少阴;四物汤主要补养心血,因为心主血脉,血脉充实,即可防止心血凝滞瘀阻发生胸痹。

阳脱阴竭胸痹证

崔某,男,65 岁。初诊:1998 年 9 月 9 日。

病史:患胸痛 5 年,时轻时重,现在有加重之势。症见:左胸绞痛不已,四肢厥冷,出汗透衣,扪之汗冷,时而黏汗,心悸气喘,神志淡漠,时转不清,面色青紫。急送医院抢救,邀请中医会诊。医院诊断冠心病,心肌梗死合并休克。

中医检查:急性病容,面色时而泛红,时而皖白无色,舌苔薄,舌质淡白,脉沉细欲绝。辨证:依据临证原理,确定胸绞痛为主症,由于心血不通,故心绞痛不已,出汗太多伤阳又伤阴,导致阳脱阴竭为之。性症:左胸绞痛不已,由于汗出太多,伤阳又伤阴,造成阳脱阴竭之局;体征:四肢厥冷,出汗透衣,扪之时冷汗,时而汗黏,由于正邪相挎,阳脱则四肢厥冷,则冷汗透衣,甚时阴竭则黏汗;心悸气喘,神志淡漠,时转不清,由于阳脱为之;面色青紫,由于阳脱不能推动气血,血液滞留为之；舌苔薄，舌质淡白，脉沉细欲绝皆为阳脱阴竭之征。综上所述，各个性症，苔脉体征，并参考医院相关资料，完全可以确定左胸绞痛为阳脱阴竭所致。治则：回阳救逆，益气复脉。方选四逆汤合生脉散、芪归汤化裁。

拟方：熟附子 6g（先煎）、干姜 10g、炙甘草 10g、人参 10g、五味子 12g、麦冬 15g、桂枝 10g、三七块 6g、丹参 30g、黄芪 40g、当归 15g。

疗程：上方水煎服，先服一剂，心绞痛缓解，药证合拍，原方继服三剂，心绞痛、四肢厥冷、出汗湿衣皆愈。后改制水丸，缓以图之。

心语：①补阳：四逆汤加入桂枝后，熟附子补全身之阳，干姜温脾胃之阳，桂枝通肌表之阳，可以说全身补阳，主治阳脱证。②补阴：人参、麦冬、五味子，益气生津，敛阴止汗，主治阴竭证。③补气：人参大补元气，补气生津，黄芪补中气升陷，甘草补养中气，为救阴开源。④益气养血：黄芪补气固表止汗，当归补血养血活血，为救阴立基础。⑤止血化瘀：三七块止血化瘀，行瘀止痛，为制止心绞痛开路，丹参，活血化瘀，主治胸痹。总之五个方面，有机构成，相辅相成，共奏回阳救逆之功。

血瘀阳衰胸痹证

张某，男，67 岁。初诊：2013 年 3 月 3 日。

病史：患心绞痛年余，时轻时重，近来病史加重。赴医院检查，发现心脏前降支动脉血栓梗死，建议住院放置支架，病人有疑虑，拒放支架。要求看中医。症见：左胸膺刺痛，固定不移，休息好转，劳累加重，一日二发，入夜胸膺刺痛加重，心悸胸闷，日久不愈，恼怒而致心胸剧痛，四肢厥冷，冷汗频出，扪之清凉，近来气喘加重，头昏神志不清，面色唇甲青紫。

中医检查：舌苔薄，舌质淡白，紫气瘀斑，脉沉细。形胖神疲，微见气喘。辨证：依据临证原理，确定心绞痛为主症，由于心脉痹阻，心血不通则痛。性症：左胸膺刺痛，固定不移，休息好转，劳累加重，由于心血瘀阻心脉，络脉不通，不通则痛；入夜刺痛加重，由于入夜心阳渐减，鼓动心血不利为之；恼怒而致心胸剧痛，由于恼怒肝气郁结，气滞则加重血瘀为之；四肢厥冷，冷汗频发，扪之清凉，由于心阳虚衰，不得敛液为之；气喘加重，头昏，神志不清，由于心阳虚衰，不得温煦，神不守舍，肺气失主为之。体征：面色唇甲青紫，由于阳气虚衰，心血不运，不得温煦面唇甲所致；舌苔薄，舌质淡白，紫气瘀斑，脉沉细，皆为阳气虚衰之征。综上所述，各个性症、苔脉体征，并参考医院相关资料，可以确定心绞痛为血瘀阳衰胸痹。治则：活血化瘀，补阳通脉。方选四逆汤合生脉散化裁。

拟方：熟附子 10g（先煎）、干姜 10g、炙甘草 10g、人参 10g、五味子 12g、麦冬 15g、三七块 6g、丹参 40g、薄荷 6g（后下）。

疗程：上方，水煎服，先服三剂，口服复方丹参滴丸 15 粒，每日两次，心绞痛已停。原方继服七剂，以资巩固。本方打粉，制水丸 6g，每日两次，服用年余，心脏从未放支架。

心语：由手腕放导管进入心脏前降支动脉，放置支架，确属新高技术，但是不能一劳永逸。胸痹颇需补阳化瘀研究，如果有进展的话，将造福胸痹患者。

阴寒凝滞胸痹证

崔某，男，80 岁。初诊：1998 年 8 月 30 日。

病史：患左胸痛 5 年，时轻时重，遇寒加重，今犯病月余。症见：左胸痛如绞，时发时止，遇寒痛剧，胸闷气短，心悸心慌，面无血色，四肢冰凉，纳谷衰少，彻夜失眠，多次病危，赴医院抢救，出院即发。医院诊断冠心病、心绞痛、心肌梗死，予输液、扩冠、强心、溶栓等，当时有效，事后照发。近来左胸痛，越来越重，故前来看中医。

中医检查：急性病容，两眉紧锁，双手抚胸，语述不清，家属代述，舌苔薄，舌质淡、紫黯，脉沉细弱，而有结代。辨证：依据临证原理，确定左胸痛为主症，由于阴寒凝滞，气血不畅，不通则痛。性症：左胸痛如绞，时发时止，遇寒痛剧，由于阴寒凝滞，胸阳推动气血无力，不通则痛，通则不痛，遇寒收缩，气血更为不通，故痛剧；胸闷气短，心悸心慌，由于素体阳虚，寒从中生，胸阳痹阻，气机不畅为之；面无血色，四肢冰凉，由于阳虚生寒，不得鼓脉养面，温养四肢所为；舌苔薄，舌质淡、紫黯，脉沉细弱，而有结代，由于阴寒凝滞阳气不运，水湿不化所为。综上所述，各个性症，苔脉体征，并参考医院相关资料，可以确定左胸痛为阴寒凝滞胸痹。治则：辛温补阳，散寒开痹。方选：干姜附子汤合瓜蒌薤白白酒汤加减。

拟方：干姜 6g、熟附子 6g（先煎）、桂枝 10g、薤白 10g、瓜蒌根 12g、枳实 10g、三七块 6g、丹参 40g、细辛 3g、檀香 6g。

疗程：上方，水煎服，先服三剂，无有动静；上方熟附子 10g（先煎），继服四剂，左胸痛缓解，药证相宜，续服七剂，胸前自觉温暖，手足冰凉减轻。上方随证加减，计服月余，心绞痛已停，余症大减，食宿增多。

心语：上药熟附子、瓜蒌根同用，按说是属“十八反”的，不应该同时应用，但不是绝对的。附子大热，瓜蒌根滋阴，可克制附子之热。临床辨证，确实需要的，古人曰：“有是证，用是药”，还是要用的，不过不要久用熟附子，因它毕竟有毒。桂枝、干姜、熟附子，另外运用薤白温通阳气，力量强；三七块、紫丹参，活血通络；檀香理气，所以止痛效果好。

心血瘀阻胸痹证

王某，男，66 岁。初诊：2010 年 9 月 8 日。

病史：左侧胸膺疼痛 10 年，时轻时重，加重一年。常在里气不和，胃中冷痛的情况下发病，此发月余。左侧胸膺疼痛，如针刺痛，为时甚短，伴有心悸怔忡，心跳急骤时，自己可闻及心音，心悸如偷了人家的东西，被人追捕一样。胸部憋闷，时而影响睡眠。前赴医院检查，终诊冠状动脉供血不足，部分血管堵塞，最好放置支架，病人害怕放置支架，所以前来看中医。

中医检查：慢性病容，唇色紫黯，舌质紫黯，边有斑点，六脉偶有结代。辨证：依据少阴病发病原理，确定左侧胸膺疼痛为主症，由于心血瘀阻，心络不畅，心阳被遏所致。性症：胸部憋闷，唇色紫黯，舌质紫黯，边有斑点，六脉偶有结代等，一派心血瘀阻特点，医院检查部分心络堵塞亦具有参考价值，所有这一切，皆可确定主症左侧胸膺疼痛为心血瘀阻证。方选理中汤、血府逐瘀汤合丹参饮化裁。

拟方：野山参10g、炒白术15g、干姜10g、当归15g、熟地黄15g、川芎15g、红花10g、桃仁12g、柴胡12g、枳壳10g、甘草10g、丹参40g、檀香6g。

疗程：水煎服七剂，无不良反应，上方继服14剂，左侧胸膺疼痛未发作。原方续服14剂，心情好转，自觉不放支架亦可以。上方加熟附子6g、桂枝10g，再服2周，唇紫微退，胸前憋闷减轻，舌色青紫变浅。为巩固疗效，上方去干姜、熟附子，再用14剂，诸症皆愈。

心语：以血府逐瘀汤（当归、生地、赤芍、川芎、桃仁、红花、柴胡、枳壳、桔梗、牛膝）、丹参饮（丹参、檀香、砂仁）化裁，活血化瘀，勿使心络痹阻结聚成块，梗塞心经。以理中丸调理中气，勿使犯病，两者相得益彰。即使心脏放了支架，也不能认为万事大吉，因为促使心经阻塞的原因并未祛除，服用活血化瘀、益气扶阳的药物，慢慢调养，还是必要的。放置支架也是必要的，因为那是抢救生命、救急措施。

气虚血滞胸痹证

钟某，男，63岁。初诊：2013年3月3日。

病史：患胸闷隐痛3年，时轻时重，近来病势有所加重。症见：左侧胸膺隐痛，时作时止，遇劳则发，气短心悸，神疲乏力，头晕目眩，恼怒引发心胸剧痛。前赴医院系统检查，终诊：心脏供血不足。患者害怕心血管堵塞，故要求看中医吃中药，以求根治。

中医检查：慢性病容，形瘦神虑。舌苔薄，舌质淡白，裂纹舌，笼罩紫气，脉细弱。辨证：依据临证原理，确定左胸膺隐痛为主症，由于心气虚血滞所致。性症左胸膺隐痛，时作时止，遇劳则发，由于心气虚而致血滞，血滞阻于心脏，气为血帅，气虚推动血行无力，络脉不通，不通则痛为之；气短心悸，由于气虚而血滞，心失气血温养为之；神疲乏力，头晕目眩，由于气虚血滞，心供气血不足，心神头目失养为之；恼怒引发心胸剧痛，由于恼怒导致肝气郁结，气滞血阻，不通则剧痛；舌苔薄，舌质淡白，裂纹舌，笼罩紫气，脉细弱，皆为气虚血滞之征。综上所述，各个性症，苔脉体征，并参考医院相关资料，完全可以确定左胸膺隐痛为气虚血滞所为。治则：补气活血。气机畅通，胸膺痛止。方选理中汤合血府逐瘀汤、芪归汤化裁。

拟方：党参15g、炒白术15g、干姜10g、炙甘草10g、炙黄芪40g、当归12g、桃仁12g、红花10g、赤芍12g、川芎15g、柴胡12g、枳壳12g、桔梗10g、三七块6g。

疗程：上方，水煎服，先服七剂，胸膺隐痛居然好转，药证相宜，上方，制备水丸，6g，每日三次，连服六个月，复查心脏供血良好。

心语：气虚血滞胸痹较阳虚血瘀胸痹为重，注意早期诊治，力求早期发现，早期治疗。这实际上就是"治未病"，远比发展到左胸膺心绞痛，再治疗为好。

冠心病、心梗

王某，男，38岁。

病史：患冠心病三年，心绞痛2周，时轻时重，住院，经过十天治疗，心绞痛不见好转，心悸怔忡，左胸膺心绞痛时时发作，自觉有气从少腹上冲到胸至咽，胸闷憋气，气窒要死，惊恐害怕，伴出冷汗，手足冰凉。搭车赴医院检查，诊断心脏血管堵塞，需要放置支架，患者不同意，所以看中医。

中医检查：急性病容，两眉紧锁，唇色青紫，舌质紫黯，六脉弦而结代。依据少阴病发病原理，确定主症为心绞痛；性症为气机上冲，胸闷憋气，手足冰凉，伴冷汗，惊恐害怕，体征：舌质紫黯，六脉弦而结代等，一派阳虚兼瘀征象。综上所述，各个性症，足以确定阳虚兼瘀证。治则补心阳、化瘀血、安神志。方选桂枝甘草龙骨牡蛎汤、四逆汤合芪归汤化裁。拟方：桂枝12g、甘草12g、龙骨40g、牡蛎40g、熟附子6g（先煎）、干姜10g、黄芪30g、当归12g、大枣5枚、炒枣仁30g、三七粉6g。

疗程：上方水煎，先服七剂，心绞痛大减，惊恐也轻。上方继服七剂，口干咽燥，手足发凉转温。上方去熟附子、干姜，续服七剂，诸症基本皆愈。为防复发，复方丹参滴丸 10 丸，每日一次。

心语：心脏病，朝夕骤变是常有的事，若病有骤变，请速赴医院抢救，争取有效时间，做中医不可大包大揽。病情严重，可随时赴医院抢救。但是，服用温养活血化瘀药物，确有不少病人免于放置支架之苦。

脑梗、心梗

徐某，男，60 岁。初诊：2010 年 9 月 8 日。

病史：患脑梗 3 年，心梗 1 年。素有高血压、糖尿病、冠心病史。虽患大病，未落下后遗症。目前血压不高，餐后 2 小时血糖 9.5。症见：精力不足，身倦乏力，头晕耳鸣，气短心悸，腰部酸软，形寒畏冷，下肢发凉，大便溏薄，饮食稍寒，即要腹泻。多次住院，诊断：高血压、冠心病、糖尿病、脑梗、心梗。

中医检查：慢性病容，形瘦神疲。舌苔薄，舌质淡，紫黯，脉沉细弱。辨证：依据临证原理，确定心梗、脑梗为主症，由于心脑血管病，糖尿病治疗不利，瘀血阻塞脑络、心络而致。性症：精力不足，身倦乏力，由于瘀阻脑络、心络，供血不足所致；头晕耳鸣，由于气血不足，清窍失养所为；气短心悸，由于血不养心肺为之；腰膝酸软，由于腰为肾之外府，肾亏失养所致；形寒畏冷，下肢发凉，由于肾阳虚衰，不得温煦四肢所致；大便溏薄，饮食稍寒，即要拉肚，由于脾肾阳虚，热量不足，不得腐熟水谷为之；体征：舌苔薄，舌质淡，紫黯，脉沉细弱，皆为阳虚瘀阻所致。综上所述，各个性症、苔脉体征，参考医院资料，完全可以确定脑梗、心梗为阳虚瘀阻所为。治则：温补心肾阳气，活血化瘀，主治脑梗心梗。方选四逆汤合桃红四物汤化裁。

拟方：熟附子 10g（先煎）、干姜 10g、炙甘草 10g、桃仁 10g、红花 10g、当归 10g、熟地黄 15g、白芍 10g、川芎 15g、丹参 30g、三七块 10g、焦三仙各 12g。

疗程：上方水煎，先服七剂，无不良反应，上方取 5 剂，打粉，制水丸，6g，每日三次，患者连服 45 天，身轻有力，血压、血糖稳定，上方取 5

剂,再制水丸,以资巩固。

心语:心梗、脑梗主要由于阳虚,推动气血不利,导致心络、脑络痹阻所致。治则:补阳化瘀。治疗过程可随证加减,促使患者逐渐好转,经济又能承担得起。

气虚血瘀胸痹证

宋某,男,56岁。初诊:1998年8月9日。

病史:患胸痹3年,时轻时重,近来左胸痛月余。症见:胸闷胸痛,心悸怔忡,自汗量多,神疲乏力,气短语低。前几天赴医院检查,诊断冠心病前降支动脉堵塞,劝其住院放支架。患者寻找中医,寄希望于根治。

中医检查:慢性病容,形瘦神疲。舌苔薄,舌质淡、紫黯,脉沉细而涩。辨证:依据临证原理,确定主症为胸痛,由于气虚推动血行无力所为。性症:胸闷胸痛,心悸怔忡,由于气为血之帅,心气不足,推动无力,血行不畅,气滞血瘀所为;自汗量多,神疲乏力,气短语低,由于汗为心液,心虚不摄,肌表空虚,自汗量多;神疲乏力,由于心气不足,不得温养神志肌肉为之;气短语低,由于气虚不得自主而为之;体征:舌苔薄,舌质淡、紫黯,脉沉细而涩,皆为气虚血瘀之征。综上所述,各个性症,苔脉体征,并参考医院相关资料,完全可以确定胸痛为气虚血瘀所致。治则:健脾益气,活血化瘀。方选理中汤合桃红四物汤化裁。

拟方:人参10g、干姜6g、炒白术15g、炙甘草10g、桃仁10g、红花10g、熟地黄15g、当归12g、白芍12g、川芎15g、三七块6g。

疗程:上方水煎,先服七剂,无不良反应,原方继服七剂,胸痛缓解,而心悸怔忡,由于失眠加重,上方加炒枣仁40g,眠安,心悸亦轻。为了巩固疗效,上方续服七剂。本方若气虚甚者,人参改红参,若胸痛甚者,加丹参40g、三七块6g,若失眠甚者,加远志12g、桂圆肉12g。患者先后随证加减变化,计服近200剂,诸症皆愈,身体较前明显壮实。

心语:对于理中汤的看法:“阳之动,始于温,温气得而谷精运,谷气升则中气赡,故名曰理中,实以燮(调理、调和)理之功,予中焦之阳也。”开始载于《伤寒论》霍乱篇，而张仲景在《金匮要略》中称人参汤，治疗胸痹的即是理中汤原方，其作用补气健脾，温中祛寒，主要是干姜担当此任，依靠辛以守中必使以热，此为理中之旨。治疗气虚血瘀胸痹阳脱证，正为适宜，为人参汤（理中汤）奠定理论基础。

气阴两虚心悸证

案1：王某，女，60岁。初诊：2005年5月5日。

病史：患心悸怔忡十年，时轻时重，遇劳则发，现病月余，症见：心悸怔忡，遇劳则发，失眠则发，面色不华，头晕目眩，胸闷气短，白天自汗，夜间盗汗，汗多湿衣，颧部泛红，时而咳痰带血。曾赴医院系统检查，诊断心脏供血不足。给予许多中西药物，服之当时有效，过后依然如故。

中医检查：慢性病容，形瘦神疲。舌苔薄，舌质偏红少津，脉细数。辨证：依据临证原理，确定心悸为主症，由于气阴不足，心脏失养所致。性症：心悸怔忡，遇劳则发，失眠亦发，由于劳累、失眠，促使气阴更虚，心失所养为之；头晕目眩，面色不华，胸闷气短，由于气虚，心失所主，心脉不畅，心气不舒，又阴血不足，不得荣于面为之；白天自汗，夜间盗汗，汗多湿衣，由于汗为心液，气阴不足，心液不敛所致；颧部泛红，时而咳痰带血，由于气阴生虚热，故颧红；咳痰带血，由于心不主血，肺失肃降，郁热损络，故咳痰带血；体征：舌苔薄，舌质偏红少津，脉细数，由于气阴两虚，虚热偏盛之征。综上所述，各个性症，苔脉体征，参考医院资料“心脏供血不足”，可以确定心悸为气阴两虚所为。治则：益气养阴。方选炙甘草汤合芪归汤化裁。

拟方：炙甘草12g、人参10g、大枣5枚、桂枝10g、白芍10g、生姜6g、生地黄15g、阿胶10g（烊化冲服）、麦冬15g、黄芪30g、当归12g。

疗程：上方水煎，先服七剂。胃纳欠佳，不思饮食。上方加焦三仙各12g，继服七剂，纳谷增加，心悸次数减少，上方加三七块6g、丹参40g，续服14剂，服后诸症得减。以本方随证加减变化，服用半年，复查心脏供血良好。

心语:心脏供血不足,坚持服中药,效果是肯定的。但是不可速求,只能缓以图之。具体用方,可以炙甘草汤为中心方,随证治之。只要有毅力,坚持下去,必有良效。

案2:米某,女,32岁。初诊:2008年9月10日。

病史:患心悸证3年,近来加重,心悸怔忡,时轻时重,遇劳频作,休息好转,失眠亦加重,气短乏力,头晕目眩时发,汗出或盗汗,小便清长,大便偏干。前赴医院检查:做心电图、拍片、验血,终诊自主神经功能紊乱,给谷维素等几种药服后不见好转,所以前来看中医。

中医检查:神色紧张,似有要事操办。舌苔薄,舌质红,少津,脉偶有结代。心悸怔忡,从少阴太阳病发病原理看,确定心悸怔忡为主症,性症为心悸,遇劳频作,失眠,气短乏力,头晕、汗出等。综上所述,各个性症,苔脉体征,并参考医院相关资料,可以确定心悸怔忡为气阴两虚心悸证。治则:益气养阴,安神定志。方选炙甘草汤、理中汤合酸枣仁汤化裁。

拟方:炙甘草12g、吉林参10g、阿胶12g(烊化冲服)、当归15g、生地黄15g、炒枣仁40g、知母10g、桂枝6g、茯神15g。

疗程:上方水煎,先服七剂,心悸怔忡,阵发次少,但是头晕、气短乏力、失眠不轻,上方加西洋参9g、灵磁石40g,继服七剂,气短、失眠显著好转;上方炙甘草改为15g,续服14剂,心悸失眠皆愈。

心语:炙甘草汤由三部分组成,补气生血,养阴生血,温通阳气。从上面可以看出炙甘草汤治疗心脏病构思非常周到,阴阳气血样样考虑周全。倘若气血方面,临证需要加强或者减弱,即可加强,或者减弱。养阴生血、温通阳气方面,皆可照此办理。

血虚心悸证

王某,男,60岁。初诊:2009年10月11日。

病史:患冠状动脉供血不足十余年,治疗休养得法,病情稳定。但是近一个月心悸怔忡,心烦不安,纳谷减少,身体羸瘦,气短乏力。前赴医院系统检查,除心脏供血不足外,未发现新的器质性病变,大夫建议看中医调养。

中医检查:舌苔薄,舌质淡白,六脉细微而缓,偶有结代。形体消瘦,气息无力。证乃血虚气弱,阴亏阳滞。治则:补血益气,滋阴通阳。方选炙甘草汤合八珍汤化裁。

拟方:炙甘草15g、生晒参12g、大枣5枚、麦冬15g、生地黄15g、麻子仁12g、阿胶12g(烊化冲服)、桂枝10g、生姜10g、炒白术10g、当归12g、白芍12g。

疗程:水酒各半,煎服三剂,心烦已安,但感乏力,上方加炙黄芪30g,继服七剂,脉结代甚少,心悸依然,特别是受惊,心动悸不安。上方加炒枣仁30g,灵磁石40g,续服14剂,心悸已愈。

心语:以药测证,炙甘草汤有三部分组成:炙甘草、人参、大枣,益气补血;麦冬、生地黄、麻子仁、阿胶,滋阴补血;桂枝、生姜,温经通阳复脉。由此,可以看出补血是第一位的,滋阴通阳是第二位的,总之是补血益气,滋阴通阳,以达复脉。八珍汤的功用是益气补血,本方在补血益气方面,力量单薄,所以合八珍汤,以便加强补血益气力度。

阴虚火旺心悸证

章某,男,80岁。初诊:2009年8月7日。

病史:患心悸2年,时轻时重,近2个月加重。症见:心悸不宁,思虑劳神加重,五心烦热,失眠多梦,头晕目眩,面红升火,耳鸣,腰部酸楚。今赴医院系统检查,验血、胸片、ESR、CT等,终诊无器质性病变。要求看中医,吃中药。

中医检查:急性病容,形瘦神倦,面部泛红,行动自如。舌苔薄黄,舌质红,脉沉细数。辨证:依据少阴病病理,确定心悸为主症,由于心肾不调,水亏火旺扰乱神志所致。性症:思虑劳神过度,五心烦热,失眠多梦,头晕目眩,由于思虑劳神过度,劳伤阴血,导致肾阴不足,不能上济于心,心火扰神所致;面目升火,由于阴亏于下,阳扰于上所致;耳鸣、腰部酸楚,由于腰为肾之外府,肾阴亏虚,腰府失养所致;体征:舌苔薄黄,舌质红,脉沉细数,乃是阴虚火旺之征。综上所述,各个性症、苔脉体征，并参考医院相关资料，完全可以确定心悸为阴虚火旺证。治则：滋阴降火，养心安神。方选黄连阿胶汤合酸枣仁汤、六味丸之三补加减。

拟方：黄连 6g、阿胶 12g（烊化冲服）、黄芩 12g、白芍 10g、炒枣仁 40g、鸡子黄 2 枚、茯神 20g、知母 10g、甘草 6g、生熟地各 15g、山萸肉 12g、怀山药 15g。水煎服，日一剂，早晚温服。

二诊，服药七剂，依然难入睡，第二天头晕脑涨，上方加灵磁石 40g，继服七剂。

三诊，睡眠好转，心悸已愈，各种性症亦轻。原方不动，续服七剂，诸症皆愈。再用七剂，以资巩固。

心语：黄连阿胶汤，清心火，滋养阴血。酸枣仁汤加灵磁石，养心安神定志。六味丸之三补，滋补肾阴，水旺抑火。三方化裁治疗心悸失眠证，效果可靠。

阳虚心悸证

许某，男，70 岁。初诊：2010 年 9 月 8 日。

病史：心悸不安 3 年，心悸每遇冷加重，胸闷气短，近来有加重之势。口唇无血色，形寒肢冷，怕冷喜热。前赴医院检查，做心电图示 T 波倒置，诊断心脏供血不足。

中医检查：舌苔薄白，舌质淡，脉沉无力。辨证：依据临证原理，确定心悸为主症，性症为遇冷加重，胸闷气短，近来有加重之势。性症为一派阳虚之征；苔脉体征皆为阳虚之征，可以确定心悸为阳虚证。治则：温补心阳，安神定志。方选桂枝甘草龙骨牡蛎汤、干姜附子汤合芪归汤化裁。

拟方：桂枝 10g、甘草 15g、龙骨 40g、牡蛎 40g、吉林参 12g、当归 15g、黄芪 30g、熟附子 6g（先煎）、干姜 10g。

疗程：水煎服七剂，胸闷气短缓和，但稍遇寒冷则心悸加重，上方熟附子改为 10g，继服七剂，心悸微减，形寒肢冷亦缓解，但睡眠不好，上方加茯神 15g、炒枣仁 40g，续服七剂，睡眠好转。为巩固疗效，再用七剂，诸症皆愈。

心语：心悸在中医的目光下，是一个病证而不是一个单纯的疾病。临证需要辨证分清心胆虚怯、心肝两虚、阴虚火旺、心阳不足、水饮凌心、心血瘀阻等具体类型，方可论治，没有明确的病证，就不可论治，确定治则，选方用药，或提出某种治疗手段。桂枝甘草龙骨牡蛎汤只是通阳，而不是补阳，所以合干姜附子汤。这样，在补阳温阳通阳方面，有附子、干姜、桂枝大大加强了补阳的作用。同时还有龙骨、牡蛎、茯神、炒枣仁在安神定志方面，从用药种类和剂量上看绰绰有余。

心阳不足心悸证

钟某，男，60岁。初诊：2010年9月1日。

病史：患心悸证5年，时轻时重，动则心悸更甚，气短胸闷，形寒肢冷，面色不华。近来病势加重，心悸伴有气喘不宁，汗出扪凉，面青唇紫，喘不得卧，形寒肢凉，急赴医院做系统检查，终诊未发现器质性病变。

中医检查：慢性病容，形瘦神惫。舌苔薄，舌质淡胖，脉沉而弱。辨证：依据少阴病及其气血病理，确定心悸为主症，由于心阳不足，心肾失于温煦所致。性症：动则心悸更甚，气短胸闷，由于久病体虚，心阳受损，心失温养所致；汗出扪凉，由于心阳严重不足，肢体不能温煦而为之；由于心阳不能推动气血运行，血脉瘀滞而为之；喘不得卧，形寒肢冷，由于心肺阳虚严重而为之；面色无华，由于心阳虚血亏，上不能养面而为之；面青唇紫，舌苔薄，舌质淡胖，脉沉而弱，皆为心阳不足，鼓脉无力之征。综上所述，各个性症，苔脉体征等，并参考医院检查资料，完全可以确定心悸为心阳严重不足证。治则：温补心阳，安神定志。选方桂枝甘草龙骨牡蛎汤合参附汤加减。

拟方：桂枝10g、甘草6g、龙骨40g、牡蛎40g、野山参10g、熟附子6g（先煎）、干姜10g、灵磁石40g、炒枣仁30g。水煎服，日一剂，早晚温服。

二诊：服用七剂，无有改善，继服两剂，形寒肢冷有所好转。

三诊：继服四剂，心悸大有改善。

四诊：口干出现，上方加五味子12g、麦冬15g，续服七剂，口干得润，各种性症基本亦愈。为了巩固疗效，改服金匮肾气丸，柏子养心丸交替服用。

心语：桂枝甘草龙骨牡蛎汤，通心阳，安神志。参附汤，温补元气元阳。桂枝通阳，干姜温阳，附子补阳，通温补阳；五味子、人参、麦冬，取其生脉饮之意，益气生津，敛阴助阳。炒枣仁、灵磁石，养心定志。三方加味，以达补阳定志之功。

水饮凌心心悸证

邱某，男，59岁。初诊：2001年2月4日。

病史：患心悸5年，病重半月，前赴医院系统检查，诊断心神经功能紊乱。症见：心悸不安，胸脘痞满，下肢水肿，扪之凹陷，小便短少，形寒肢冷，头晕目眩，呕吐涎沫，睡眠多梦。患者要求看中医。

中医检查：舌苔滑，舌质淡白，脉沉而滑。辨证：依据心脏病理，确定心悸为主症，由于阳虚不能化水，导致痰饮内停，上凌于心，心神不安而致。性症心悸不安，胸脘痞满，下肢水肿，扪之凹陷，小便短少，由于阳虚不得运化，痰饮内停，上凌于心，饮阻气机不利所致；形寒肢冷，由于饮邪内停，阳气不布，不得温煦肢体所致；头晕目眩，由于饮邪内停，阻遏清阳上升，头目失养所致；呕吐涎沫，由于脾阳不振，化生饮邪，胃气上逆所致；舌苔滑，舌质淡白，脉沉而滑，皆为阳虚水停之征。综上性症，苔脉体征，并参考医院相关资料，均可确定心悸为水饮凌心所为。治则：温振心阳，化气消饮。方选理中汤、苓桂术甘汤、五苓散合二陈汤化裁。

拟方：党参15g、炒白术15g、干姜6g、甘草6g、茯苓15g、桂枝10g、猪苓12g、泽泻12g、姜半夏9g、陈皮10g。

二诊：上方服七剂，心悸微减，但是口干舌燥，显示用药过热，故上方去干姜，桂枝减量为6g，继服七剂，口干舌燥已愈，诸性症基本已愈。为巩固疗效，予香砂养胃丸，健脾和胃，免生痰饮。

心语：四方相合，实质上已构成理中汤、苓桂术甘汤、五苓散、二陈汤、四君子汤五个方。观察理中汤，健脾益气、温阳散寒，存在一个因果关系，健脾为因，益气为果；温中为因，散寒为果。所谓学中医要有悟性，悟什么呢？就是悟因果关系。后面的五个方，亦有因果关系，请研究。

心火炽盛不寐证

案1：丁某，女，35岁。初诊：2011年11月22日。

病史：患不寐证3年，时轻时重，近一个月病势加重。症见：心易上火，心烦躁扰不安，时而彻夜不眠，口干舌燥，口舌溃疡，此起彼伏，五味皆可引起溃疡剧痛，小便短赤，饮食偏少，青菜饮水俱少。近日失眠、口疮皆重，因而赴医院检查，诊断口腔溃疡。

中医检查：左侧口腔溃疡。两眼血丝满布。舌苔薄黄，舌质淡红，脉弦数。辨证：依据临证原理，确定不寐为主症，由于心主神志，心火炽盛扰乱心神而失眠。性症心易上火，心烦躁扰不安，时而彻夜不眠，由于心主火，心主神志，心火亢盛，烦躁扰神所致；口干舌燥，由于心火过盛，难免耗伤津液为之；体征：口舌生疮，此起彼伏，由于心火过盛，灼伤脉络，血败肉腐，形成口舌溃疡；五味皆可引起溃疡剧痛，由于五味刺激疮面所致；两眼满布血丝，由于心火上逆，引致肝火，脉络充血所致；舌苔薄黄，舌质淡红，脉弦数，皆为心火炽盛所致。综上所述，各个性症，苔脉体征，并参考医院相关资料，完全可以确定失眠为心火炽盛所致。治则：清泻心火，安神定志。方选大黄黄连泻心汤合酸枣仁汤化裁。

拟方：熟大黄6g（后下）、黄连6g、黄芩12g、炒枣仁40g、白芍12g、知母10g、茯神15g、甘草6g、灵磁石40g。

疗程：上方，水煎服，服一剂后，未料熟大黄后下通大便特灵，当晚泻便两次，稀稠相杂，口腔溃疡减轻，疼痛已停，上方熟大黄同煎（与其他药物），药后不泻。药证相宜，服后无不良反应，上方继服七剂，失眠好转，再续用七剂，失眠已愈。

心语:大黄黄连泻心汤,功用泻心火,由于心火炽盛而失眠,用之则效。酸枣仁汤养心安神,定志安眠,主治不寐证。书上曰主治虚烦,实际亦治心火炽盛失眠。

案2:丁某,女,32岁。初诊:2014年5月17日。

病史:患失眠证半年,时轻时重,病发半月。症见:心烦失眠,甚时彻夜不寐,躁扰不安,口干舌燥,口舌生疮,此起彼伏,小便短赤,大便秘结。医院检查诊断为无器质性病变。母亲怕她精神崩溃,特意领她来看中医。

中医检查:急性病容,形瘦神躁。舌苔薄黄,舌尖偏红,脉小弦而数。辨证:依据临证原理,确定不寐为主症,由于心火炽盛所致。性症心烦失眠,甚时彻夜不寐,躁扰不安,由于心主神志,心火炽盛,扰乱神志,神不守舍而失眠;体征:口干舌燥,小便短赤,由于心火炽热所成。口舌生疮,此起彼伏,由于舌为心之苗,心火炽盛,灼伤阴津故为之;大便秘结,由于心火炽盛,移于膀胱,或者灼伤津液,导致肠燥而成;舌苔薄黄,舌尖偏红,脉小弦而数,皆为心火炽盛之征。综上所述,各个性症,苔脉体征,并参考医院相关资料,完全可以确定失眠为心火炽盛所致。治则:清心泻火,宁心安神。方选大黄黄连泻心汤合导赤散化裁。

拟方:熟大黄10g(后下)、黄连10g、黄芩12g、生地黄20g、淡竹叶12g、木通6g、生甘草10g、金银花15g、三七块6g。

疗程:服药一剂后,泻下大便3次,量多热臭,睡眠好转,可以睡4小时。腹部胀满,上方加川厚朴12g、炙鸡内金12g,继服六剂,口疮痛轻,药证相宜,上方续服七剂,诸症皆愈,睡眠可达6小时。

心语:失眠者,必须具体辨证,有适于归脾汤者,有适于黄连阿胶汤者,有适于温胆汤者,还有适于大黄黄连泻心汤者。若辨证复杂可选数方应用,如黄连阿胶汤合酸枣仁汤、六味地黄丸的三补等,有机配合,协调作战,常获良效。

心胃火旺失眠证

王某,男,30岁。初诊:2008年5月6日。

病史:患失眠证半月,整夜不眠,服进口安眠药罔效,第二天头晕,痛苦难言,面红气粗,目红流泪,口舌生疮,口臭,影响吃饭,大便七日未解。患者喜服中药,惧怕打针,故来看中医。

中医检查:急性病容,形壮气粗。舌苔腻黄,舌质红,脉滑数。辨证:依据临证原理,确定失眠为主症,由于心胃火旺,扰乱神志而失眠。头晕、面红、气粗,由于心胃火旺,上扰清窍所致。体征:大便七日未解,由于火旺灼津而致;口舌生疮,由于心胃火旺而致;舌苔腻黄,舌质红,脉滑数,皆为心胃火旺之征。治则:清火、通便、宁神、理疮。方选大承气汤合大黄黄连泻心汤加减。

拟方:大黄 10g(后下)、黄连 10g、黄芩 12g、芒硝 6g、枳实 6g、川厚朴 12g。水煎服,日一剂,早晚温服。

疗程:服药一剂,腑通,解下大便,量多干燥,当日酣睡 8 小时。

心语:本证失眠,实质上是因果关系。心火旺盛为前因,失眠为后果,具体分析:胃火炽盛(前因)——心火旺盛(后果),进而心胃火旺,又可作为前因,导致胃火炽盛为失眠后果,进而心胃火旺,又可作为前因,导致失眠又为后果。同时,心胃火旺,又可灼伤津液,使之肠燥,导致大便干燥,这里也存在一个因果关系链,心胃火旺(前因)——津亏(后果)。津亏又可作为前因,导致便秘(后果)。大便秘结又可作为前因,导致心胃之火更旺的后果。所以用大承气汤通便泄火,即可治疗失眠。

痰热内扰失眠证

钟某,男,70 岁。初诊:2002 年 12 月 1 日。

病史:患者平素不注意养生,失眠年久,近来加重,已有十天,连夜不寐,心想吃点补养之品,炖肉养养身体,也许就把病压下去了。胸闷心烦,整夜不寐,第二天头昏目眩,恶心欲吐,嗳气吞酸,儿子看着他整夜不寐心痛,故陪他看病。其子本意是想做个系统检查,但他不听劝,非要看中医。

中医检查:慢性病容,形瘦神清。舌苔黄腻,舌质红,脉滑数。辨证：依据临证原理，确定失眠为主症，由于痰热扰神而致。性症为胸闷心烦，由于痰浊、宿食壅积于胃，郁积生热，痰热扰心，心神不宁而致；头晕目眩，由于痰热上扰，蒙蔽清窍所致；恶心欲吐，嗳气吞酸，由于痰热宿食中阻，气机不降，胃气上逆所致；体征：舌苔黄腻，舌质红，脉滑数，皆为痰热中阻、脾胃运化失职、气血壅遏之象。综上所述，各个性症，苔脉体征，并参考医院相关资料，完全可以确定失眠为痰热内扰失眠证。治则：清热化痰，和中安神。方选大黄黄连泻心汤合温胆汤化裁。

拟方：熟大黄 10g、黄连 10g、黄芩 12g、陈皮 10g、姜半夏 9g、茯苓 12g、枳实 10g、竹茹 12g、生甘草 6g。水煎服，日一剂，早晚温服。

疗程：上方水煎，先服用七剂，恶心欲吐，嗳气吞酸已停，胸闷心烦亦轻，失眠依然如故，上方加炒枣仁 30g、灵磁石 40g（先煎），失眠可以睡 4 个小时，大有改善，药证相宜，继服七剂，睡眠已达 6 小时，诸症得愈。

心语：大黄黄连泻心汤，实质上是清中焦胃火。温胆汤名曰温胆，实际是清胆和胃，即二陈汤加竹茹、枳实。竹茹为甘寒之品，力专清热除烦止呕；枳实理气和胃降逆，配合竹茹、姜半夏止呕。胃火一清，痰热勿扰心神，睡眠则宁。所谓“胃不和，眠不宁”。

心脾两虚失眠证

王某，女，60 岁。初诊：2009 年 10 月 11 日。

病史：患者素质易于“思虑过度、劳伤心脾”，失眠 10 年，近来病情加重，难以入眠，多梦易醒，头晕目眩，心悸，面色萎黄，饮食减少，神疲乏力，懒言少语。女儿害怕母亲患有大病，带她到大医院，做了系统检查，未发现器质性病变。患者不愿输液打针、服用安眠片，故前来看中医。

中医检查：慢性病容，形神俱弱。舌苔薄，舌质淡，脉细弱。辨证：依据临证原理，确定失眠为主症，由于思虑过度，劳伤心脾，导致气血不足，心神失养所致。性症为难以入眠，多梦易醒，心悸心烦，由于心脾亏虚，生血不足，运血无力，血不养心所致；面色萎黄，由于血虚不能上奉于面所致；饮食减少，神疲乏力，由于脾虚失其健运，形神失养所致。体征：舌苔薄，舌质淡，脉细弱，皆为气虚血少之征。综上所述，各个性症、苔脉体征，并参考医院相关资料，完全可以确定失眠为心脾两虚证。治则：补益心脾，养心安神。方选理中汤合归脾汤化裁。

拟方：人参 10g、炒白术 15g、干姜 6g、甘草 6g、黄芪 40g、炒枣仁 40g、茯神 15g、桂圆肉 12g、木香 6g。水煎服，日一剂，早晚温服。服七剂后，睡眠好转，上方加灵磁石 40g（先煎），继服七剂，睡眠已瘥，纳谷增加，但是口干，上方去干姜，续服七剂，诸症皆愈。

心语：由于思虑过度、劳伤心脾而失眠，临证甚多，治疗关键在于健脾（前因）养心（后果），气血充沛（前因），心神得养（后果），睡眠必然得到根治。

心肾不交失眠证

文某，男，60 岁。初诊：2008 年 9 月 10 日。

病史：患者做媒体工作，夜间常写文章，劳心劳神，思虑过度，导致失眠三年。症见：难以入睡，梦多易醒，时轻时重，近来心烦不寐，甚至彻夜不眠，身体消瘦，神疲乏力，难以支持工作，怕热不怕冷，两颧潮红，手足心热，前赴医院检查一周，各项指标皆为正常。大夫安慰几句，给些安眠片了事。病人反复考虑，决定选看中医。

中医检查：慢性病容，神情苦闷，眉宇紧锁，欲言又止。舌苔薄黄，舌质红少津液，脉沉无力，微数。辨证：依据临证原理，确定不寐为主症，由于心肾水火不交所为。性症难以入睡，梦多易醒，由于心主火，肾主水，水火不济，不能互相制约所致。时轻时重，近来心烦急躁不寐，甚至彻夜不眠，由于心火炽盛，扰乱心神为之；身体消瘦，神疲乏力，难以支持工作，由于心肾两亏，精血不得滋养身体、神志所为；怕热不怕冷，颧部潮红，手足心热，由于阴虚火旺为之；体征：舌苔薄黄，舌质红少津液，脉沉无力、微数，皆为阴虚火旺之征。综上所述，各个性症，苔脉体征，并参考医院相关资料，完全可以确定不寐为心肾不交失眠证。治则：清心火，滋肾水，安神定志。方选黄连阿胶汤合酸枣仁汤化裁。

拟方：黄连 6g、阿胶 12g（烊化冲服）、黄芩 12g、白芍 12g、炒枣仁 40g、鸡子黄 2 枚、茯神 15g、知母 10g、甘草 6g、龙齿 40g。

疗程：上方水煎，先服七剂，毫无效果，依然不寐。上方加灵磁石 40g，继服七剂，心烦减轻，安然入睡。但是睡久腰痛加重，上方加炒杜仲 15g、川续断 15g、桑寄生 15g，服后，腰痛缓解。为防复发，嘱其建立活动习惯，加强身体锻炼。

心语：《伤寒论》之黄连阿胶汤，从临床看，治疗老年失眠证确有疗效。经文 303 条记载："少阴病……心中烦，不得卧（眠），黄连阿胶汤主之。"酸枣仁汤，《金匮要略》方，主治虚烦不得眠，实际上是养心安神定志，主治不寐证。

水火不济兼气虚失眠证

崔某，女，46 岁。初诊：2008 年 10 月 12 日。

病史：患者常年失眠，难以入睡，易醒，近来加重，甚至整夜不寐。纳谷衰少，懒动不语，气息低微，身体不断消瘦。过去多次赴医院检查，皆说无大病，至多是神经衰弱。服中西药物甚多，从无疗效。只有安定片管点用，但服后第二天头昏沉，异常难受，故不敢吃。朋友介绍，看中医慢慢调养，总会有良效。

中医检查：气息微弱，懒动少语，面色萎黄，两颧泛红，舌苔薄黄，舌质红，脉沉细而数。辨证：依据临证原理，确定失眠为主症，由于患者常年失眠，得不到温养，久病及肾，肾阴亏虚，水少不能制约心火，心火亢盛扰乱神志，导致水火失济之局，故不寐。性症：气息微弱，懒动少语，面色萎黄，皆气虚为患。体征：苔薄，质微红，脉沉尺弱。综观以上，各个性症，苔脉体征，并参考医院相关资料，可以确定失眠为水火不济兼气虚证。治则：滋肾阴，清心火，兼补气虚。方选黄连阿胶汤、四君子汤合酸枣仁汤化裁。

拟方：黄连 6g、阿胶 10g（烊化冲服）、黄芩 12g、白芍 10g、炒枣仁

40g、鸡子黄 2 枚、吉林参 10g、知母 10g、甘草 10g、炒白术 12g、茯神 15g。

疗程:上方水煎,先服三剂,不寐好转,可入睡 3 小时,上方加灵磁石 50g(先煎),继服七剂,身轻力增,纳谷欠馨,上方加焦三仙各 12g,继服七剂,纳谷增多,睡眠长达 7 小时。上方续服七剂,以资巩固,诸症皆愈。

心语:医圣张仲景曾说过“(临床不效)观其脉证,知犯何逆,随证治之”。从头再次四诊辨证,结合病位,概括为病证,就可以开方了,如 SARS、艾滋病首次流行时,我们从无接触,并没有什么经验借鉴,但是我们根据 12 字的预言精神,辨证论治此病,照常取得可喜的疗效。“临床不效”为笔者所加,根据中国文化,原意是想和读者分享四言诗的神韵。

顽固性失眠证

孟某,女,52 岁。初诊:2010 年 11 月 12 日。

病史:失眠 10 年,时轻时重,加重 3 个月。严重时甚至几夜不得入眠,两目瞅着天花板,煎熬到天明。患者不得不服安眠片,因为若服用安眠片,第二天特别难忍,头昏昏然不知所措。加之近来做了三项大手术(腰椎间盘突出手术、颈甲状腺癌切除术、肠癌切除手术),两目干瞪,彻夜不眠,精力得不到睡眠补充,精神已达到崩溃的程度,当前唯一的希望是吃中药安眠。

中医检查:形体消瘦,骨瘦如柴。精神透出坚强,还不那么软弱。他讲:“我根本不能吃安眠片,第二天难受得几乎要死去。我想要吃中药,改善睡眠。因为吃中药对大脑很少有副作用。”舌苔薄,舌质淡白,脉沉细而数,触手不凉。辨证:证乃少阴病热化证,即心肾不交,水火失济证。因为心主火,肾主水,两者互相克制,维持正常睡眠,病人数次实施大手术,失血丢水,造成肾阴不足,不能克制心火,以致失眠。方选黄连阿胶汤合六味之三补化裁。

拟方:黄连 6g、炒黄芩 10g、白芍 10g、阿胶 10g(烊冲)、鸡子黄 2 枚、生熟地 12g、山萸肉 12g、五味子 10g。

疗程：七剂服完，毫无动静，根本不能入睡，两目都瞪干了。我翻阅失眠书籍，觉得应用灵磁石对路，因为患者几次手术难免气血亏虚，用灵磁石一可镇静安眠，二可帮助气血恢复，决定用灵磁石 40g。上方服用七剂，果然不出我料，病人入睡了，患者高兴地给我挂电话："我睡着了，我睡着了"。我向来不会感情用事，随病人欢笑哭泣，然而当时，我感动得落泪了。原方阿胶增量 12g（烊化冲服），再续服七剂，睡眠更加好转，有了治愈战胜失眠的信心。

心语：为了巩固已得的成果，我向患者提出建立活动的习惯，吃过晚饭，总有自己活动的时间，要逐步增加散步量，最终达到每晚平均 50 分钟。这样散步达到两下肢有三分疲劳感的时候，就回家洗漱上床睡觉，雷打不动，坚持下来，睡眠就会得到根本改善。

思虑过度劳伤心脾失眠证

康某，女，70 岁。

病史：患者体质素虚，易感冒，爱操心而失眠，不到 12 点无睡意，也可以说难入睡。由此培养起来的孩子，个个都是如此，不到 12 点，不来精神，胡思乱想，想不完的事情。年轻时候还好，上了岁数，支撑不住，夜夜失眠，不到三四点睡不着，熬得皮包骨头，骨瘦如柴，伴有心悸、健忘、食少体倦，面色萎黄，腰膝酸软，眼看就走不动路了，这才找老中医看看。

中医检查：慢性病容，两目无神，面黄肌瘦，气息虚弱。舌苔薄，舌质淡，六脉沉细欲绝。主症为"难入睡"，结合性症、苔脉及各种检查，皆确定为"难入睡"是心脾两虚，气血不足证，由于思虑过度，劳伤心脾而成。治则：健脾养心，益气补血。方选黄连阿胶汤合归脾汤化裁。

拟方：吉林参 10g、茯苓 12g、炒白术 12g、黄芪 30g、甘草 6g、龙眼肉 12g、当归 12g、炒枣仁 30g、远志 12g、茯神 15g、大枣 5 枚、阿胶 10g（烊化冲服）、黄连 6g、白芍 12g。

疗程：上方水煎，服完七剂，入睡好转。原方续服七剂，纳谷增加，面带信心。为了巩固疗效，再服上方七剂，睡眠如常，机体轻松，诸症皆愈。

心语：黄连阿胶汤合归脾汤化裁，以黄连阿胶汤泻心火，补阴血，以归脾汤益气养血，养心安神。因为心主血，主神志，心血充沛，心神得养，则睡眠甜。两方相合，取长补短，相得益彰。

上热下寒不寐证

宋某，男，72岁。

病史：背脊如沸水，由上向下流，其灼热难忍。清晨刷牙，齿衄，颈淋巴结疼痛，晚上烦躁而不寐，腰酸冷痛，但小腹发凉，喜温喜揉，阴缩带抽，尿频不尽，大便稀薄，两足冰凉。曾经赴医院系统检查，尚未发现器质性病变，服用多种中西药物无效，建议看中医。

中医检查：舌苔白腻微黄，舌质嫩红，六脉沉迟而滑。证乃上热下寒证无疑。所谓上热即指心胃火旺，下寒即指脾肾阳虚。治则：清上温下，即清心胃火旺，温脾肾之阳。方选附子泻心汤合干姜黄芩黄连人参汤化裁。

拟方：大黄10g、黄连10g、黄芩12g、熟附子10g（先煎40分钟）、红参10g、干姜6g、甘草6g、生石膏30g、知母10g、大枣5枚。用法：三黄、生石膏、知母，沸水浸泡半小时。熟附子、干姜、红参、大枣、甘草冷水浸泡半小时，文火慢煮60分钟。前液后汤合之，分早晚温热服。

疗程：服用七剂，背脊灼热微减。但是，因生气上下气机不顺，上方加川厚朴12g，继服七剂，背脊灼热已愈。气机得畅，去川厚朴，续服七剂，齿衄、颈痛、腰痛等症，皆近痊愈。上方去干姜，加生姜6g，借辛温走而不守之用，再服七剂，大便成形，下肢冰凉也渐渐转温。患者又配七剂，以资巩固。

心语：姜芩连参汤、附子泻心汤共有黄连、黄芩，皆可清胃热。后者附子补肾阳，两方主治上热下寒。前者有干姜，助附子温补肾阳，有利于祛脾肾之寒，主治下寒证。“清胃之热”为主。附子泻心汤，温补脾肾为副。两方合用，大大提升了“清上温下”之用。

心脾肾俱虚失眠证

孙某，男，50岁。初诊：2010年10月11日。

病史：患失眠证10年，素质易于思虑过度劳伤心脾，导致失眠。近两年来，由于特怕冷，加重失眠。症见：难于入睡，多梦易醒，身体怕冷，温度稍低即难入眠，头晕目眩，面色皖白，腰似围冰，纳谷衰少，身体渐瘦，神疲乏力，四肢冰凉。前赴医院检查，说我无病，心生闷气，一夜无眠，心中经不起一点事儿。

中医检查：慢性病容，面色皖白，两目深陷，形瘦神惫。舌苔薄，舌质淡白，脉沉细而弱。辨证：依据临证原理，确定失眠为主症，由于心脾肾俱虚，素质思虑过度劳伤心脾，复加肾阳亏虚所致。性症为难于入睡，多梦易醒，由于心脾两虚，生血不足，运血无力，血不养心所致；心悸健忘，由于血不养心，不养脑（肾）所致；身体怕冷，温度稍低，即难入眠，由于肾阳亏虚，不得温煦为之，又室温低，扰乱心神，故难入眠；头晕目眩，面色皖白，腰似围冰，皆为肾阳虚衰，命门之火渐亏之征，不得温养头目面色腰府所致，其实就是肾阳虚所为；纳谷衰少，身体渐瘦，神疲乏力，四肢冰凉，由于脾胃阳虚，热量不足，不能腐熟，化生气血不足，不得温养身体、神志、四肢为之；面色皖白，两目深陷，形瘦神惫。体征：舌苔薄，舌质淡白，脉沉细而弱，皆为心脾肾俱虚（阳虚）之征。综上所述，各个性症，苔脉体征，并参考医院相关资料，可以确定失眠为心脾肾俱虚所致。治则：温补心脾肾为主旨。方选四逆汤合归脾汤化裁。

拟方：熟附子6g（先煎）、干姜6g、肉桂3g、桂枝10g、党参15g、炙黄芪40g、炒白术15g、茯神15g、炒枣仁40g、桂圆肉12g、远志12g、当归12g、木香6g。

疗程：上方水煎服，先服三剂，周身燥热，难以入睡，上方去干姜、桂枝，继服四剂，已可入睡安眠，本方随证加减变化，续服月余，睡眠好转。此后改为水丸，患者服用，评价很好。

心语：失眠看来是个症状，实际上涉及多个脏腑，必须辨证论治，才能获得可靠的疗效。从临证原理看,失眠为主症,结合性症、体征、医院相关资料,皆确定失眠为心脾肾俱虚证,故投四逆汤合归脾汤有效。治疗不可急于求成,要在临证实践中摸索、分析,总结经验,不断前进,即可获得良好结果。

脾胃气虚多寐证

文某,男,30岁。初诊:2014年11月3日。

病史:患多寐证3年,病势越来越重。症见:一年四季,无论春夏秋冬,时时嗜睡,呼之即醒,醒后再睡。事无大小,纳后即睡。近日发生一件事,说准早饭后去相亲,而他放下饭碗,就酣然大睡,他已经把相亲之事忘得一干二净。困倦无力,懒言少语,其母领来看中医。

中医检查:形胖神困,无精打采。舌苔腻,舌质淡胖,脉濡缓。辨证:依据临证原理,确定多寐为主症,由于脾胃气虚所致。性症:困倦无力,懒言少语,由于脾胃气虚,又脾主肌肉,故困倦无力;脾胃气虚化生气血不足,不得养神,故懒言少语;形胖神困,无精打采,由于脾胃不运,痰浊所为。体征:舌苔腻,舌质淡胖,脉濡缓,皆为一派脾虚痰湿之征。综上所述,各个性症,苔脉体征,完全可以确定多寐为脾胃气虚痰湿为之。治则:健脾和胃,益气提神。方选理中汤合二陈汤化裁。

拟方:党参15g、干姜6g、炒白术15g、炙甘草6g、陈皮10g、法半夏9g、砂仁6g、莱菔子12g、川厚朴12g、草决明12g。

疗程:上方水煎,先服七剂,毫无动静,亦无不适,上方继服七剂,酣睡好转,药证相宜,续服七剂,多寐明显好转,困倦无力,懒言少语亦轻,上方加芒硝6g,大便一日一次,再用七剂,体重下降5斤,反倒精神,多寐基本已愈。

心语:《灵枢·大惑论》曰:“夫卫气者,昼日长行于阳,夜行于阴,故阳气尽则卧,阴气尽则寐。”医圣张仲景亦赞同此说,认为心阳不足则多寐。《金匮要略·五脏风寒积聚病脉证并治》曰:“心气虚者,其人则畏,合目欲眠。”《脾胃论》肺之脾胃虚论,李东垣曰:“脾气虚则怠惰嗜。”我临证多见痰湿胖人多“多寐”证。治疗以健脾胃化痰为主,理中汤合二陈汤化裁。

心脾两虚癫证

王某,男,21岁。初诊:1978年5月9日。

病史:精神失常3个月,加重1个月。精神恍惚,或惊恐害怕,善悲欲哭,或沉默寡言,语无伦次,静而自喜;饮食渐少,不知吃饭,面色萎黄,肢体困乏,寸步不动,体重下降。其父领至医院,诊断精神分裂症,服用氯丙嗪等药,用药量极大,达到1000mg以上,家属怕伤了脑子,故特意来看中医。

中医检查:形体消瘦,精神错乱。舌苔厚腻、腐浊,舌质淡白,脉沉而弱。问其哪儿不舒服。答道:我没病。辨证:自责自罪,思虑过度,损伤心脾,肝气郁结,痰饮内生,常堵心窍。总之为心脾两虚癫证。治则:健脾益气,养心安神。方选理中汤、酸枣仁汤合温胆汤化裁。

拟方:党参15g、炒白术15g、干姜6g、炙甘草10g、炒枣仁50g、茯神20g、知母10g、川芎15g、灵磁石40g、当归15g、陈皮10g、法半夏9g、竹茹10g、枳实10g。

疗程:上方水煎,先服七剂,可睡3小时,继服七剂,精神已好转。问其哪儿不舒服,他能回答,大体符合逻辑。为巩固疗效,可以交替服用逍遥丸、礞石滚痰丸。再予上方2周。事后获悉,20多年从未犯病。

心语:此证是属于心因发病的,精神分裂症主要是思维、语言行为分裂,不能统一,所形成的病变,本人愈是否定无病,恰巧就证明他有病,其思维、语言、行为分裂,就是精神分裂症,中医中药治疗是很重要的措施之一,不可轻视。西药可吃,错开时间服用,病情确实好转,可以减量,直至微量维持。

中虚痰痫证

王某,男,8岁。初诊:1999年9月9日。

病史:痫证8年,脾胃素弱,易生痰饮,引发痫证,多为小发作,每月至少发作一次。症见：在玩耍时，有小发作，瞬间推钢圈不动，如同走神，若在晚上磨牙切齿，唤其小便，反而尿床，见其口角有白沫痰。大人观察常在劳累时发作。痫证日久，虽无大发作，但影响进食，神疲乏力，时述头晕，恶心呕吐，大便溏薄，面色萎黄。几次领其赴医院检查，做脑电图，未发现脑实质病变。听人介绍，来看中医。

中医检查：面色萎黄，形胖神可，舌苔薄腻，舌质偏红，脉象濡软。辨证：依据临证原理，确定痫证瞬间走神为主症，由于脾胃虚弱，不得升清降浊而生痰饮，蒙蔽清窍而发病。性症：由于痰饮蒙蔽清窍，一时心神无主所致；在劳累时发作，由于劳累甚时影响脾胃，中气更虚，易生痰饮，蒙蔽清窍所致；痫证日久，时述头晕，神疲乏力，由于脾胃虚弱不能化生气血，滋养头目神志、肌肉为之；恶心呕吐，大便溏薄，由于脾胃虚，不得升清降浊，胃气上逆，下迫大肠所致；面色萎黄，形体胖大，由于脾气虚弱，痰饮堆积所致。体征：舌苔腻，舌质偏红，脉濡软，皆为中虚痰饮之征。综上性症，苔脉体征，并参考医院相关资料，可以确定痫证小发作为中虚痰痫病。治则：健脾和胃，化痰止痫。方选理中汤合二陈汤化裁。

拟方：党参 15g、炒白术 15g、干姜 10g、陈皮 10g、法半夏 9g、炙甘草 6g、茯苓 12g、草果 6g。

疗程：上方水煎，先服七剂，无有变化，继服七剂，小发作似有减少。患儿嫌苦，上方取四剂，制备蜜丸，每丸 6g，每日两次，早晚温水送服，一月服完，饮食增加，个子增高，连服半年，从未发现小发作。

心语：患儿长期服汤剂是不可能的，制备蜜丸，早晚各一丸是为良法。但是，必须持之以恒，长期服用，必有好结果。

脾胃虚弱痫证

赵某，男，30 岁。初诊：1984 年 5 月 1 日。

病史：患痫病 12 年，时轻时重，近两年病情稳定，发作较少。医院多次检查为痫病小发作，听人介绍，要想除根，彻底治愈，需看中医。

中医检查：痫证 12 年，症见：神疲乏力，头目眩晕，时而发作，瞬时而过，如走神，如呆状；纳谷欠馨，泛泛欲呕，大便溏薄，面色不华。舌苔薄，舌质淡，脉濡弱。形瘦神弱，气息微弱。辨证：依据临证原理，确定瞬时走神呆状为主症，由于脾胃气虚，化生气血不足，神志失养而发。性症：患痫病 12 年，头目眩晕，神疲乏力，由于久病及虚，气血两亏，头目、神志、肌肉失养所致；纳谷欠馨，泛泛欲呕，大便溏薄，由于脾气不升，胃气不降，脾胃不和而致；面色萎黄，由于脾胃虚弱，化生气血不足，不能奉养于面所致；体征：舌苔薄，舌质淡，脉濡弱，皆为脾胃虚弱之征。综上所述，病程，各个性症、苔脉体征，并参考医院相关资料，可以确定小发作如走神呆状为脾胃虚弱痫病。治则：健脾益气，和胃降逆，化痰，镇肝息风。方选理中汤合二陈汤加减。

拟方：党参 15g、炒白术 15g、干姜 6g、陈皮 10g、姜半夏 9g、炙甘草 6g、茯苓 12g、砂仁 6g、木香 6g。

疗程：上方水煎，先服七剂，毫无动静，继服七剂，小发作，如走神，如呆状，仍有发作。上方加生龙骨 40g、生牡蛎 40g、钩藤 12g（后入）、野菊花 12g、青礞石 15g、续服 2 周，小发作好转。后改礞石滚痰丸维持。

心语：理中汤健脾益气，温中祛寒。其中有干姜性温，更有利于健脾、益气、温中祛寒、和胃降逆。二陈汤化痰降逆，用于痫病缓解期，或小发作为时短暂如走神如呆状。茯苓，性味甘平入脾胃，健脾益气，渗湿化痰；半夏燥湿化痰，和胃降逆；龙牡、钩藤，镇肝息风，抑制小发作。

气虚血瘀痫证

孙某，男，40 岁。初诊：1999 年 1 月 1 日。

病史：患痫病 10 年，由于翻车，头部受伤而发作。当时曾住院治疗，诊断瘀块压迫神经大发作，好转出院，大夫嘱咐不要停药，容易犯病发作。症见：受凉发热，易于大发作，头部刺痛胀疼，头晕气短，心中烦乱，发作昏仆无知，抽风，口吐白沫，舌质紫黯，脉弦而涩。急送医院检查，确定痫病。三番五次住院治疗，亦无好法，故看中医。

中医检查：舌苔薄，舌质紫黯，六脉弦涩。辨证：依据临证原理，确定大发作为主症，由于气虚推动血液运行不利复加宿瘀而发病。性症：受凉发烧，头脑热胀，瘀血压迫心神而发作；头部刺痛胀疼，由于瘀血压迫心神、血脉不畅所致；头晕气短，由于气虚之故；心中烦乱，由于血瘀心窍，心神不宁所致。体征：发时昏仆，不省人事，由于心窍瘀阻，心不藏神所致；抽风，由于瘀血内阻，血行不畅，筋脉失养痉挛所致；苔薄，舌质紫黯，六脉弦涩，皆瘀血之征，脉弦主肝风，脉涩为气血不通畅所为。综上所述，各个性症，苔脉体征，并参考医院相关资料，可以确定大发作为气虚血瘀痫病。治则：补气化瘀，定风止痫。方选理中汤合血府逐瘀汤化裁。

拟方：党参 10、炒白术 15g、干姜 6g、炙甘草 6g、当归 15g、生地黄 15g、桃仁 12g、红花 12g、赤芍 12g、柴胡 12g、枳壳 10g、桔梗 10g、川芎 30g、三七块 6g。

疗程：上方水煎，先服七剂，无不良反应，继服七剂，头痛已轻，续服 2 周，痫证未作，改用礞石滚痰丸，以善其后。事后得知，连用三年血府逐瘀汤改为丸药，从未发作。

心语：活血化瘀，只要坚持服药，终能溶化瘀血，治愈顽疾。服汤剂，时间已久，确有困难，可以改为理中丸健脾益气、温中祛寒、血府逐瘀丸活血化瘀，两方交替服用，既可久用，疗效又高。

髓海不足痴呆证

孙某，男，66 岁。出诊：1999 年 9 月 9 日。

病史：患痴呆 15 年，逐渐加重，“文革”时期精神受刺激，脑髓不足所致。依据临证原理，确定痴呆为主症，由于髓海不足，不能滋养大脑。神机失用所为。性症：智力逐渐减弱，记忆力减退，不知老家地址，计算能力下降，买东西差钱，出门有丢失之象，由于脑髓不足，神机失用所致；神情呆木，语不达意，由于心为君主之官，神明出焉。心气虚衰，心血不足，神明失养所致；头晕耳鸣，不爱动弹，整日躺卧，脱发秃顶，腰背酸软，齿脱发焦，由于肾藏精，肾虚精血不能上承滋养清窍，濡养筋脉所致。舌瘦色淡，由于髓海空虚，心血不足，不得滋养所致；舌苔薄，舌质淡，脉沉细皆为肾精亏虚之征。多次赴医院CT、磁共振检查，皆诊断大脑萎缩。建议中医补肾治疗。综上所述，各个性症，苔脉体征，并参考医院相关资料，可以确定主症痴呆为髓海不足所致。治则：补肾益髓，填精养神。方选理中汤合四物汤、酸枣仁汤化裁。

拟方：人参6g、炒白术15g、干姜6g、炙甘草6g、熟地黄15g、当归15g、炒枣仁40g、远志12g、知母10g、熟大黄6g、炙鸡内金12g、鹿茸10g。

疗程：上方水煎，先服七剂，无不良反应，上方取三剂制水丸，每日三次，每次6g，患者连服半年多，精神好转，能知老家地址，买东西不差钱，亲人逐渐认识。

心语：治疗老年痴呆证，不可急于求成，需要缓以图之，汤剂服后无不良反应，改为水丸，长期服用，肯定有效。因为肾藏精，主骨生髓，髓之海为脑，所以根据大脑病理情况，脑髓空虚（痴呆），治则补肾健脑，补肾益髓，填精养髓。

脾肾两虚痴呆证

崔某，男，74岁。初诊：2014年9月9日。

病史：患痴呆4年，逐渐加重，近来精神迷糊，记忆力特差，不记得老家住址，常常认错人，赴医院检查，诊断阿尔茨海默病，治疗无特效办法，建议去看中医。

中医检查：慢性病容，形瘦神乱。舌苔薄，舌质淡，脉细弱。辨证：依据临证原理，确定痴呆为主症，由于脾肾两虚，肾为先天之本，脾为后天之本，两者由于阳气渐衰，化生气血日少，不得温煦、滋养大脑而逐渐形成痴呆。性症：神情呆滞，沉默寡言，记忆力衰退，甚至忘记老家，不认识老乡、老同学，语言障碍，词不达意，由于脾肾阳虚，化生气血匮乏，髓海（大脑）失养，神机不用所致；腰膝酸楚软弱，由于腰为肾之外府，肾为先天之本，元阳元阴受损，不得温煦滋养所致，又因人体全身重量皆压膝部，故两膝酸软无力；气短懒言，体重下降，由于脾肾阳虚，化生气血不足，不能充养两肺，故气短，不得充养神志，故懒言，不能滋养肌肉故体重下降；食谷无味，纳食渐少，由于脾阳不振，运化失常，胃纳日少所致；口水外流，由于脾虚固摄不住所致；四肢发凉，腹部隐痛。喜扪喜暖。大便溏薄，五更晨泻，由于肾阳虚衰，无热温煦，无热腐所致；体征：舌苔薄，舌质淡、胖大，脉沉细，两尺尤甚，皆为脾肾阳虚之征。综上所述，各个性症，苔脉体征，并参考医院相关资料，可以确定痴呆为脾肾两虚所为。治则：补肾健脾，增益先后天之本。方选理中汤合还少丹化裁。

拟方：熟地黄 15g、枸杞子 15g、山萸肉 12g、肉苁蓉 15g、淫羊藿 15g、炒杜仲 20g、怀牛膝 12g、党参 15g、炒白术 15g、干姜 10g、木香 6g、炙甘草 10g。

疗程：上方水煎，先服七剂，无不良反应。上方取三剂，磨粉，制水丸，每次 6g，每日三次，连服月余，记忆好转，想起老家地址。再用 14 剂，磨粉，制水丸，连服半年，体重增加 3kg。

心语：治疗痴呆证，关键在于补肾健脾，即温补阳气，化生气血，温养神志，治愈痴呆。实践证明，服用汤剂是绝对行不通的。选服汤剂，严密观察，无不良反应时，适时改为水丸，服用效果良好。

脾肾阳虚痴呆证

王某，男，79 岁。初诊：2014 年 10 月 1 日。

病史：患痴呆证 2 年，逐渐加重。症见：神情呆滞，沉默少语，大脑迟钝，记忆减退，词不达意；食少纳呆，口中泉水，腰膝酸软，气短懒动，肌肉消瘦，四肢不温，腹痛喜温，五更泄泻，下肢发凉。女儿害怕父亲患痴呆，领他赴医院系统检查：CT 可见大脑萎缩，印象阿尔茨海默病。带回大量中西药物，服用毫无效果。朋友介绍，看中医慢慢调养。

中医检查：慢性病容，目光呆滞。舌苔薄，舌质淡白，脉沉尺弱。辨证：依据临证原理，确定主症为神情呆滞，由于脾肾阳虚，心神不得温养所致。性症：沉默少语，大脑迟钝，记忆减退，词不达意，由于脾肾不足，化生精血不足，脑髓失养，神机不用所致；食少纳呆，口中泉水，由于脾阳不振，运化失常，胃不受纳所致；腰膝酸软，由于肾虚，精血失养所致；气短懒动，肌肉消瘦，由于脾虚化生气血不足，不得充养四肢所为；腹痛喜温，五更泄泻，四肢不温，由于肾阳虚衰，不得温煦脾土，腐熟水谷所致；体征：舌苔薄，舌质淡白，脉沉尺弱，皆为脾肾阳虚之征。综上所述，各个性症，苔脉体征，并参考医院相关资料，可以确定神情呆滞为脾肾阳虚痴呆证。治则：补肾健脾，生精益气。方选：理中汤合右归丸六味之三补化裁。

拟方：人参 10g、炒白术 15g、干姜 6g、炙甘草 6g、熟地黄 15g、山萸肉 12g、怀山药 15g、枸杞子 15g、熟附子 6g（先煎）、鹿角胶 12g（烊化冲服）、肉桂 5g、菟丝子 15g、炒杜仲 15g、当归 15g。

疗程：上方水煎，先服七剂，自觉背脊温暖，无不良反应，药证相宜，前方服 2 周，两目呆滞减轻，纳谷仍少，原方加炙鸡内金 12g，续服 2 周，大脑反应较前敏捷。为巩固疗效，右归丸、左归丸可交替使用。

心语：理中汤，健脾温胃，益气扶正。右归丸主要补肾阳，以六味之三补加枸杞子，滋补肾阴；熟附子、鹿角胶、肉桂，温补肾阳；菟丝子、炒杜仲，壮腰益精；当归，养血助气。总之重点是温补脾肾阳气，健脑开智，从本治呆。

痰浊上扰健忘证

王某，男，50 岁。医生：初诊，1984 年 10 月 15 日。

病史：患健忘证 3 年，加重 1 年，他叙述有一年去邮局给父母邮钱，突然一下，想不起来自己的家庭住址，想啊想啊，就是想不起来，回到家立刻就想起来。还有很熟的老同学来医院看病，突然忘记了老同学的名字，但是又不好意思问姓名，就措辞说有事要办，暂时出去一趟。出去转了一圈，马上就想起来了名字。时而头晕，胸闷，恶心，如此之事经常发生。

中医检查：形体正常，谈吐合理。舌苔薄，舌质淡，脉沉尺弱。辨证：依据临证原理，确定健忘为主症，多为心脾肾虚损，气血不足，头脑失养所致。性症头晕，由于痰浊上扰，蒙蔽清窍所致；胸闷恶心，由于痰湿困阳，胃气上逆所致，因为心主血，脾参与化生气血，肾主藏精，精血互生，又因气血互生，所以精血气与心脾肾有关。体征：舌苔薄，舌质淡，脉沉尺弱，皆为心脾肾虚损之征。完全可以确定健忘是心脾肾虚损痰浊上扰证。治则：健脾益气（健脾为前因，益气为后果），补心生血，填精补肾。方选理中汤合四物汤、二陈汤化裁。

拟方：人参10g、炒白术15g、干姜6g、陈皮10g、法半夏9g、炙甘草6g、茯苓20g、川厚朴12g、炙鸡内金12g，熟地15g、当归12g、枸杞子15g、白芍12g。

疗程：水煎服，服一剂，自觉心口热乎，舒服。服完七剂，健忘好转。为巩固疗效，上方续服2周。此后改服香砂养胃丸，以资巩固。

心语：脾虚生痰为本（前因），痰浊上扰健忘为后果。前者对后者说又为前因，进而加重健忘（后果），由此可以看出这是一个因果关系链。理中汤，健脾益气，温中散寒，是针对病因治本的。方中有干姜，温中健脾，较四君子汤健脾益气又高一筹。四物汤去川芎加枸杞子，养心补血，为化痰开条新路。再用二陈汤健脾和胃，理气化痰，可以说既治本又治标，实质为标本兼治，效果就更好。

气厥虚证

案1：崔某，女，15岁。初诊：1999年9月9日。

病史：患者体质素虚，不耐惊吓，一天在树荫下洗衣服，突然从树上落下一条长蛇，遂眩晕昏倒在地，面无血色，呼吸微弱，汗出湿衣，小便失禁，遂抬赴医院抢救。正值年轻大夫值班，邀我会诊。

中医检查：形体消瘦，面无血色如白纸，汗出湿衣，小便失禁。舌苔薄，舌质淡白，脉细微欲绝。辨证：依据临证原理，确定突然昏倒在地为主症，由于元气素虚，突遇蛇惊，惊恐则气下，清阳不升，大脑失养为之。性症面无血色，恐则气下，气为血之帅，气下血亦下，故面无血色；呼吸微弱，由于肺主气司呼吸，气虚下陷为之；汗出湿衣，由于气虚不摄津液而汗，量多湿衣；身寒肢冷，由于阳虚不运，不得温煦所致；小便失禁，由于惊恐伤肾，阳不化气为之；体征：舌苔薄，舌质淡白，脉细微欲绝，皆为气虚之征。综上所述，各个性症、苔脉体征，并参考医院相关资料，可以确定突然昏倒在地为气厥虚证所致。治则：益气回阳。

方选四逆汤合独参汤化裁。

拟方：熟附子 10g（先煎）、干姜 10g、炙甘草 10g、野山参粉剂 6g（冲服）。

疗程：上方水煎，先服一剂，面无血色转为淡红，汗出湿衣已停。上方加黄芪 40g、当归 15g、木香 6g，继服两剂，呼吸正常。冷汗，小便失禁皆愈。

心语：病史，突然昏倒，水煎汤剂，来不及抢救病人，可以急服野山参粉 6g，大补元气是为重要手段，因为病证之症结，即是元气大虚，野山参粉剂冲服，大补元气正是对证。服后，阳气回复，元气充实，诸症皆愈。由此可见，野山参粉剂冲服，在抢救急证中发挥积极作用。

案 2：王某，女，30 岁。初诊：2010 年 10 月 8 日。

病史：患气厥虚证 3 年，每年发作一次，越发越重，引起患者重视。症见：多在劳累后，或失眠后发生，开始头晕，继而眩晕昏倒在地，为时 10~30 分钟，下肢厥冷。面无血色，呼吸气息微弱，汗出清稀而凉，汗液不黏。每次犯病急送医院抢救，诊断休克，输液升压等好转后出院。家人害怕摔伤大脑，故前来看中医。

中医检查：形瘦神怯，面无血色。舌苔薄白，舌质淡，脉沉弱而数。辨证：依据临证原理，确定头晕昏倒为主症，由于气血逆乱，大脑失养所成。性症：面无血色，由于心肾两亏，气血亏虚，不得充面所致；呼吸气息微弱，由于气虚所致；汗出清稀而凉，汗出不黏，由于阳气虚脱所致；下肢厥冷，由于阳气不得温煦下肢所致；体征：舌苔薄白，舌质淡，脉沉弱而数，皆阳脱阴竭之征。综上所述，各个性症，苔脉体征，并参考医院相关资料，可以确定眩晕昏倒为气厥之虚证。治则回阳益气，兼以敛阴。方选四逆汤合独参汤、芪归汤化裁。

拟方：熟附子 10g（先煎 40 分钟）、炮姜 10g、炙甘草 10g、野山参 10g、炙黄芪 40g、当归 15g、阿胶 12g（烊化冲服）。

疗程：上方水煎，先服一剂，自觉周身温暖，神佳有力，再服三剂，判若常人。平时建议，交替服用右归丸，十全大补丸，以资巩固。

心语：平时医院准备一点药物，如野山参粉等，病急可及时冲服。然后，干姜 6g、炙甘草 6g、熟附子 10g（先煎 40 分钟）、炙黄芪 40g、当归

15g、阿胶12g(烊冲),水煎顿服。人参,大补元气,且可生津;附子、干姜、回阳救逆;甘草和中;四药相配,常治大病。芪归汤补气养血,阿胶为血肉有情之品,大补血液。若表虚自汗不止,可用牡蛎散加五味子、浮小麦、煅牡蛎、黄芪等。

痰厥痰火证

王某,男,18岁。初诊:1989年9月19日。

病史:患痰厥痰火证1天,症见:突然昏仆,不省人事,四肢厥逆,喉中痰鸣,如拉锯声,呼吸气粗,痰黏难吐,口干舌燥,大便秘结,七日未解。伙伴将其急送医院,医院大夫解其纽扣,并问其当时发病情况。然后输液打针,抢救一段落,并发出邀请中医会诊。

中医检查:急性病容,呼吸气粗。形胖喉鸣,痰声噜噜。舌苔厚腻黄,舌质红,脉滑数。辨证:依据临证原理,确定突然昏仆在地,不省人事为主症,由于痰火蒙蔽清窍,导致阴阳失调,气机逆乱而成。性症四肢厥逆,由于痰火阻塞脉络,阳气不通,不得温煦四肢所成;喉中痰鸣,如拉锯声,呼吸气粗,由于痰火梗于咽喉,气机不畅而成;痰黏难咯,由于火邪煎熬痰饮,故痰黏难咯;口干舌燥,大便秘结,七日未解,由于火热灼伤津液,上不得滋润口舌,下不能润泽大肠,故为之;体征:舌苔厚腻黄,舌质红,脉滑数,皆为痰火之征。综上所述,各个性症,苔脉体征,并参考医院相关资料,可以确定痰厥为痰火所致。治则:清火豁痰。方选大黄黄连泻心汤合礞石滚痰丸化裁。

拟方:熟大黄10g、黄连10g、黄芩12g,冲服礞石滚痰丸9g。服药2周,未见病情发作。

心语:大黄黄连泻心汤,大黄以开水浸渍10分钟,取其荡涤胃肠泄热并能化瘀滞,配以黄连、黄芩,苦寒清热泄火。礞石滚痰丸,泄火逐痰,主治痰火扰神之厥逆证;沉香,理气下行,朴硝,泄热通便,主治肠燥实火。总之两方相同,均有大黄、黄芩,苦寒清热泄火,礞石滚痰丸泄火逐痰为主,两方相合泻火化痰,主治痰厥痰火证。

四肢厥逆证

张某，男，70岁。初诊：1984年8月16日。

病史：患四肢厥逆十年，时轻时重，近两年来，而且有加重之势。原来只是四肢末端冷，现在已过腕关节、踝关节，甚至过肘膝关节，实质上说四肢厥逆。症见：形体畏寒，四肢厥逆，冰冷麻木，面唇青紫，喜欢蜷卧，大便泄泻，时而如水，时如谷状，神疲乏力，骨瘦如柴。多次赴市里大医院系统检查，终诊未发现大病，只是血压偏低。给许多中西药物，吃后当时有效，过后不管用。患者要求看中医。

中医检查：慢性病容，骨瘦如柴，怕冷喜蜷，无力活动。舌苔薄，舌质淡白，六脉沉微欲绝，肌肤冰冷。辨证：依据临证原理确定四肢厥逆为主症，由于脾肾阳衰渐重，不得温煦四肢所为。性症：形体畏寒，由于阳衰，热量不足，故畏寒怕冷；四肢厥逆，冰冷麻木，由于元阳渐衰，不能温煦四肢为之；面唇青紫，喜欢蜷卧，由于阳气渐衰，向上不能奉养于面唇所致，蜷卧，阳衰无热，机体为保温，缩小散热面积，一求减少散温，保持恒定体温以利推陈致新为之；大便泄泻，时而如水，时如谷状，由于元阳渐衰，无热腐熟，不能分清泌浊为之；神疲乏力，骨瘦如柴，由于元阳命门火衰，无热化生气血，不能滋养神志、肌肉为之；体征：舌苔薄，舌质淡白，六脉沉微欲绝，肌肤冰冷，皆为阳衰阴盛之征。综上所述，各个性症，苔脉体征，并参考医院相关资料，可以确定四肢厥逆为脾肾阳衰所为。治则：温补先后天之阳，健脾温肾，补气增热，温煦四肢厥逆。方选四逆汤合附子理中汤化裁（实际也包含参附汤）。

拟方：熟附子10g（先煎40分钟）、干姜10g、炙甘草10g、人参10g、炒白术15g。

疗程：上方水煎，先服七剂，四肢厥逆微减，继服七剂，厥逆回温。此后改方加芪归汤，制备水丸，6g，每日两次。病人好接受，身体渐复。

心语：本例实属少阴证。《伤寒论》经文第261条曰："少阴之为病，脉微细，但欲寐也。"望请我的学生深入研讨，少阴病险而重，临床要当机立断，采取措施抢救。时间就是生命！临床多见心肾阳衰，治以四逆汤回阳,吞服人参粉 6g,然后再服汤剂。

心脑失养晕厥证

王某,男,60 岁。初诊:2004 年 5 月 10 日。

病史:患冠心病 10 年,近三个月来,先后三次突然昏厥,诱因为心情不悦,复加劳累,左胸前憋闷疼痛。近来怕冷,手足厥冷,赴医院检查:诊断为心源性休克。因多年吃西药,效果不理想,从未系统服中药,故选择看中医。

中医检查:慢性病容,形神软弱。舌苔薄,舌质淡,脉沉弱,甚至脉微欲绝。辨证:依据临证原理,确定昏厥为主症,由于心阳不足,推动气血无力,心脑失养,而突然昏仆。性症:左胸前憋闷疼痛,由于心气虚,推动血行无力,血行不通而致;近来怕冷,手足厥逆,由于阳气衰少,不得温煦手足而致;诱因七情不悦,复加劳累,由于肝气疏泄气血不利,劳累耗伤心血,皆导致心脑气血失养,故为之。体征:舌苔薄,舌质淡,脉沉弱,甚至脉微欲绝,皆为心阳衰败,鼓动气血不利,导致心脑失养之征。综上所述,各个性症,苔脉体征,并参考医院相关资料,可以确定突然昏仆为心脑气血失养之证。治则:温补心阳,益气养血。方选四逆汤合四君子汤、四物汤化裁。

拟方:熟附子 10g(先煎 40 分钟)、干姜 10g、炙甘草 6g、人参 10g、炒白术 15g、茯苓 15g、熟地黄 15g、当归 12g、白芍 12g、川芎 15g、枸杞子 15g、黄芪 40g、木香 6g。

疗程:上方水煎,先服七剂,无有反应,继服 2 周,身体感觉温暖,纳谷增加,上方附子减为 6g,续服 2 周,昏厥未发,患者治愈昏厥信心倍增,再服 2 周,以善其后。

心语:肾与脑之关系,肾主骨生髓,髓之海为脑,因此中医提出补肾健脑的治则。如耳鸣,因肾开窍于耳,肾主骨生髓充脑。由于肾阴虚,肾精亏损,髓海不充,则脑转耳鸣。治则补肾健脑,填精补髓。肾虚则耳聋,治则亦是补肾填精,补髓健脑。健忘,由于肾精不足,脑髓不充而致,治则补益脑髓。

暑厥证

张某,男,30岁。初诊:2001年8月10日。

病史:患者为室内装修工,为赶工期,劳累过度,猝然昏倒在地,工友将他急送医院,诊断中暑。症见:神志半清半昏,甚至谵妄,头痛目眩,胸闷身热,面色潮红,身热汗出不畅,患者图省事,转来看中医。

中医检查:急性病容,形胖神狂。舌苔薄黄,舌质红,脉滑数。辨证:依据临证原理,确定猝然昏倒在地为主症,由于暑令高温季节,汗出散热不足,湿邪蒙蔽清窍所致。性症:神志半清半昏,由于暑邪犯心,蒙蔽清窍所致;头痛目眩,由于暑邪郁蒸上犯头脑所致;汗出不畅,由于环境高温,汗出不畅,散热困难所致;体征:舌苔薄黄,舌质红,脉滑数,皆为湿热内蕴之征。综上所述,各个性症,苔脉体征,并参考医院相关资料,可以确定突然昏倒为暑厥证。治则:解暑益气,清心开窍。方选白虎汤合生脉饮加减。

拟方:生石膏40g、知母12g、粳米30g、生甘草10g、人参10g、麦冬15g、五味子12g、淡竹叶12g、西瓜翠衣40g、黄连6g。

疗程:水煎服,服一剂后,神志已清,继服两剂,诸症皆愈。

心语:白虎汤加人参,清泄暑热,益气生津;生脉饮,益气生津;人参、麦冬、五味子、黄连、淡竹叶、西瓜翠衣。暑令为高热高湿季节,高热易于出汗,高湿不利于出汗。但是出汗是调节体温的重要措施。出汗适量可以降温,出汗过多可以伤气伤津,导致气阴两亏;大汗可以亡阳竭阴。由此可见,出汗多少是举足轻重的要事,所以辨证论治,必须重视出汗多少。

排尿时晕厥虚证

孙某,男,40岁。初诊:1980年10月1日。

病史:患排尿晕厥病3年,每年犯病一次,解完小便,感觉身冷,险些摔倒。回想当时发病情况,也无明显诱因,似乎与工作紧张、劳累有关。曾经多次赴医院检查，怀疑癫痫小发作，终诊已排除癫痫小发作。建议看中医，吃中药，慢慢调理。

中医检查：形神如常，气息较弱。舌苔薄白，舌质淡，脉沉弱。辨证：依据临证原理，确定排尿晕厥为主症，由于患者素质气虚，排尿时致使中气更虚，气血不得向上奉养大脑，故突然晕厥。解完小便，感觉身冷，由于小便带走些热量，自身正气又不得及时调控，故突感身冷；工作紧张，劳累易发病，由于消耗气血，使之更虚，容易出现气血阴阳一时气机逆乱而犯病；体征：舌苔薄白，舌质淡，脉沉弱，皆为脾肾阳衰之征。综上所述，各个性症、苔脉体征，并参考医院相关资料，可以确定主症为排尿晕厥虚证。治则：调补脾胃，升阳益气。方选理中汤合补中益气汤化裁。

拟方：人参 10g、炒白术 15g、干姜 10g、炙甘草 10g、炙黄芪 40g、柴胡 12g、升麻 10g、陈皮 10g、当归 15g。

疗程：上方水煎，先服七剂，毫无反应，原方继服 2 周，自感良好，身轻有力，精神好转。患者有毅力，自服半年汤药。后改水丸服之。第二年，未犯病，患者精神更为充沛。此后予金匮肾气丸，补中益气丸交替服用，20 年已过，从未发病。

心语：病证确属疑难杂症，医圣张仲景在《伤寒论》第 16 条运用汗吐下后，太阳病不愈，意识到一本《伤寒论》难治百证，故曰："（临证不效）观其脉证，知犯何逆，随证治之。"指导我们怎样临证，用来治疗不效证，已知病，未知病。而中国传统文化，多为四句，故我加一句"临床不效"置其前，补其空句。

低　血　压

宗某，女，67 岁。

初诊：头晕月余，整日晕乎，头部空感，站立劳累加重，躺卧较轻，伴二目生金花，心悸心慌，周身发冷，四肢末端扪之如冰，背脊进冷风。源起感冒，壮热 3 天，热势不退，汗出如水，引发头晕，阵阵欲擗地。当地医院检查发现血压偏低，舌苔薄，舌质淡，脉沉欲绝。中医：阳脱液竭。西医:休克,低血压 80/30mmHg。治则:回阳救阴。方选:参附汤,生脉饮,补中益气汤化裁。

拟方:高丽参 20g、熟附子 60g(先煎 2 小时)、炙甘草 20g、五味子 12g、麦冬 30g、柴胡 12g、干姜 12g、升麻 10g、炙黄芪 50g、当归 12g。水煎服,浓缩为 150ml,早中晚温服,日一剂。

二诊,药后头晕减轻,心慌亦少,一股热流从尾骶上升,乃至全身温暖。舌苔薄,舌质淡,脉沉尚有力。血压:84/40mmHg。中医阳因液生。高丽参 20g、熟附子 60g(先煎 2 小时)、阿胶 12g(烊化冲服)、柴胡 15g、干姜 10g、炙黄芪 40g、当归 15g。水煎服,浓缩为 150ml,早中晚温服,日一剂。二剂。

三诊,头晕、心慌、肢冷,皆有好转,大便五日未解,舌苔薄,舌质淡,脉沉而弱。血压:90/60mmHg。上方熟附子改为 10g,熟大黄 3g,五剂。蜂蜜 30ml,日两次。

四诊,服药 5 剂,大便已通畅,头晕心慌已瘥,肢末转温,血压上升,苔少白质淡,脉沉尚有力。血压:90/60mmHg。

五诊,大便已瘥。

心语:低血压治疗不得急于求成,因为这是慢性病证,必须缓以图之。其发病已久,女子发病较多。开始头晕,遇劳加重,逐渐明显,甚至头晕,心悸心慌,手足怕冷,神疲乏力,苔薄质嫩红,脉细欲绝,平时测血压 80~90/40~60mmHg,综上所述,性症、体征,医院检查资料,皆可确定头晕为阳欲脱,阴欲竭,急予回阳救阴,予参附汤、生脉饮、补中益气汤化裁。病情稳定后,可以停汤剂,换丸剂缓以图之。

第三章 脾胃病证

寒邪客胃胃痛证

丁某,女,32岁。初诊:2002年11月11日。

病史:患胃痛三年,时轻时重,素质胃寒,饮食稍凉则发病。症见:胃痛暴作,喜温喜按,胃寒不渴,喜饮热汤。近来病情加重,故赴医院检查:慢性浅表性胃炎。听朋友介绍,看中医可以除根。

中医检查:慢性病容,形瘦神弱,舌苔薄,舌质淡白,脉弦紧。辨证:依据临证原理,确定胃痛为主症,由于素质胃寒,不耐寒邪犯胃,寒邪凝滞收敛,气血不通则痛。性症:胃痛暴作,由于寒邪犯胃,复加饮食过凉,寒积于胃,寒凝气滞,故胃痛暴作;喜温喜按,由于胃痛得温,则气血通,通则不痛,按则助通,通则不痛;胃寒不渴,由于胃寒不会伤津,故不渴;喜饮热汤,由于寒积于胃,喜饮热汤,由于饮热汤可以去胃寒;体征:舌苔薄,舌质淡白,脉弦紧皆为胃寒之征。综上所述,各个性症,苔脉体征,并参考医院相关资料,可以确定胃痛为寒邪客胃所致。治则:温胃散寒。方选吴茱萸汤合良附丸加减。

拟方:吴茱萸6g、人参10g、干姜10g、大枣5枚、高良姜10g、香附10g、灶心土30g、丁香3g、苏叶12g。

疗程:上方水煎,先服七剂,胃痛得减,续服七剂,诸症皆愈。

心语:吴茱萸汤,温胃散寒,止痛。良附丸,散寒止痛。以两方为骨干加减,主治胃寒作痛。苏叶祛寒散邪,理气醒胃;灶心土,以土补土,温胃散寒止痛,丁香温胃散寒,理气止痛。

脾胃虚寒胃痛证

丁某，男，60岁。初诊：2009年9月8日。

病史：患胃痛证10年，时轻时重，常由饮食受寒引发。症见：胃脘隐隐绵痛，喜温喜按，得食胃痛减轻，呕吐清水，纳谷减少，神疲乏力，机体消瘦，四肢发凉，大便溏薄。前赴医院检查，行钡餐透视，未见器质性病变。予中西药物多种，服后有改善，停药依然如故。

中医检查：慢性病容，形瘦神疲。舌苔薄，舌质淡白，脉细弱。辨证：依据临证原理，确定胃痛为主症，由于患病日久，脾胃虚寒致痛。性症胃脘隐隐绵痛，由于中焦虚寒，胃络失于温养，气血不通导致绵痛；喜温喜按，由于寒则喜温，虚则喜按所致；得食胃痛减轻，由于胃痛得食之暖，以温通血脉，气血通畅则痛减；纳谷衰少，呕吐清水，神疲乏力，由于脾失健运，阳气不运，无热腐熟，故纳谷衰少，吐清水。神疲乏力，由于脾虚，化生气血不足，失于温养神志肌肉所致；大便溏薄，由于脾阳虚弱，不得升清，胃气虚弱不能降浊，下迫大肠所致；体征：舌苔薄，舌质淡白，脉细弱，皆为脾胃虚寒之征。综上所述，各个性症，苔脉体征，并参考医院相关资料，完全可以确定胃痛为脾胃虚寒所为。治则：健脾温中，和中止痛。方选理中丸合黄芪建中汤化裁。

拟方：党参15g、炒白术15g、干姜10g、炙甘草10g、炙黄芪40g、桂枝10g、白芍10g、大枣5枚、木香6g、制元胡15g。

疗程：上方水煎，先服七剂，胃生酸水，脘痛加重，上方加煅瓦楞30g，继服七剂，胃酸减少，脘痛缓解。上方随证加减，计服半年，诸症皆愈。

心语：本证由虚生寒，导致胃脘绵痛，治疗选用理中丸合黄芪建中汤。两方一为理中，二为建中。重视中焦脾胃，正好说明脾胃为后天之本的理论。所为理中即是调理，调燮，调和脾胃。参术姜草相配，重心在调和脾胃，温补中焦，加强后天之本。所谓建中，即是健脾和胃，重心在温中益气。因为气为生温之源，是保障体温恒定的决定因素。不管生理、病理，益气保温克制虚寒，这是治疗虚寒胃痛的根本。

痰饮内阻呕吐证

案1:王某,男,50岁。初诊:2001年10月1日。

病史:患者脾虚痰湿体质,患痰饮呕吐半年,加重月余。症见:呕吐清水,或者痰涎,脘闷食少,头晕目眩,心悸怔忡。

中医检查:慢性病容,形瘦神弱。舌苔薄腻白,舌质淡,脉滑。辨证:依据临证原理,确定呕吐为主症,患者为脾虚痰湿体质,呕吐清水,或者痰涎,证明是由于脾虚,不得升清而化生痰饮所致。性症:脘闷食少,由于脾虚失运,痰饮内停,气机不畅所致;头晕目眩,由于脾虚,化生气血不足,不得奉养清窍头目所致;心悸怔忡,由于水饮凌心所致。体征:舌苔白腻,舌质淡。综上所述,各个性症,苔脉体征,并参考医院相关资料,完全可以确定呕吐为痰饮内阻为患。治则:健脾和胃,温中化饮,降逆止呕。方选苓桂术甘汤合小半夏汤加减。

拟方:茯苓15g、桂枝10g、炒白术15g、炙甘草6g、生姜10g、法半夏9g、川厚朴12g。

若脘腹胀满,舌苔厚,去白术、加苍术10g,用其化湿,以消脘腹胀满;若胸闷食少,加砂仁6g(后下),化浊开胃。若胸膈烦闷,口苦,失眠,可加黄连10g、知母10g、炒枣仁30g,以清热安眠。

疗程:上方水煎,先服七剂,呕吐清水微减,但脘闷食少,上方加莱菔子12g,脘闷食少好转。上方继服七剂,头晕心悸已愈。

心语:苓桂术甘汤,功用健脾化湿,温化痰饮,适用于呕吐清水或痰涎,烦闷不食,舌苔白腻,脉滑。小半夏汤功用以祛痰化饮为主,半夏温化痰饮,以止呕吐,方中用生姜,目的是克制半夏的毒性。两方相合,健脾和胃,化痰消饮,以治痰饮呕吐。具体分析:茯苓、炒白术、甘草,健脾化湿;桂枝,温阳化饮;半夏,祛痰化饮,和胃降逆,以止呕吐;生姜,温胃散寒,以止呕吐,并且克制半夏的毒性。

案2:张某,男,29岁。

病史:患呕吐证年余,因饮食不节而犯病半个月。症见:呕吐痰涎,甚时多为清水,脘闷不食,甚至隐隐头眩,心悸,气短而咳。前赴医院检查,诊断慢性胃炎急性发作。先后服多种中西药物不效,所以前来看中医。

中医检查:急性病容,口角见有呕吐涎沫。舌苔白腻,舌质淡,边有齿印,脉滑。辨证:依据临证原理,确定呕吐为主症,由于脾虚不运,痰饮内停,胃气上逆所致。下列为性症:呕吐痰涎,甚时多为清水,由于脾虚失运,饮食不节,化生痰饮内停,导致胃气上逆所致;头眩,由于水邪上犯巅顶,清阳之气不得伸展所致;心悸,由于水饮凌心,心志无主所致;气短而咳,由于痰饮影响气机所致;脘闷不食,甚时隐痛,由于饮食不节,痰饮影响气机所致;体征:舌苔白腻,舌质淡,边有齿印,脉滑,皆为痰饮内停之征。综上所述,各个性症,苔脉体征,并参考医院相关资料,完全可以确定呕吐为痰饮内阻呕吐证。治则:温中化饮,和胃降逆。方选苓桂术甘汤合二陈汤化裁。

拟方:茯苓 15g、桂枝 10g、炒白术 15g、炙甘草 6g、姜半夏 9g、陈皮 10g。水煎服,日一剂,早晚温服。

疗程:先服七剂,胃脘胀闷得减,药证相吻,继服上方七剂,呕吐清水已祛,上方加干姜 10g,加强温中之力,头眩,心悸,脘闷,纳谷等皆近痊愈。

心语:本方主治痰饮呕吐证,实质为本虚标实证。所谓本虚乃因中阳不足,脾失健运,化生痰饮所致,所谓标实即指痰饮。痰饮为阴邪,饮食不节,遇寒则聚,得温则散,故治疗宜健脾渗湿,温化痰饮。苓桂术甘汤,方以茯苓为君,健脾渗湿化痰;桂枝为臣,通阳化气,与茯苓相配,实有通阳化饮之妙用;佐以炒白术,健脾燥湿,加强运化,促使水湿自除。甘草为使,健脾补中,且能调和诸药。二陈汤,半夏燥湿化痰,降逆止呕为君;陈皮理气燥湿,化痰止咳,促使气顺痰消为臣;茯苓渗湿祛痰为佐,甘草调和诸药为使药。两方相合,各具特色,前方以温化为主,后者以燥湿为主,取长补短,相得益彰。

胃寒浊逆呕吐证

孙某,女,30 岁。

病史:呕吐酸水10年,时轻时重,现犯病半月,晨起为重,频繁呕吐酸水,饮食稍凉,吐酸加重,平时嗳气酸腐,胃脘胀满,嘈杂作响,进食喜热,四肢欠温,大便溏薄。医院检查无器质性病变,慢性胃炎待排除,西医建议找中医。

中医检查:舌苔薄,舌质淡白、水湿,六脉沉滑。辨证:依据脏腑原理,确定吐酸为主症,由于胃寒,无热腐熟水谷,郁滞化酸所致。性症晨起吐酸水,由于晨起阳虚,无热腐熟水谷郁而化酸所致;嗳气酸腐,由于胃寒无热腐熟,时久郁滞所致;胃脘胀满,嘈杂作响,由于胃寒,不得腐熟水谷,气机不畅而致。体征:舌苔薄,舌质淡白、水湿,六脉沉滑,由于胃寒无热化物,水湿为患。综观所见性症,体征,并参考医院资料,可以确定主症吐酸为胃寒证。治则:温中散寒,和胃制酸。方选吴茱萸汤合香砂六君子汤化裁。

拟方:吴茱萸10g、人参10g、干姜10g、大枣5枚、木香6g、砂仁6g(后下)、炒白术15g、茯苓12g、甘草6g、法半夏9g、煅瓦楞15g。

疗程:水煎服七剂,虽无改善,但胃感觉温热舒服,上方,继服七剂,吐酸终于好转,原方加炙鸡内金12g,续服七剂,纳谷增加,消化好转,吐酸大减。效不更方,再用七剂,以资巩固,诸症皆愈。

心语:半夏为天南星科多年生草本植物半夏的块茎。性味辛温,有小毒,剂量只要不超过10g,既安全又有效。治疗呕吐有良好的降逆止呕功效,可用于多种证候,如治胃寒呕吐,可配生姜(干姜亦可)、丁香等,若治胃热呕吐,可配黄连、竹茹等。

胃中虚寒呕吐证

赵某,男,50岁。

病史:患脾胃病多年,不耐一丁点寒冷,平时稍食偏凉食品,即刻欲呕或半小时后腹泻。四方求医,中西药物服之甚多,但从罔效。近来病情加重,慎之又慎,不敢食凉,但又因饮食不够温热,饭后随之作呕,呕吐食物,不酸不臭。病人再三思考虑,决定看中医,服中药。

中医检查:慢性病容,机体消瘦,气息虚弱。舌苔薄,舌质淡白,六脉沉而弱。辨证：患者起因皆为食凉，欲呕，可见脾胃素虚。食后欲呕，胃脘隐约胀痛，嘈杂，反酸，肠鸣，此是胃中虚寒，腐熟无热，浊阴上逆而致呕吐。浊阴影响气机不畅，则胃脘胀疼。消化不良，则嘈杂、反酸、肠鸣。苔薄质淡，脉沉而弱。治则：温中补虚，降逆止呕。方选吴茱萸汤合厚朴生姜半夏甘草人参汤化裁。

拟方：吴茱萸10g、厚朴12g、生姜10g、半夏9g、甘草6g、人参10g、大枣6枚。

疗程：上方水煎，先服七剂，无动静，依据"(临证不效)观其脉证，知犯何逆，随证治之"原则，从头审视无有差异，原方不动，再服七剂，呕吐减半，继服上方七剂，呕吐停止。再予七剂，以资巩固。

心语：两方皆治脾胃虚寒证，吴茱萸汤功用温中补虚，降逆止呕。厚朴生姜半夏甘草人参汤功用健脾温运，宽中除满。两者比较大同小异，所谓大同即是指同治脾胃虚寒证；所谓小异即是指前方偏胃治呕重用半夏，后方偏重健脾治胀重用厚朴。两方配合应用取长补短，相得益彰。

脾胃阳虚呕吐证

案1：王某，男，65岁。

病史：患呕吐30年，时轻时重，此犯半月。饮食稍多，即犯呕吐，时作时止，吃饭喜温恶凉，口干反不欲饮，纳谷衰少，大便溏薄，四肢不温，下肢为重。多次赴医院系统检查，皆未发现器质性病变，建议中药调养，饮食吃八成饱。

中医检查：慢性病容，形体消瘦。舌苔薄，舌质淡白，六脉濡而弱。辨证：依据临证脏腑原理，确定主症为呕吐，由于脾胃阳虚，脾运无力，胃熟无热，胃气上逆而呕。下列为性症，吃饭喜温恶凉，四肢不温，由于中焦虚寒，阳虚失于温煦所致；口干而不欲饮，由于脾胃阳虚，气不化津而口干口渴，脾虚失运而生湿，水湿同类，饮水增湿，不利脾主运化故不欲饮；大便溏薄，由于脾胃虚寒，阳虚生寒湿，下迫大肠所为；体征：舌苔薄，舌质淡白，六脉濡而弱，乃脾阳不足之征；呕吐30年，久病及虚。综上所述，各个性症，苔脉体征，参考医院资料，完全可以确定呕吐为脾胃阳虚证。治则：健脾和胃，甘温降逆以止呕吐。方选理中汤合二陈汤化裁。若肠虚泄泻，加用香连丸。

拟方：吉林参10g、炒白术15g、干姜10g、炙甘草6g、陈皮10g、法半夏9g、茯苓12g。

疗程：上方水煎，先服七剂，呕吐减轻，患者兴奋过度，饮食过量，呕吐加重，而且腹泻，加服小量香连丸6g，每日两次，厚肠止泻，呕泻大减。前方继服七剂，诸症皆愈。

心语：理中丸功用健脾补气，温中祛寒，参术草，健脾补气；干姜温中祛寒。中气充实可以防病犯病。二陈汤燥湿化痰，和中理气，与前方相合，取长补短，相得益彰。半夏有小毒，常配生姜以减毒，安全有效。

案2：王某，男，75岁。

病史：患呕吐20年，时轻时重，每逢稍微过饱即吐，呕吐物为食物残渣，面色㿠白，神疲乏力。平时喜温恶寒，四肢欠温，口干不欲饮，大便不成形。多次赴医院，未发现胃肠器质性病变。带回中西药物，服用当时有效，过后还犯病。医院大夫建议看中医。

中医检查：慢性病容，形神皆虚。舌苔薄，舌质淡白，六脉沉而弱。辨证：依据脏腑原理，确定呕吐为主症，由于脾胃阳虚，胃气上逆而呕吐。下列为性症：饮食稍多即呕吐，由于脾主运化，胃主受纳，脾胃阳虚，无热腐熟，无力运化所致；面色㿠白，神疲乏力，由于水谷精微化生气血不足，失于滋养面部、神志、肌肉所致；喜暖恶寒，四肢欠温，由于中焦虚寒，阳虚失于温煦而致；口干不欲饮，由于脾胃阳虚，气不化津而口干，因水湿同类，饮水不解渴，故不欲饮；大便溏薄，由于脾阳亏虚，不得运化升清下迫大肠所致；体征：舌苔薄，舌质淡白，六脉沉而弱，由于脾阳不足所致。综上所述，各个性症，苔脉体征，并参考医院资料，完全可以确定呕吐为脾胃阳虚证。治则：温中健脾，和胃降逆。方选理中汤合桂枝汤、小半夏汤化裁。

拟方：党参15g、炒白术15g、干姜10g、炙甘草6g、桂枝10g、白芍10g、法半夏9g、生姜10g、大枣5枚。水煎服，日一剂，早晚温服。

疗程：先服七剂，无特殊改变，继服七剂，呕吐减少，但纳谷更少。

上方加焦三仙各 12g，续服七剂，纳谷增多，再予七剂，大便成形，诸症皆愈。

心语：从组成成分上来看，就是理中汤、桂枝汤、小半夏汤。党参、炒白术、干姜、炙甘草、大枣，健脾养胃为君；桂枝、干姜，温阳通阳为臣，桂枝、白芍，调和卫营，又合生姜、大枣、甘草温胃健脾为佐；半夏、生姜，降逆止呕为使。三方相合，补脾胃，温通阳气，以止呕吐，取长补短，确实相得益彰。

脾胃气虚呕吐证

王某，女，30 岁。初诊：2014 年 11 月 8 日。

病史：患恶心呕吐证 2 年，轻则恶心，重则呕吐食物，近来病情加重，怀疑早孕，赴医院检查，排除早孕，诊断慢性胃炎，消化不良，抱回一大包中西药物，服之皆无效。朋友介绍，邀我诊治。

中医检查：症见恶心呕吐食物，饮食不馨，纳后不化，脘腹痞闷，时吐涎沫，或为清水，大便不爽。素质较弱，形神无异。舌苔薄，舌质淡白，边有齿印，六脉虚弱。辨证：依据临证原理，确定呕吐为主症，由于体质素虚，饮食欠佳，致使脾胃不和，气机上逆，故呕吐。性症呕吐，由于中气虚弱，时轻时重，轻则恶心，重则呕吐食物；纳谷不香，食物不化，由于脾胃气虚，胃不纳不得腐熟，脾不升不运，故为之；脘腹痞闷，由于脾胃气虚，饮食停聚，影响气机而为之；时吐清水或涎沫，由于中气虚，无热腐熟，故吐清水或涎沫；大便不爽，由于脾胃气虚，化生气血不足，导致津液亏少，不得滋润粪便，故大便不爽；气短乏力，由于脾胃气虚，化生血液不足，不得滋养肌肉为之，苔白腻舌质淡。综上所述，各个性症，苔脉体征，并参考医院相关资料，可以确定呕吐为脾胃气虚为之。治则：健脾益气，和胃降逆。方选理中汤合香砂六君子汤、二陈汤化裁。

拟方：党参 15g、炒白术 15g、干姜 10g、炙甘草 6g、茯苓 15g、陈皮 10g、木香 6g、砂仁 6g（后下）、姜半夏 9g。

疗程：上方水煎，先服七剂，胃脘觉温，似有热流通过，原方继服七剂，呕吐大减。药证合拍，上方加焦三仙各 12g、川厚朴 12g，去干姜，大便已好,诸症已愈。

心语:理中汤用以温中扶正,不受邪犯。香砂养胃丸,开胃,改善受纳,增加饮食;二陈汤,理气化痰,消除宿食。三方合作,从本治愈呕吐。

脾胃虚寒呕吐证

文某,男,40岁。初诊:2010年11月10日。

病史:患顽固性呕吐证1个月,加重1天。症见:开始朝食暮吐,继则呕吐渐重,食入即吐,上腹胀满难忍,不得进食。赴某医院检查,诊断幽门梗阻,大夫先予保守治疗,毫无效果,院方提出开刀切胃,患者家属坚决拒绝,转而看中医。

中医检查:急性病容,形瘦神弱。舌苔厚浊,舌质淡白,脉濡弱。症见:顽固性呕吐,频频发作,脘腹胀满,不能进食,进则呕吐加重。辨证:依据临证原理,确定顽固性呕吐为主症,由于脾胃寒滞,宿食停胃,气机不降而逆,故呕吐频作。性症脘腹胀满,不得进食,进食则呕吐加剧,由于中焦寒滞,宿食浊气不降,越积越多,故不得进食,频繁呕吐;面色㿠白,神疲乏力,由于不能进食,脾胃化生气血不足,不得温养面容肌肉神志而为之;喜暖畏寒,由于脾胃频频呕吐,脾不升清,胃不降浊,化生气血不足,产热无源所致;体征:舌苔厚浊,舌质淡白,脉濡弱,皆为宿食浊气滞留胃中之征。综上性症、苔脉体征,并参考医院相关资料,可以确定顽固性呕吐为中焦寒滞所为。治则:健脾温胃,降逆止呕。方选理中汤合吴茱萸汤化裁。

拟方:党参15g、炒白术15g、干姜6g、炙甘草6g、吴茱萸5g、生姜10g、大枣5枚、木香6g。

疗程:上方水煎,先服七剂,呕吐频作减少,但是胃中感到泛酸,上方加煅牡蛎30g,续服七剂,泛酸已停。原方续服七剂,诸症皆愈。

心语:理中汤,因为是调理脾胃,所以用党参较好,可以健脾和胃,升清降浊,而止呕吐;同是理中汤,应用干姜也比生姜好,因为干姜药性是守而不走,生姜是走而不守,所以,理中汤用干姜,温胃力专,守而不走。

脾肾阳虚呕吐证

孙某,男,60岁。初诊:2006年2月2日。

病史:患呕吐证年余,时轻时重,呕吐之物,不酸不臭,甚时如完谷不化,汗出清稀,不黏不温,腰膝酸软,小腿发凉。近几天来,有加重之趋势。西医院检查诊断慢性胃炎,消化不良。

中医检查:慢性病容,形瘦神可。舌苔薄,舌质淡白,脉沉而弱。辨证:依据临证原理,确定呕吐为主症,由于脾肾阳虚不得温煦胃腑,胃气上逆而呕吐。性症呕吐之物,不酸不臭,说明阳虚无热,不得腐熟,故不酸不臭;完谷不化,由于脾肾阳衰,肾火不足以腐熟水谷,故完谷不化;汗出清稀,不黏不温,皆为阳虚,卫阳不固,营阴不守所为,不黏不温更是阳虚汗出特征;腰膝酸软,小腿发凉,由于脾肾阳虚,不得温养腰府及下肢所为;体征:舌苔薄,舌质淡白,脉沉而弱,皆为脾肾阳虚之候。综上性症、苔脉体征,并参考医院相关资料,可以确定呕吐为脾肾阳虚所为。治则:补肾阳,健脾胃,降逆止呕。方选理中汤合右归丸加减。

拟方:人参10g、炒白术15g、干姜10g、炙甘草6g、熟地黄15g、鹿角胶12g(烊化冲服)、炒杜仲15g、熟附子6g(先煎)、砂仁6g(后下)、肉桂5g。

疗程:上方水煎,先服三剂,胃不受鹿角胶气味,呕吐加重,上方去鹿角胶,加陈皮10g,续服七剂,呕吐食物已明显好转,而且进食增多,为巩固疗效,再予十剂,诸症已愈。

心语:①应用右归丸,主要是用熟附子、肉桂,再配熟地黄、炒杜仲,不仅温补肾阳,从根本治呕,而且补肾强腰,针对腰膝酸软、下肢发凉。②使用理中丸,比应用四君子汤更好,因为理中汤有干姜,温中止呕。

气虚阳微噎膈证

闫某,男,71岁。初诊:2014年5月5日。

病史：患吞咽梗阻年余，在青岛某医院检查为食道癌，右颈部分淋巴结转移。颈部溃脓，疼痛难忍，住院两周，右颈炎症控制而出院。大夫说已广泛转移，不予手术，后来京看中医。

中医检查：患者老伴右腿股骨颈骨折，思想负担过重而发病。症见：吞咽不顺渐重，软饭尚能咽下，硬饭难以咽下。喜食温热汤水，大便溏薄，下肢厥冷。检查：形瘦神弱，四肢冰凉。舌苔薄，舌质淡白，脉沉而弱。辨证：依据临证原理，确定吞咽困难为主症，由于气虚阳微所致。性症：软饭能吞咽，由于脾脏阳微，升清不利，气虚导致胃气不降，复加七情不疏，痰饮、宿食、瘀血交阻，形成癥块，阻碍饮食通过而为之；形瘦神弱，由于脾胃阳微，不得化生气血，机体失养则瘦，神志失温煦则神弱；四肢冰凉，由于气虚热源不足，阳微失暖所致；体征：舌苔薄，舌质淡白，脉沉而弱，皆为气虚阳微之候。综上所述，各个性症，苔脉体征，并参考医院相关资料，可以确定吞咽困难为气虚阳微为患。治则：温补脾肾，理气控癥。方选理中汤合丁香柿蒂散加减。

拟方：人参 10g、炒白术 15g、干姜 6g、炙甘草 6g、丁香 5g、柿蒂 10g、熟附子 10g（先煎 40 分钟）、三七块 6g。

疗程：上方水煎，先服七剂，后背痛剧，上方加川楝子 10g、制元胡 20g，服 2 周药，痛减；上方加石见穿 50g、蜂房 12g，14 剂，病情稳定。如此加减服药已半年，病情尚能维持。

心语：所谓医者救死扶伤，即使现在治不好的病，能够减轻患者疾苦，延长生命，也就足矣！不过我向来认为治不好的病，只是时间问题，将来一定可以治愈。大夫总得给患者留有希望。

胃火呃逆证

文某，男，30 岁。初诊：2010 年 10 月 10 日。

病史：患呃逆证月余，贲门松弛术后 9 天，发生呃逆，开始轻，逐渐加重。症见：呃声洪亮，力大冲出，病势越重，口干舌燥，口渴口臭，多喜冷饮，脘腹痞满，失眠烦躁，大便干结，小便短赤。赴医院检查，诊断膈肌痉挛性呃逆。前医认为膈肌瘀血证，给血府逐瘀汤无效。

中医检查：呃声响亮，连连发作。舌苔黄，舌质红、紫斑，脉弦数。辨证：依据临证原理，确定呃逆为主症，由于胃火上逆，呃逆作响所致。性症：开始呃逆轻，逐渐加重，术后瘢痕形成，牵拉刺激，膈肌挛缩，复加胃火上冲为之；呃声洪亮，力大冲出，由于胃火灼热，上冲所致；口干舌燥，由于胃火灼伤津液，不得滋润口舌所致；口渴口臭，由于胃火炽盛，伤津则渴，胃中湿热内蕴则口臭；多喜冷饮，由于寒则终止伤津，寒则制渴为之；脘腹痞满，由于热胀所为；失眠烦躁，由于胃火扰乱心神所到；六神无主则失眠烦躁；大便干结，小便短赤，由于胃热灼伤津液，导致二便失调；特征：舌苔黄，舌质红、紫斑，脉弦数，皆为胃火之征；舌质紫斑，说明术后遗留瘀血所为。综上所述，各个性症，苔脉体征，并参考医院相关资料，可以确定主症呃逆为胃火所致。治则：清胃泄热，降逆止呃。方选竹叶石膏汤合生脉饮化裁。

拟方：淡竹叶 12g、生石膏 30g、人参 10g、法半夏 9g、粳米 30g、生甘草 6g、北沙参 12g、麦冬 15g、五味子 10g、三七块 6g、竹茹 10g。疗程：上方，水煎服，先服三剂，呃逆果然减少，上方继服四剂，呃停，为巩固疗效，续服七剂，诸症皆愈。

心语：竹叶石膏汤，即由白虎汤加人参汤化裁而成。功效清退虚热，益气生津。主治伤寒解后，虚羸少气，气逆欲呕。本例借用治胃火呃逆。淡竹叶，甘寒，擅清烦热；生石膏大寒，专清阳明胃热；麦冬增液润燥；甘草、粳米，益气养胃；法半夏，辛散和胃降逆。生脉饮协助前方生津增液，共治胃火呃逆。

脾胃阳虚呃逆证

邱某，男，30 岁。

病史：患呃逆 10 年，当兵时吃饭快引发，时轻时重，加重月余。呃声低长，响声无力，气不得续，泛吐清水，面色㿠白，饮食衰少，脘腹发凉，喜温喜按，手足欠温，大便溏薄。前赴医院检查，诊断：横膈神经痉挛。治疗无好办法，最好看中医，吃中药慢慢调养治疗。

中医检查：舌苔薄，舌质淡，脉沉弱。正好赶上患者呃逆，呃声低长，气短无力。辨证：依据临证原理，气短呃逆为主症，由于脾胃阳虚，气机升降失常而呃逆。下列为性症，呃声低长，响声无力，气不得续，由于脾胃阳虚，生化气血之源不足，气机升降失调，胃虚气逆所致；泛吐清水，面色㿠白，饮食衰少，脘腹发凉，喜温喜按，手足欠温，大便溏薄等，由于脾阳不足，运化失常所致；体征：舌苔薄，舌质淡，脉沉弱，由于脾胃阳虚，化生气血不足，充脉不盈所致。综上所述，各个性症，苔脉体征，并参考医院相关资料，可以确定主症呃逆为脾胃阳虚证。治则：温中健脾，和胃止呃。方选理中丸合丁香散化裁。

拟方：党参 10g、炒白术 15g、干姜 10g、甘草 6g、丁香 5g、柿蒂 10g、高良姜 10g。水煎服，日一剂，早晚温服。

疗程：服用七剂，气短改善。上方加吴茱萸 6g，继服七剂，呃声响亮，气机得畅，病情有转机，上方加野山参 10g，法半夏 9g，续服七剂，诸症大减，药证合拍，再予七剂，以资巩固。3 个月后，患者来此致谢告愈。

心语：医者周知，肾为先天之本，脾胃为后天之本。医圣张仲景创制了理中丸，把“脾胃为后天之本”理论发展为极致。我们知道：三人面对西北寒流，而只有一人感冒，三人吃同样一种饭，而只有一人腹泻。为什么呢？因为得病的人是里气不和，脏腑失调，所以病倒了。理中丸可以调理中气，健脾和胃。即使患病治愈了，也不容易复发。

湿热阻胃痞满证

邱某，男，20 岁。

病史：患者年轻，暴饮暴食，易于发火而致痞满证 3 年，加重 2 个月。病情如下：脘腹痞闷，饮食过饱，嘈杂不适，恶心呕吐，口干饮少，口苦纳少，前赴医院系统检查，并未查出器质性病变，印象慢性胃炎，消化不良。建议看中医吃中药。

中医检查：无急性病容，形神无大疾。舌苔黄腻，舌质红，脉滑数。辨证：依据脏腑病理，确定胃痞满为主症，是由于暴饮暴食易动肝火，侵犯胃脘，湿热蕴胃，气机失畅，导致上腹痞满。下列性症：上腹痞满，纳谷以后，嘈杂不舒，由于湿热壅滞，导致气机不畅所致；恶心呕吐，由于湿热蕴胃，胃气上逆所致；口干饮少，由于呕吐量多，失水过多而口干。又因水湿同类，饮水增湿，不利湿热蕴胃，故饮少；口苦纳少，由于胃中湿热困阻所致；体征：舌苔黄腻，舌质红，脉滑数，乃湿热之征。综上所述，各个性症，苔脉体征，并参考医院相关资料，可以确定主症上腹痞满为湿热阻胃证。治则：清热化湿，和胃消痞。方选大黄黄连泻心汤合二陈汤、枳实栀子汤化裁。

拟方：酒大黄 10g、黄连 10g、黄芩 12g、陈皮 10g、姜半夏 9g、茯苓 12g、枳实 10g、炒栀子 10g、淡豆豉 10g。水煎服，日一剂，早晚温服。

疗程：先服七剂，上腹痞满微减，上方加炙鸡内金 12g、川厚朴 12g，继服七剂，上腹痞满已愈，药后呕吐，纳增等皆愈。药证合拍，病机发展顺利，上方去大黄，黄连改为 6g，再用 2 周，以资巩固。

心语：大黄黄连泻心汤，清胃火湿邪作用强，二陈汤燥性强，枳实栀子汤理气作用强，三者相合，确实取长补短，相得益彰。

水热互结痞满证

丁某，女，30 岁。

病史：患者上腹痞硬 2 周，伴有嗳气食臭，消化嘈杂，腹中雷鸣，大便溏薄。前赴医院检查，诊断胃肠消化功能紊乱。服用谷维素等多种中西药物，不见好转，故前来看中医。

中医检查：闻诊，嗳气食臭，腹中雷鸣。舌苔薄腻，舌质红，六脉弦而滑。病起脾胃素虚，或外感伤寒在表，医误用下法，伤及脾胃升降失调，气机痞塞，故上腹痞满，下利不止，此为主症。伴有症状：嗳气食臭，消化嘈杂，腹中雷鸣，大便稀薄，皆为性症，它可以确定上腹痞硬是由脾胃不和夹食停饮所致。正如《内经》云：清气在下，则生飧泄；浊气在上，则生䐜胀。治予和胃消痞，宣散水气。方选生姜泻心汤、四君子汤合苓桂术甘汤化裁。

拟方：法半夏 9g、干姜 6g、生姜 10g、黄芩 12g、黄连 10g、党参 10g、大枣 5 枚、茯苓 12g、桂枝 10g、炒白术 12g、甘草 6g、木香 6g。

疗程：上方水煎，先服七剂，嗳气食臭，消化嘈杂，腹胀雷鸣减轻，上腹痞硬亦缓解，上方加焦三仙各 12g，继服七剂，大便已成形，诸症皆愈。

心语：生姜泻心汤和胃消痞，苓桂术甘汤宣散水气。两者合之相得益彰。法半夏、干姜，辛开散结，黄芩、黄连，苦寒止利，四药配伍，辛开苦降，温清并用，除其水热互结。四君子汤加大枣，健脾补气。桂枝、木香，通阳理气化湿。两方配伍，共奏和胃降逆，理气消痞。

湿热阻胃痞满证

王某，男，24 岁。

病史：患痞满已久，此次犯病十天。上腹痞满，扪之无物，食后嘈杂，恶心呕吐，其物酸腐热臭，口干不欲饮，口苦晨重，纳谷渐少。医院检查，终诊无器质性病变。带回多种中西药品，服之无效。所以前来看中医吃中药，以求根治。

中医检查：舌苔黄腻，舌质红，六脉滑微数；腹诊：扪之无物。辨证：依据临证原理，确定上腹痞满为主症，由于湿热壅滞于胃脘，气机不畅所致。以下为性症，食后嘈杂，由于消化不良，湿热壅滞，胃脘气机不畅所致；恶心呕吐，由于湿热阻胃，胃失和降所致；口干不欲饮，由于热伤津而渴，又湿与水同类，饮水增液，故渴不欲饮或饮少；口苦由于胃热与湿邪内蕴所致；纳谷衰少，由于湿热阻胃，影响腐熟运化为之。体征：舌苔黄腻，舌质红，六脉滑微数，皆为湿热之征。综上所述，各个性症，苔脉体征，并参考医院相关资料，可以确定痞满为湿热阻胃证。治则：清热化湿，和胃消痞。方选大黄黄连泻心汤合二陈汤化裁。

拟方：酒大黄 10g、黄连 6g、黄芩 12h、法半夏 9g、陈皮 10g、茯苓 12g、甘草 6g。

疗程：水煎服七剂，无不良反应，上方继服七剂，上腹痞满已退。患者一高兴，饮食过饱，呕吐未愈，而又腹泻频作。湿热碍胃，下迫大肠为患，上方黄连加至 10g、木香 6g，续服七剂，呕泻皆愈。上方加焦三仙各 12g，再用七剂，饮食增加，痞证告愈。

心语：大黄黄连泻心汤功用泻热消痞，重点在泻热，主治热痞。二陈汤功用和中理气，燥湿化痰，重点在燥湿，主治湿痰化痰。两方相合，泻热化湿，理气消痞。可见两方互补，相得益彰。

脾胃虚弱虚痞证

孙某，男，60岁。初诊：2002年10月10日。

病史：患上腹胀满10年，素质脾胃素虚，饮食稍凉，即感上腹痞满。现发病一周，症见：脘腹撑胀，时轻时重，喜温喜按，纳谷渐少，大便溏薄，神疲乏力，少气懒言，气息低微。为防大病，前赴医院系统检查，未发现器质性病变。考虑再三，从未看中医，决定到中医院。

中医检查：慢性病容，形瘦神清，舌苔薄，舌质淡白，脉沉而弱。上腹扪之无物，痞满。辨证：依据临证原理，确定上腹痞满为主症，由于脾胃素虚，饮食受凉，腐熟运化不利，气机不畅所致。性症为脘腹撑胀，时轻时重，由于脾胃虚弱，健运失职所致；喜温喜按，由于脾胃虚寒，得温寒散，故喜温，气得按则行，故喜按；纳谷渐少，由于脾胃虚弱，受纳腐熟，运化失常所致；大便溏薄，由于脾胃阳虚，温运不利，易于生湿，下渗肠间所致；神疲乏力，少气懒言，气息低微，由于脾胃虚弱，中阳不振，化生气血不足所为。体征：舌苔薄，舌质淡白，脉沉而弱，皆为脾胃虚弱之征。综上所述，各个性症，苔脉体征，并参考医院资料，可以确定上腹痞满为脾胃虚弱虚痞证。上腹扪之无物，痞满亦证明为虚痞证。治则：健脾和胃，升清降浊，补气消痞。方选理中汤合补中益气汤化裁。

拟方：党参15g、炒白术15g、干姜10g、炙甘草6g、炙黄芪30g、当归15g、柴胡12g、升麻10g、陈皮10g。

疗程：上方水煎，先服七剂，上腹痞满加重，问其何因？因吃韭菜所致，上方加炙鸡内金12g，继服七剂，痞满大消，续服七剂，诸症好转。为防复发，予香砂养胃丸。

心语：这种痞满证，临床常见。大夫治愈不是太难，难就难在患者好了伤疤忘了痛。饮食必须经常注意，不利脾胃的饮食，一律不吃，更不要吃得过饱。

胃肠失和痞满证

邱某,男,30岁。

病史:患者感冒发热,上午轻,下午重(38.9℃),连续三天如此,胸腹痞满,按之柔软,不欲饮食,精神低沉,口苦恶心,目眩咽干。病人习惯自配调胃承气汤,以下退热为快。不知邪在少阳,正邪交争,经气郁滞,枢机不利。病为少阳半表半里证,误下伤胃肠,形成寒热虚实之证,心下痞满,肠鸣下利,大便泻下稀薄,泻下发热不退,特来看中医。

中医检查:舌苔薄黄而腻,脉小弦数。患者先病少阳证,误下酿成痞证。治则:和胃降逆,开结消痞。治予小柴胡汤合半夏泻心汤化裁。

拟方:清半夏9g、干姜6g、黄芩12g、黄连10g、人参10g、大枣6枚、甘草6g、柴胡12g。

疗程:上方水煎,先服三剂,发烧恢复正常。但是胸腹痞满,反有加重之势,上方加川厚朴12g,继服四剂,诸症皆愈。

心语:小柴胡汤,多柴胡,少黄连,清少阳之邪力量强;半夏泻心汤,多黄连,生姜易干姜,清热温中力量强。两方相合,加入柴胡,辛开苦降,寒温并用,补泻兼施,擅治痞证。总之,扶正达邪,驱邪外出,恢复枢机功能为宗旨。临床所见单一气虚或血亏,单一津亏或液亏,单一脏虚或腑亏,单一阳虚或阴亏,都是不存在的。必然是气虚涉及血亏,或血虚涉及气亏,津虚涉及液亏,或液虚涉及津亏,脏虚涉及腑亏,或腑虚涉及脏亏;阳虚涉及阴亏,或阴虚涉及阳亏。按逻辑推理,总是如此,临证实践,亦可证明如此。一个半夏泻心汤,实际上医圣张仲景开创了一个方向,针对“寒热虚实”,投药为“清热温中,补虚泻实”的先河。从医案上看,许多有名的成功医案都是“寒热虚实阴阳脏腑”并治并调的先例。

气滞血瘀腹痛证

丁某,女,60岁。初诊:2014年11月3日。

病史:患者小腹疼痛3年,加重半年。症见:小腹疼痛,痛引少腹,两胁窜痛,痛无定处,时作时止,胸腹胀闷,受寒加重;忧思恼怒则剧,大便习惯性便秘。前赴医院系统检查,未发现大病,诊断为肠粘连待查,追述既往做过绝孕手术。

中医检查:慢性病容,形瘦神少。舌苔薄,舌质红、紫气,脉涩。小腹扪之痛轻,见小腹手术瘢痕。辨证:依据临证原理,确定小腹疼痛为主症,由于血瘀阻碍气机运行不畅所致。胸腹胀闷,受寒加重,由寒邪凝聚收敛,气机不畅所致;大便秘结,肠燥气机不畅为之;体征:舌苔薄,舌质红、紫气,脉涩,皆为血瘀之征。综上所述,各个性症,苔脉体征,并参考医院相关资料,可以确定小腹疼痛为血瘀阻碍气机运行所致。治则:理气活血,化瘀止痛。方选调胃承气汤合抵当汤化裁。

拟方:熟大黄10g、芒硝6g、水蛭6g、虻虫6g、桃仁12g、三七块6g、桂枝10g、柴胡12g、香附15g、生甘草6g。水煎,日一剂,早晚温服。

疗程:服用三剂,大便泄泻三次,小腹疼痛加重,上方去虻虫,加入熟附子6g(先煎),继服三剂,小腹疼痛明显好转,小腹自我感觉发凉,腹泻停止。上方熟大黄减量为6g,续服三剂,小腹疼痛、发凉皆为大减。为防发热,予附子理中丸,口服,10粒,每日2次。并服三七粉3g,每日2次。

心语:调胃承气汤,泻热和胃,润燥软坚,故服三剂,大便泻下三次。加入熟附子,腹泻停止,小腹疼痛减轻。方中熟大黄既通便又化瘀;大黄、芒硝相配可以化瘀软坚,制止小腹疼痛。抵当汤,活血化瘀力强,不可久用,中病即止,亦可减去虻虫。此后方中加入柴胡、香附,目的是疏肝理气,主治胁痛;加熟附子,配合桂枝,补阳通阳,可以抑制大黄之寒性,以免腹泻过甚。

肝郁血滞腹痛证

邱某,男,32岁。初诊:2001年1月5日。

病史:患者素质易于生气。小腹胀痛2周,与情绪有关,情绪高涨时小腹不痛,情绪低弱时小腹胀痛加剧,并牵及小腹,时作时止,痛无定处,或兼两胸窜痛,嗳气排气则舒。患者怕生大病,前赴医院作了系统检查,尚未发现器质性病变。

中医检查:面无异色,形瘦神清,忧郁,舌苔薄,舌质偏红,脉小弦。辨证:依据临证原理,确定小腹胀痛为主症,由于肝郁血滞,气机不顺所致。性症:小腹胀痛与情绪有关,因为肝主疏泄,疏泄情绪,疏泄气血,疏泄好,则气机畅通,通则不痛;小腹胀痛,涉及少腹,由于少腹为肝经循行部位,肝气不舒,所以涉及少腹;或窜及两胁,因为两胁亦为肝经循行路线,所以当肝气不疏时,小腹痛涉及两胁;时作时止,痛无定处,由于肝郁血滞无定处,故游走不定;嗳气排气后则舒,因其可以帮助肝气疏泄,疏通气血为之;体征:舌苔薄,舌质偏红,脉小弦涩滞,皆为肝郁血滞之候。综上所述,各个性症,苔脉体征,并参考医院相关资料,可以确定小腹疼痛为肝郁血滞所为。治则:疏肝解郁,活血止痛。方选桃核承气汤合金铃子散加减。

拟方:桃仁 10g、熟大黄 6g、川楝子 12g、制元胡 15g、桂枝 10g、柴胡 12g、党参 15g、大枣 5 枚、生姜 6g、炙甘草 6g、芒硝 3g(冲服)。

疗程:上方水煎,先服一剂,大便通畅,上方继服六剂,诸症皆愈。

心语:桃核承气汤是治疗蓄血证的轻剂,桂枝通阳,助桃仁逐瘀,不致太猛伤正气。柴胡协助金铃子散疏肝解郁;并用党参、生姜、大枣、炙甘草,扶助中气,以免大黄、芒硝、桃仁攻逐瘀血力过。

热壅气滞腹痛证

王某,男,30 岁。初诊:2014 年 10 月 31 日。

病史:患腹痛 3 月余,时作时止。症见:上腹至小腹疼痛,涉及少腹,按之痛剧,烦渴引饮,潮热汗出,小便短黄,大便七日未解,习惯性便秘或者便黏,解之不爽。患者前赴医院检查,未发现器质性病变。带回不少中西药物,服后时而有效,时而无效。经人介绍,故前来看中医。

中医检查:急性病容,形胖神躁,舌苔薄,舌质红,脉弦数,上腹至小腹疼痛拒按,小腹两侧扪之也痛。辨证:依据临证原理,确定上腹至小腹疼痛为主症,由于热壅气滞,不通则痛。性症:上腹至小腹疼痛拒按，由于小腹扪之，气机不通则痛；烦渴引饮，由于热壅伤津致渴，故引饮自救；潮热汗出，常因内有燥屎而潮热，汗出为散热之举；小便短赤，由于热壅汗出，丢失水液过多，尿液形成受限所致；大便七日未解，素有习惯便秘史，或者便黏解之不爽，由于热壅燥盛大便干结已成，故大便难解不爽；体征：舌苔薄，舌质红，脉弦数，皆为热壅之候；上腹至小腹疼痛拒按，肠有燥屎，气滞不通所为。综上所述，各个性症，苔脉体征，并参考医院相关资料，可以确定上腹及小腹疼痛为热壅气滞为患。治则：清热通腑，行气导滞。方选大承气汤合金铃子散化裁。

拟方：熟大黄 12g（后入 15 分钟）、芒硝 6g（冲服）、川厚朴 12g、枳实 12g、川楝子 10g、制元胡 20g、三七块 6g。

疗程：上方水煎，首剂服完，大便连解两次，腹痛立马停止，原方熟大黄改为 10g，不用后下，继服 6 剂，余下诸症皆愈。

心语：大承气汤，大黄后下，要求煎煮时间短，其泄热通便功力强。我怕通便过头，故用熟大黄，一面通便，一面活血化瘀。再合金铃子散，疏肝理气导滞，用以止痛，效果更佳。

中虚脏寒腹痛证

张某，男，59 岁。初诊：2010 年 10 月 10 日。

病史：患腹痛证 3 年，时轻时重，今发病月余。症见：腹痛隐作，时作时止，喜温喜扪，纳谷衰少，面色萎黄，大便溏薄，形寒肢冷，神疲乏力，气短声低。前赴医院系统检查，未发现器质性病变，给予中西药物很多，服之无效。朋友建议看中医。

中医检查：慢性病容，形瘦神疲。舌苔薄，舌质淡白，六脉沉微。辨证：依据临证原理，确定腹痛为主症，由于中虚脏寒所致。性症：腹痛隐约而作，时作时止，喜温喜按，由于脾阳不振，腹部脏腑失于温养，气血运行无力，经脉不通为之；纳谷衰少，面色萎黄，大便溏薄，由于脾阳不振，清浊不分，下迫大肠所为；形寒肢冷，神疲乏力，气短声低，由于中气不足，化生气血不足，不得温养肢体、神志、肌肉所为；体征：舌苔薄，舌质淡白，六脉沉微皆为脏腑虚寒之象。综上所述，各个性症，苔脉体征，并参考医院相关资料，可以确定腹痛为中虚脏寒所致。治则当为温养脏腑，缓急止痛。方选小建中汤合附子理中汤加减。

拟方：桂枝10g、白芍10g、生姜6g、甘草6g、大枣5枚、熟附子6g（先煎）、党参15g、炒白术15g、干姜6g、饴糖30g。

疗程：上方，水煎服，服用七剂，腹痛隐作缓解，但口干舌燥，上方去干姜，继服七剂，口干舌燥已轻，再予七剂，缓以图之。

心语：腹痛已久，绵绵而作，不可速效，当缓以图之。应用小建中汤，即是温中补虚，缓急止痛。小建中汤有生姜，附子理中汤中有干姜，服后常常引起口干舌燥，可以不用干姜，熟附子用小量6g即可。

脾肾虚寒小腹胀痛证

王某，男，30岁。初诊：2000年2月3日。

病史：小腹胀痛5年，时轻时重，此发半月。症见：小腹胀痛，入夜为重，涉及少腹，甚时胀痛鼓疙瘩，移时（约三十分钟）消退，排便缓解，排气亦舒，喜按喜暖。病起食冷饮而致，周身怕冷，四肢厥逆，入夜则重。小便清而少，近来病情加重，故赴医院检查，但是未发现器质性病变，服多种中西药物，基本无效。故前来看中医。

中医检查：慢性病容，形瘦神少，时时瞌睡，气息微弱，舌苔薄，舌质淡，脉沉尺弱。辨证：依据临证原理，确定小腹胀痛为主症，由于脾肾阳虚，无力推动气血，气机不畅而致。性症为攻窜少腹，起疙瘩移时而消，喜温喜按，排便排气好转，由于阳虚导致气郁血滞，故攻窜，起疙瘩，得温扪之有利气血运行故为之，排便排气，气机得畅而致；周身怕冷，四肢厥逆，入夜为重，由于入夜阳气更虚，不得温煦周身肢体而致；小便量少而清亮，由于肾阳亏虚，虚寒而为之；时时瞌睡，气息微弱，由于卫气昼日行于阳，夜行于阴；故阳气尽则卧，阴气尽则寝。气息微弱，是由气血虚热源不足所为。体征：舌质淡，脉沉尺弱，一派虚寒之象。综上所述，各个性症，苔脉体征，并参考医院相关资料，可以确定小腹胀痛为脾肾虚寒证。治则：补肾温脾。气血得温，运行畅通，小腹胀痛自愈。方选吴茱萸汤合四逆汤加减。

拟方：吴茱萸6g、人参15g、干姜10g、熟附子6g、炙甘草6g、桂枝10g。

疗程：首剂服后，小腹胀痛缓解，鼓疙瘩亦少，七剂服完，诸症皆愈。再予14剂，以资巩固。

心语：病理（即病机）主要由于脾肾阳虚，化生气血不足，气虚热源匮乏，表现一派虚寒之象，血虚不得滋养小腹、筋脉，气机不畅，则小腹胀痛。治则重点应用附子补阳，干姜温阳，桂枝通阳，吴茱萸辛苦大热，助附子、干姜、桂枝，温中止痛，祛除一派虚寒之象，起了重大作用。

脾胃阳虚腹痛证

张某，男，60岁。初诊：2005年10月15日。

病史：患上腹隐痛15年，时轻时重，常因饮食受寒而发病。症见：上腹胃脘隐痛，喜暖喜按，饭前饿时痛甚，得食饮水则轻，腹部胀满嗳气，身寒四肢发凉，神疲乏力，大便溏薄，严重时大便如柏油状，腹痛加重，拒按。多次赴医院检查，诊断为胃部溃疡，予大量中西药物，服后当时有效，事后依然如故。患者要求看中医。

中医检查：慢性病容，形瘦神疲。舌苔薄白，舌质淡，脉沉细弱。辨证：依据临证原理，确定上腹隐痛为主症，由于阳虚，脾胃虚寒，寒则收引，气血不通而上腹隐痛。

性症：上腹胃脘隐痛，由于胃脘虚寒，气滞血阻不通为之；喜暖喜按，暖则胜寒而弛张，故喜暖，按则气通，暂时得温，故喜按；饭前饿时则痛甚，得食或饮水则轻，由于进食饮水，可以减少酸性，可以减少刺激，饿时胃酸较多，刺激加强，络脉痉挛、气血不通为之，故饿时隐痛加剧；腹部胀满嗳气，由于胃脘虚寒，气血不通而为之；身寒四肢发凉，神疲乏力，由于脾胃虚寒，无热化生气血，不得温养身体四肢，神志为之；大便溏薄，由于脾胃虚寒，无热腐熟水谷，不能分清泌浊，下迫大肠为之；严重时大便如柏油状，由于胃脘生疮，络破血溢，日久血液与粪便相合而成；腹痛加重、拒按，由于胃脘出血，气血通行更加不通畅为之；体征：舌苔薄白，舌质淡，脉沉细弱，皆为脾胃虚寒之征。综上所述，各个性症，苔脉体征,并参考医院相关资料,可以确定上腹隐痛为脾胃阳虚所致。治则:健脾温中,理气活血,化瘀止痛。方选理中汤合桂枝汤化裁。

拟方:党参15g、炒白术15g、炙甘草10g、干姜10g、桂枝12g、白芍15g、大枣5枚、三七块6g。

疗程:上方水煎,先服七剂,大便如柏油状加重,上方加灶心土40g(包煎),黑便转黄,腹痛已退。为巩固疗效,上方打粉,制水丸,连吃3个月,X线透视胃溃疡灶已愈合。

心语:该病例强调的是理中丸,用干姜是温胃阳,增加胃热,克制胃寒。再加灶心土,以土补土,对于胃溃疡出血,属于虚寒者,效果可靠,机制有待研讨。

产后血虚腹痛证

孙某,女,30岁。

病史:产后一月余,身体未复原,虚羸不足,腹中疼痛不已,少气懒言,小腹拘挛,痛引腰背,不思饮食,手足欠温。曾赴医院系统检查,未发现器质性病变。建议中医调治。

中医检查:面目虚浮,形神虚弱。舌苔薄,舌质淡白、紫气,六脉沉而弱。辨证:依据临证原理,确定腹中疼痛为主症;不思饮食,少气懒言,手足欠温为性症。性症完全可以确定腹中疼痛为血虚作痛,产后月余,身体虚羸不足,病理也确认血虚为患。小腹拘挛,痛引腰背,说明兼有瘀滞。治以补血缓急止痛。方选小建中汤合四物汤化裁。

拟方:桂枝10g、白芍10g、生姜12g、大枣5枚、炙甘草6g、饴糖30g、当归12g、熟地黄15g、川芎15g。

疗程:水煎服三剂,无有动静,上方继服四剂,小腹拘挛,痛引腰背缓解。原方续服七剂,小腹拘挛,痛引腰背大减,但是胃口不开,饮食甚少,上方加焦三仙各12g、陈皮10g、再用七剂,精神转佳,饮食增多,诸症皆愈。为防复发,再服七剂,以资巩固。

心语:此病证比较多,临证常见。促使我们常常想起:理中丸、大建中汤、小建中汤、当归建中汤、黄芪建中汤等。可以看出古人智慧之高，经验之丰富。只要理气调和，中气充实，新病不容易得，旧病不易复发，具有防患于未然的预防境界。试看五人一室，同受西北寒流袭击，一人感冒，原因为里气不和。还看五人吃一锅饭，只有一个人腹泻，原因是里气不和也。所以我们临证不要忘记上面五个方剂。

发热腹泻证

文某，男，75 岁。

病史：患者脾胃气虚已久，饮食不耐寒凉，稍食偏凉食品，即刻腹泻，甚时如水，小腹喜温喜按。此次发病，发热 38.8℃，出汗量多，渴而喜饮，大便泄泻如水，体重突然下降 6 斤，急赴医院系统检查，验血、查尿、做 B 超等，诊断发热待查，输液打针服药，腹泻缓解，而发热不退，上午轻，下午重。病人急于救治而转中医。

中医检查：慢性病容，形瘦神弱。恶寒肢冷，蜷卧床上，舌苔薄，舌质淡白，边有齿印，六脉沉而弱，手足及小腹扪之冰凉。辨证：患者脾胃气虚，受凉腹泻，复太阳受寒发热汗多，转成少阴病；出汗、腹泻带走水分，放散热量，终而伤阳伤气。方选补中益气汤，甘温除热；四逆汤，回脾肾阳气止厥；两方化裁，退热止利。并用香连丸止利。

拟方：熟附子 4g（先煎）、干姜 6g、炙黄芪 40g、吉林参 10g、炒白术 15g、柴胡 12g、升麻 10g、当归 15g、甘草 6g。

疗程：水煎服七剂，发烧已平，腹泻亦轻，上方加黄连 5g、木香 6g、灶心土 30g（包煎），继服七剂，腹泻大大减轻，原方续服七剂，四肢冰凉转温。患者又自配七剂，服后诸症得愈。

心语：四逆汤、补中益气汤化裁是一种尝试。因为前者温补阳气，治利用药少，故加香连丸，以治泻水，后者补益脾胃之气，借甘温除大热之用，以退发热。

湿热伤中腹泻证

张某，男，20 岁。初诊：2010 年 6 月 6 日。

病史：患腹泻9日，由于饮食不洁而发病。症见：腹泻不爽，泄物褐色，气味奇臭，泻势急迫，日泻4次，肛门灼热，少腹时痛，烦热口渴，小便短赤。前赴医院系统检查未发现器质性病变，亦无传染病变。给予黄连素，服之无效，患者不愿输液加抗生素治疗，故来看中医。

中医检查：急性病容，形瘦目陷。舌苔腻黄，舌质红，脉滑数。辨证：依据临证原理，确定腹泻为主症，由于湿热伤中所致。性症：腹泻不爽，泄物褐色，气味奇臭，泻势急迫，皆湿热为患；肛门灼热，由于湿热下注所致；少腹时痛，由于湿热蕴结，气滞不通作痛；烦热口渴，由于热盛伤津而渴，扰乱心神则烦；小便短赤，由于湿热内蕴所致；体征：舌苔腻黄，舌质红，脉滑数，皆为湿热之征。综上所述，各个性症，苔脉体征，并参考医院相关资料，可以确定腹泻为湿热伤中所致。治则：清热利湿，理气止泻。方选葛根黄芩黄连汤、香连丸合金铃子散加减。

拟方：葛根15g、黄连10g、黄芩12g、木香6g、川楝子10g、制元胡15g、焦三仙各12g。

疗程：上方水煎，先服三剂，腹泻好转，继服七剂，腹泻已止，余症随之而愈。

心语：葛根黄芩黄连汤本为表里双解剂，太阳病误下，汗出、恶寒身痛、腹泻不止，脉促，表证仍不解。葛根解肌清热，升清止泻；黄连、木香、黄芩，其性苦寒，苦能燥湿，寒能清热，并且黄连、木香相配，成为有名的香连丸，擅治腹泻；甘草，甘缓和中，调和诸药；金铃子散，理肝气，止少腹疼痛；焦三仙助胃消食化积。

脾肾阳虚腹泻证

案1：邱某，男，40岁。

病史：患慢性胃肠炎10年，时轻时重，每遇饮食不洁或偏凉便发病。此次大便溏薄9天，日行5~10次，而且量多。纳食衰少，什么都不想吃，机体日渐消瘦，背脊恶风，四肢发凉，手足扪之如冰，曾多次赴医院系统检查，抽血化验、饮钡拍片、B超等，最终诊断为慢性胃肠炎；又说可能对某寒冷食品过敏。开一大堆药品，服后很少有效。若病急时，输液打针，倒是管用，不过不能除根。朋友建议看中医。

中医检查：慢性病容，面色皖白，虽在夏季，但着秋衣。舌苔薄白，舌质淡、齿印显著，六脉沉弱。主症为腹泻，由于脾肾阳虚，腐熟无热，不得升清，寒水迫于大肠而泻。《素问》曰“脾主升”，“清气在下，则生飧泄”，“肾者，胃之关也，关门不利，故聚水从其类（久泄）也”。性症为面色皖白，夏令秋衣，消瘦，背脊恶风，手足冰凉，体征：舌苔薄白，舌质淡、齿印，脉沉弱等，一派脾肾阳虚之象，综上所述，性症、体征、医院相关资料，完全可以确定主症腹泻为脾肾阳虚证。治予健脾补肾，温阳化气，以止腹泻。方选四逆汤合四君子汤化裁。

拟方：熟附子 6g（先煎 40 分钟）、干姜 10g、桂枝 10g、党参 15g、炒白术 15g、茯苓 15g、炙甘草 10g、黄连 5g。

疗程：上方水煎，先服七剂，腹泻无有变化，大便泄泻加重，并且带血，上方加灶心土 40g，再予七剂，腹泻减少，大便带血已止，上方继服七剂，腹泻已愈。为巩固疗效，口服理中丸 6g，每日 2 次。2 个月后，患者登门拜谢，腹泻已愈。

心语：前面已提过使用灶心土，先煎半小时，澄清药液，纳入其他药物煎煮。适应证：慢性腹泻，带血最佳，每投必效。灶心土，性味辛温，入脾胃经。临床常配合熟附子、炮姜、茯苓、阿胶等。

案 2：张某，男，65 岁。

病史：患者先天不足，脾肾俱虚，饮食稍凉，即大便溏，甚则下利清谷，汤水拒进。形寒身冷，四肢冰凉，每逢入冬，不敢出门。小腿肿胀，扪之凹陷，趺阳脉微。近来病重，腹泻如清谷如水。多次前赴医院检查，终诊说无大碍。无奈之中，决定看中医。

中医检查：慢性病容，气息微弱。舌苔薄白，舌质淡，边有齿印，六脉沉弱。辨证：依据临证原理，确定“下利清谷”为主症。性症：饮食稍凉，大便即泄，甚则下利清谷，汤水拒进，由于脾肾俱虚，把门不利为之，又由脾胃两虚为之；形寒肢冷，四肢冰凉，由于阳气亏虚，不得温煦为之；小腿肿胀，扪之凹陷，趺阳脉微，由于脾肾阳虚，不得温化水湿为之；病重，腹泻如水谷、如水样，由于脾肾阳衰，无力腐熟为之。苔脉体征，各个性症，皆可确定主症为脾肾阳虚证。方选四逆汤为主方，合四君子汤、香连丸等。

拟方：熟附子 10g（先煎）、干姜 10g、吉林参 12g、炒白术 15g、茯苓 12g、木香 6g、黄连 6g、甘草 6g、焦三仙各 12g。

疗程：上方水煎，先服三剂，大便次数减少，已无清谷，但是小腹疼痛，喜温喜按，下利带血，色泽淡红，上方加灶心土 40g，继服七剂，腹痛已止，下利不带血色。出现口干舌燥，望舌偏红少津，脉沉微数。熟附子改为 6g，干姜 6g，续服七剂，口干舌燥减轻，上方去干姜加桂枝，再进七剂，以资巩固。

心语：四逆汤主要是温阳。熟附子、干姜补阳温阳之力大，若发现口干舌燥，咽喉干痛，可以干姜、附子减量，或者去干姜，换桂枝。应用灶心土，小腹冷痛，下利带血，用之最为妥当。四君子汤用以补气。香连丸，只可用少量，味苦厚肠，但是不可用大量，味苦伤其胃肠。

案 3：张某，男，45 岁。初诊：2001 年 12 月 12 日。

病史：患肠易激综合征 1 年，去年冬季发病，整整发病一年。症见：纳谷以后，马上登厕。腹胀肠鸣，小腹隐痛，扪之小腹发凉，泻后腹痛缓解，大便水状，或带黏液。开始不知何因，后来方知，看房进度，感受风寒湿邪所致。接下来后，大便秘结，这样大便泄泻，大便秘结交替进行。此次犯病月余，体重下降 6kg，几次赴医院检查，皆诊断肠易激综合征，予泻痢停，有效，停药依然如故，患者要求看中医诊治。

中医检查：慢性病容，形瘦神愁。舌苔薄，舌质淡白，脉沉细而弱。辨证：依据临证原理，确定腹泻为主症，由于脾肾阳虚，脾胃不得升清降浊，肾阳虚衰，不能“把门”所致。性症：纳谷以后，马上登厕，由于感受风寒湿邪，脾胃升清降浊紊乱，故泄泻；腹胀肠鸣，由于感受风寒湿邪，引起胃肠痉挛所致；小腹扪之发凉，由于脾肾阳虚，不得温煦为之；小腹隐痛，泻后腹痛缓解，由于脾肾阳虚，不得温煦，气血不通则痛，泻后风寒湿邪已去，气血畅通，小腹痛缓解；大便呈水状或带黏液，由于脾肾阳虚，无热腐熟水谷，逼迫大肠而直下为之；腹泻与便秘交替进行，由于腹泻而水尽，则便秘，由于脾肾阳虚，不得分清泌浊而腹泻，如此腹泻与便秘交替进行。体征：舌苔薄，舌质淡白，脉沉细而弱，皆脾肾阳虚之征。综上所述，各个性症，苔脉体征，并参考医院相关资料，可以确定腹泻为脾肾阳虚所致。治则健脾补肾,阳胜寒湿。方选理中汤合参附汤化裁。

拟方:人参10g、炒白术15g、炮姜6g、炙甘草6g、熟附子10g(先煎)、桂枝10g、藿香10g、木香6g、黄连6g。

疗程:上方水煎,先服三剂,腹泻戛然停止,上方,继服七剂,诸症得愈。

心语:附子、炮姜、桂枝,三者补阳温阳通阳,可以说构方全面,补阳力强;香连丸,厚肠止利;藿香祛寒湿。诸药相合,共治肠易激综合征。

案4:蔡某,男,44岁。初诊:2014年11月2日。

病史:患慢性腹泻15年,时轻时重,此发月余。症见:大便溏薄,甚时完谷不化,或如水状。小腹发凉,隐隐作痛,四肢厥冷,饮食日少,神疲乏力,懒言少语。前赴医院验血、拍片,并做B超、CT,终诊慢性肠炎。输液、打针、服药,基本无效。

中医检查:慢性病容,形瘦神差。舌苔薄,舌质淡白,脉沉弱。辨证:依据临证原理,确定腹泻为主症,由于脾肾阳虚,无热助胃腐熟,清浊不分,下迫大肠而腹泻。性症大便溏薄,甚时完谷不化,或者如水状,气味无热臭,由于阳虚无热腐熟运化水谷;小腹发凉,隐痛,四肢厥冷,由于阳虚,不能温煦小腹、四肢,气血不通而为之;饮食衰少,由于脾胃虚弱不能腐熟所致;体征:舌苔薄,舌质淡白,脉沉弱等体征皆脾肾阳虚之征。综上所述,各个性症,苔脉体征,并参考医院相关资料,可以确定腹泻为脾肾阳虚证。治则:温补脾肾阳气。方选理中汤合四逆汤、香连丸化裁。

拟方:党参15g、炒白术15g、干姜6g、炙甘草6g、熟附子6g(先煎)、木香6g、黄连6g、灶心土40g(布包)、焦三仙各12g。

疗程:上方水煎,先服七剂,变化不大,原方继服七剂,腹泻已止。上方续服七剂,纳增肢温而愈。

心语:熟附子、干姜,温补脾肾阳气;参术草,健脾补气;香连丸止泻;灶心土,以土补土,用于腹泻带血最好;焦三仙健脾和胃。

肾阳虚衰腹泻证

案1:王某,女,66岁。初诊:2010年10月10日。

病史:患者腹泻3年,加重半年,时轻时重。症见:黎明(五更)腹部疼痛。肠鸣即腹泻,泻后痛减,大便稀薄,时而为水,形寒肢冷,腰膝酸楚。多次赴医院检查,未发现器质性病变。俗称五更泻,四方求医,没少服药,但是从未根治。

中医检查:慢性病容,形瘦神清。舌苔薄,舌质淡,边有齿印,六脉沉微,腹部按之柔软。辨证:依据临证原理,确定腹泻为主症,由于肾阳虚衰,命门火衰,无热帮助胃纳腐熟。脾主升清,胃主降浊,清浊不分,下注大肠,大便稀薄如水。性症:黎明之前,脐腹作痛,肠鸣则泻,由于阳气未复,阴寒较盛,下迫大肠,肠鸣则泻。又因不得温煦经脉,挛急不通则痛;泻后痛减,由于腑气得以通利,气机通畅为之;形寒肢冷,腰膝酸楚,由于肾阳虚衰,无热温煦肢体、腰膝而为之;体征:舌苔薄,舌质淡,边有齿印,六脉沉微,皆肾阳虚衰之征。综上所述,各个性症,苔脉体征,并参考医院相关资料,可以确定腹泻为肾阳虚衰所致。治则:补肾健脾,温阳止泻。方选干姜附子汤合四神丸加减。

拟方:炮姜10g、熟附子10g(先煎)、补骨脂12g、吴茱萸5g、五味子12g、肉豆蔻6g、诃子10g。

疗程:上方水煎,服用七剂,五更泻好转,间日一次。上方加灶心土40g(布包),继服七剂,三年五更泻,竟然已愈。我告诉患者停药,停药三月后,患者告喜,五更泄泻已愈。

心语:过去也常用四神丸,但从未有这样的疗效,分析处方,是否为干姜附子汤合四神丸的作用,还是两者加入诃子、灶心土的作用,颇需研究。

案2:张某,男,50岁。初诊:2010年10月21日。

病史:患者胃肠素虚,不耐微寒,极易腹泻。现病腹泻5年,症见:五更泄泻,每日黎明则腹痛,窘迫难忍,莫名言状,仓促登厕,肠鸣则泻,泻后则舒。若晨起稍微怠慢,即要拉到裤内,一年四季无一日幸免。医院检查未见器质性病变。经朋友介绍,寻我诊治。

中医检查:慢性病容,形瘦神愁,气息微弱,一眉不展,舌苔薄腻,舌质偏红,六脉沉而微数。辨证:依据临证原理,确定腹泻为主症,由于患者脾胃素虚,久病及肾,肾阳虚衰,无热助脾升清,助胃降浊,故五更腹泻。性症:五更泄泻,由于五更时刻,阳气殆尽,复加肾阳衰,故每到五更时刻,必然腹痛,必然肠鸣,必然腹痛,必然腹泻,泻后痛减;晨起仓促登厕,一年四季,无一日幸免,五更泄泻,由于晨起阳微殆尽,阴寒迫肠,就要拉到裤内;形瘦神愁,气息软弱,由于脾肾阳衰,清浊不分,化生气血不足,机体神志失养所致;体征:舌苔薄腻,舌质偏红,六脉沉而微数,皆为脾胃素虚,久病及肾(阳虚)之象。综上所述,各个性症,苔脉体征,并参考医院相关资料,可以确定腹泻为肾阳虚衰,寒湿日久化热所致。治则:温肾健脾,温中化湿止泻。方选吴茱萸汤合附子理中汤、香连丸化裁。

拟方:吴茱萸 5g、人参 10g、生姜 10g、大枣 5 枚、熟附子 6g(先煎)、炒白术 15g、炙甘草 6g、黄连 3g、木香 6g、炒黄芩 12g。

疗程:上方水煎,先服七剂,治疗非常顺利,五更泄泻好转,原方继服七剂,五更泄泻已愈,余症皆瘥。此后,随证加减,服药三月,以资巩固。

心语:患者体质素虚,阳衰阴盛,日久寒湿化热,形成寒热虚实之局,治予吴茱萸汤,温胃散寒,附子理中汤温脾补肾;香连丸清热化湿;黄芩配黄连,以强化清热化湿之力。

急性吐泻证

钟某,男,22 岁。初诊:2002 年 12 月 22 日。

病史:患急性吐泻半天,中午因吃韭菜饺子,复加生气,下午上吐下泻,吐泻物如淘米水,肠鸣烦渴,指腹皱瘪,手足发凉,筋脉挛急,时而小腿抽筋。工友陪他看病。

中医检查:急性病容,形瘦神惫。舌苔薄黄,舌质偏红,脉濡而数。辨证:依据脏腑病理,确定吐泻为主症,由于中午吃韭菜饺子,复加生气,脾胃虚弱,不得分清泌浊,胃气上逆则吐,下迫大肠则泄,而上吐下泻。性症：吐泻物如淘米水，由于中阳不运，清浊不分，尚未化热，下迫大肠而为之；眼眶凹陷，指腹皱瘪，由于上吐下泻量大，津液大伤，不得濡润充养肢体所致；手足发凉，筋脉挛急，时而小腿抽筋，由于吐泻伤阳，手足筋脉失却温煦为之；肠鸣烦渴，由于寒湿困阻，内蕴化热，耗液扰神，气机不畅而为之；体征：舌苔薄黄，舌质偏红，脉濡而数，皆为寒湿蕴郁化热之征。综上所述，各个性症，苔脉体征，并参考医院相关资料，可以确定吐泻为寒热夹杂证。治则温补脾肾，清热除湿为宗旨。方选理中汤合左金丸加减。

拟方：人参 10g、炒白术 15g、干姜 6g、炙甘草 6g、黄连 6g、木香 6g、吴茱萸 5g。

疗程：上方水煎，先服一剂，吐泻减半，但是不思饮食，上方加焦三仙各 12g，继服两剂，吐泻已愈，饮食渐增，上方加淡竹叶 12g，清解虚热，以资巩固。

心语：理中汤加附子则为附子理中汤，方中有附子、干姜，温补阳气之力大增；左金丸功用清肝火，降胃气，止呕吐。主治肝火犯胃。

阳虚呕泻证

邱某，男，30 岁。

病史：患者平素阳虚体质，不耐一点寒冷，要么呕吐，要么腹泻，或者上吐下泻，因而许多食品不敢吃，造成胃肠虚弱，呕泻多年，此发半月。晨起多呕吐，呕吐食物，或者清水。腹泻轻则大便溏软，重则水泻，伴有小腹发凉，隐约作痛。患者害怕胃肠长癌，曾赴医院系统检查，未发现器质性病变，诊断为胃肠自主神经功能紊乱，输液、打针、服药，当时呕泻好转，过后依然如故。因此转看中医。

中医检查：慢性病容，形神俱弱。舌苔薄，舌质淡白，齿印显著，六脉沉滑。辨证：病位在胃，不耐寒饮则呕吐。寒邪在肠，下迫大肠则腹泻。呕泻为主症。性症：呕吐物，腹泻物，清冷无臭，皆胃肾为之。病理：《素问》曰："肾者，胃之关也，关门不利，故聚水而从其类也。"吐泻，其关键在于肾阳气，肾阳虚衰，不得化气，而形成水饮，下迫大肠则泻。

胃中虚冷，其阳必虚，不得蒸化水谷，寒水内生，浊阴上逆则呕吐清冷之物。体征：舌苔薄，舌质淡白，齿印显著，六脉沉滑等，一派虚寒之征，皆可确定呕泻为脾肾（胃肠）阳虚水泛证。治予温补肾阳，健脾化饮为宗旨。方选真武汤合吴茱萸汤化裁。

拟方：熟附子 6g、炒白术 15g、茯苓 15g、生姜 10g、白芍 10g、吴茱萸 10g、党参 15g、大枣 5 枚、炙甘草 6g。

疗程：上方水煎，先服七剂，呕吐减轻，不思饮食，上方加焦三仙各 12g，继服七剂，纳谷增多，腹泻亦有好转，治愈疾病充满信心，上方再用七剂，呕停泻止，诸症皆愈；上方去熟附子、生姜，再用七剂，以资巩固疗效。

心语：上篇皆为单方，治疗某病证。本篇皆为《伤寒论》多方联合应用，或与后人名方联合应用。关键是必须搞清方剂的作用原理。否则，是风马牛不相及，不会取得良效。

湿热痢疾证

钟某，女，60 岁。初诊：1984 年 8 月 1 日。

病史：患痢疾 10 日，吃过苍蝇爬过的食品而发病。症见：脘腹疼痛，下坠，里急后重，下痢脓血赤白，质黏如胶冻，腥臭无比，日行十余次，肛门灼热作痛，小便短赤。患者从未患过痢疾，见下痢脓血，心中恐惧，急赴医院检查，体温 38.5℃，WBC 12 400，查粪便，诊断为细菌性痢疾。患者不愿输液打针，愿看中医。

中医检查：急性病容，眉头紧皱，舌苔腻黄，舌质红，脉滑数。辨证：依据临证原理，确定下痢为主症，由于湿热内蕴，肉腐血败为患。性症：脘腹疼痛，里急后重，由于湿热壅滞大肠，气机不畅，传导失常所致；下痢脓血赤白，质黏稠如胶冻，腥臭奇特，由于湿热熏蒸灼热，肠中血络受损伤，血败肉腐为脓血；肛门灼热疼痛，由于肛门灼热，损伤血络，血阻气滞，不通为之；小便短赤，由于膀胱湿热内蕴煎熬为之；体征：舌苔腻黄，舌质红，脉滑数，皆为湿热内蕴之征。综上所述，各个性症，苔脉体征，并参考医院相关资料，可以确定下痢为湿热内蕴，血败肉腐所致。治当清肠化湿，调气和血为宗旨。方选大黄黄连泻心汤合白芍汤化裁。

拟方：熟大黄 10g、黄连 10g、黄芩 12g、当归 12g、白芍 12g、甘草 6g、木香 6g、槟榔 12g、秦皮 10g、肉桂 3g。

疗程：上方水煎，先服三剂，下痢脓血减少，日行五六次，而腹痛不减，上方加川楝子 10g、制元胡 15g，腹痛亦减，原方续服四剂，痢止，诸症已愈。

心语：大黄黄连泻心汤，本为治疗热痞证，此为清热化湿治痢。白芍、当归、木香、甘草，理气和血，以止脓血；木香、槟榔、大黄，以行气导滞，祛后重；秦皮，清热化湿，协助黄芩、黄连止痢；肉桂，辛温大热，辛可散结，热以防胃肠过寒。

阴虚痢疾证

案 1：王某，男，18 岁。初诊：1984 年 8 月 8 日。

病史：患痢疾月余。症见：下痢脓血，其色或白或赤，日久不愈，脓血黏稠，日行七八次，量少难出，登厕努责，小腹灼热疼痛，时而便鲜血，心烦口干，饮食衰少。前赴医院检查，诊断为细菌性痢疾。输液加抗生素，而服多种中西药物，缠绵月余不效，故看中医。

中医检查：形瘦神烦，颧部泛红，舌苔薄黄，舌质红绛、少津，脉细数。辨证：依据临证原理，综合判断主症为下痢脓血，由于阴虚内热，灼伤络脉，血肉化脓所为。性症：下痢脓血，其色或白或赤，日久不愈，脓血黏稠，日行七八次，量少难出，由于阴液不足，邪滞肠间所致；登厕努责，由于湿热内蕴，灼伤阴血，溃脓量少，气滞无力所为；小腹灼热疼痛，由于湿热内蕴，灼伤络脉，血滞不通为之；时便鲜血，心烦口干，由于灼伤血络，血热扰神伤津所致；饮食衰少，由于脾胃湿热困阻，脾不升清，胃不降浊，运化失常所致；体征：舌苔薄黄，舌质红绛、少津，脉细数，皆为阴虚之候。综上所述，各个性症，苔脉体征，并参考医院相关资料，可以确定下痢为阴虚痢疾。治则：养阴和血，清肠化湿为宗旨。方选黄连阿胶汤合驻车丸、芪归汤加减。

拟方：黄连6g、黄芩12g、鸡子黄2枚、阿胶12g（烊化冲服）、白芍12g、黄芪30g、当归12g，干姜6g。

疗程：水煎服，三剂，大便鲜血增多，问其何故？答曰：可能与食辣椒有关，上方去干姜，加丹皮12g，再服四剂，大便鲜血已少，原方加生薏米15g，痢止。余证基本好转，再予七剂，以资巩固。

心语：黄连阿胶汤，坚阴清热；驻车丸，寒热并用，大便脓血增多，故去干姜，加丹皮，以凉血止血，并加生薏米，加强黄连、黄芩清热化湿之力。

案2：张某，女，28岁。

病史：患痢疾3周，下利赤白，迁延日久，里急后重，脓血黏稠，量少难排，一日登厕少则5次，多则十余次，虚坐努责，小腹灼痛，便带鲜血，口干心烦，饮水量少，纳谷减少。前几日赴医院检查，镜检大便，诊断痢疾。服中西药物，输液打针，病情虽有缓和，但不能根除，故转看中医。

中医检查：舌苔腻或花剥，脉沉细数。辨证：依据脏腑原理，确定下痢为主症，由于外感时邪而发病。下列性症：下利赤白，黏稠带脓带血，日久不愈，由于阴液不足，邪滞肠间；登厕虚坐努责，由于阴血亏虚，湿热未尽所致；小腹灼热疼痛，便带鲜血，由于阴虚火旺，灼伤络脉所致；口干心烦，由于阴虚火旺，伤津扰神所致；饮水量少，由于湿热之邪为患；体征：舌苔腻，舌质红绛而少津，脉沉细数，此为阴虚之征。综上所述，各个性症，苔脉体征，并参考医院相关资料，可以确定下痢为阴虚证。治则养阴和营，清肠湿毒。方选黄连阿胶汤合驻车丸化裁。

拟方：黄连10g、黄芩12g、木香6g、阿胶10g（烊化冲服）、白芍12g、干姜10g、甘草6g、丹皮12g。水煎服，日一剂，早晚温服。

疗程：上方水煎，先服三剂，小腹灼痛缓解，继服四剂，下利赤白好转，原方加芪归汤，补气养血，为改善阴虚打基础，续服七剂，诸症皆愈。

心语：黄连阿胶汤、驻车丸合方后，黄连、黄芩，清热解毒；阿胶、白芍、木香，养血和营，止痛；丹皮，清热凉血；甘草调和诸药，共奏养阴和营，清肠化湿之力，根除痢疾。

虚寒痢疾证

孙某,男,49岁。初诊:2001年5月6日。

病史:患痢疾1年余,时轻时重,目前较重。症见:下利赤白,质清无臭,时而下痢白冻,左小腹隐隐作痛,缠绵不已,喜热喜按,饮食衰少,体倦神疲,形寒怕冷,四肢发凉,腰膝酸软,肛门坠胀,时重滑脱不禁。患者害怕得乙状结肠癌,赴医院检查,左少腹压痛明显,大便常规RBC(++),脓球(++),诊断非特异性乙状结肠炎,口服痢特灵、普鲁本辛,输液等,其苦不见好转,故转看中医。

中医检查:慢性病容,形瘦神怯。左侧少腹扪之作痛。舌苔薄,舌质淡白,脉沉细而弱。辨证:依据临证原理,确定主症为下痢,由于下痢,久病及虚,脾肾虚寒所为。性症:下利赤白,质清无臭,状如白冻,由于久痢中焦虚寒,寒湿之邪滞留肠间所为;左少腹隐隐作痛,缠绵不已,喜热喜按,由于肠络失于温煦,气血不通为之;饮食衰少,体倦神疲,形寒怕冷,四肢发凉,由于脾阳不振,不得运化,故饮食衰少,由于中阳不振,不能奉心化生气血,不能温养四末所为;腰膝酸软,肛门坠胀,大便滑脱不禁,由于脾虚,日久及肾,肾阳衰少,关门不固使然;体征:舌苔薄,舌质淡白,脉沉细而,皆为脾肾虚寒之征。综上所述,各个性症,苔脉体征,并参考医院相关资料,可以确定下痢为脾肾虚寒痢疾。治则:温补脾肾,祛湿固脱。方选桃花散合真人养脏汤加减。

拟方:干姜6g、赤石脂30g、粳米30g党参15g、炒白术15g、肉豆蔻6g、罂粟壳10g、诃子10g、木香6g、肉桂3g。

疗程:上方水煎,先服七剂。左少腹痛减,下痢白冻量少,上方加黄连6g、灶心土30g,继服七剂,下痢已止,滑脱已愈,余症大减。原方续服七剂,以资巩固。

心语:虚寒痢证属久痢,治之不可速求,当缓以图之。治疗始终健脾补肾,涩肠固脱。至于加入黄连配木香,只能用黄连小量,取其味苦厚肠之用。

休息痢疾证

张某,男,36岁。

病史:大便下利两年,时发时止,今由饮食不洁又受凉,犯病5天。症见:下痢时发时止,迁延不愈,腹痛里急,大便夹有赤白黏冻,每日腹泻五六次。常常由于饮食不当,或饮食稍凉,或劳累引发,神疲乏力,懒动嗜卧,前赴医院检查,腹部压痛,以左下腹为显;大便检查有RBC/WBC,及少量吞噬细胞,诊断慢性菌痢,应用大量抗生素、维生素等贵重药品,虽说当时有效,但过后仍犯病。从未系统看中医。

中医检查:慢性病容,形瘦神疲。舌苔腻,舌质淡白,脉濡。辨证:依据临证原理,确定下痢为主症,由于发病日久,正虚邪留,寒热夹杂,传导失利为之。性症为下痢时止,迁延日久,由于脾胃虚弱,正气不足,驱邪未尽为之;腹痛里急,大便夹有赤白黏冻,每日泻下五六次,由于胃肠正气虚弱,湿热消退未净而为之;饮食不当、受凉或劳累而发,由于脾胃虚弱,不足抗寒耐劳为之;体征:舌苔腻,舌质淡白,脉濡,皆为湿热留恋,正气虚弱之征。综上所述,各个性症,苔脉体征,并参考医院相关资料,可以确定下痢为正气不足,驱邪不尽所致休息痢。治则:温中清肠,调气化滞。方选理中汤合香连丸、芪归汤加减。

拟方:党参15g、炒白术15g、干姜6g、炙甘草6g、木香6g、黄连6g、炙黄芪30g、当归12g。

疗程:上方水煎,先服七剂,水泻不止而带血,由于受寒所致,上方加灶心土40g,继服四剂,水泻已停。上方再进七剂,诸症已愈。

心语:由于腹泻脓血已伤正气,平时患者必须注意饮食寒暖、劳累程度、饮食种类。温补脾胃,选用灶心土为上策,因以土补土,疗效最佳。

寒霍乱重证

王某,男,50岁。

病史:患者在瓜棚看瓜,口渴,喝不洁之河水,随之不适,痛苦难忍,回家急赴医院看医生。症见上吐下泻，吐泻物如米泔水，眼眶凹陷，指腹塌陷，顿时头面汗出如油，四肢筋脉拘挛。医生诊断“霍乱病”待查。

中医检查：急性病容，前额汗出如油，目陷，依然吐泻不已。舌苔白，舌质淡，脉细弱微数，证乃寒霍乱重，阳脱阴欲竭。治则：回阳救逆，补阴抑竭。方选附子理中丸合生脉散加减。

拟方：野山参10g、炒白术15g、干姜6g、熟附子10g（先煎）、炙甘草10g、五味子12g、麦冬20g、木香6g、黄连10g。水煎一剂，顿服。

疗程：上方水煎，先服一剂，吐泻竟然停止，上方加熟地黄20g，继服一剂，舌质初露润红，脉缓，诸症皆愈。

心语：这个病人，仔细研究，有好多东西可学。病人吐泻不止，就要丢水分，就要丢热量，伤阳伤阴，现见眼眶凹陷，指腹塌陷，头面汗出如油。阴阳大伤，阳脱阴竭，四肢不得温煦则手足拘挛而厥冷。阴竭血脉不充，阳脱推动血脉完全无力，则见脉细弱欲绝。理中丸出现在“霍乱篇”，不是巧合。在医圣张仲景眼中，不管什么大病大证，都是在里气不和的情况下发生的，治疗当然要用理中汤了。所以，临证不要忘记理中丸、独参汤、生脉散，有机会就用，一回生，二回熟，三回巧。

大便热秘证

丁某，男，30岁。初诊：2008年8月7日。

病史：大便干结3年，时轻时重，此犯病月余。原由饭店食辣椒引起。症见十日未大便，粪质干结，末尾黏腻，小腹撑胀，扪之硬满，口臭无比，羞于见人，面红耳赤，身热，但测体温不高，小便短赤。光吃不解，怕生大病，前赴医院检查三天，印象功能性便秘，服药无效。故看中医。

中医检查：未发现大病，形胖神安。体征：舌苔薄，舌质红少津，脉弦滑有力。辨证：依据临证原理，确定便秘为主症，由于食辣椒，热邪堆积，热炽壅盛，耗津伤液所致。性症：粪质干结，末尾黏腻，由于火盛灼热损伤津液为之；小腹撑胀，扪之硬满，由于大肠燥屎内结，气机不通为之；口臭无比，羞于见人，由于胃热灼盛，内蕴产臭为之；面红耳赤，身热而测之不高，由于阳盛热极为之；小便短赤，由于热盛耗伤津液，化尿无源所致。综上所述，各个性症，苔脉体征，并参考医院相关资料，可以确定便秘为实证热秘。治则：泄热导滞，润肠通便。方选大黄黄连泻心汤合增液汤加减。

拟方：生大黄 10g（后下）、黄连 6g、黄芩 12g、生地黄 20g、麦冬 15g、元参 10g、川厚朴 12g、枳实 12g。

疗程：上方水煎，先服一剂，当天夜间大便两次，热臭，便干黏腻相间，上方去生大黄，加入生黄芪 30g、当归 30g，化生气血，转而成津液，润肠通便。并嘱其多吃青菜，每日登厕 10 分钟，便下更好，不便权作练功，以增强推动力和润滑力。

心语：年老便秘与气血不足化生津液量少有关；年轻与饮食习惯、大便习惯有关。老年补阳多用肉苁蓉，助生津液以润大肠，青年改善饮食习惯，多吃青菜，每日登厕练功为要。

实热便秘证

王某，男，19 岁。初诊：2008 年 8 月 8 日。

病史：患热秘月余。症见大便干结，小腹胀痛，七八日未解便；口干舌燥，口臭，羞以见人，身热汗多，面色通红，心烦急躁，小便短赤。检查验大便、验血，做 B 超、拍 X 线片，未发现器质性病变，印象：功能性便秘。给一些通便药物，服之无效。家人领来看中医。

中医检查：形神未见异常，小腹扪之硬满，压痛。舌苔黄燥，舌质红，脉滑数。辨证：依据临证原理，确定大便秘结为主症，由于热盛伤津为之。性症：大便干结，小腹胀痛，七八日未解便，由于身热汗多，丢失津液过多，饮食燥结为之。口干舌燥，口臭，羞以见人，由于热盛伤津液，不得滋润清洗口舌所致；身热汗多，面色通红，心中烦躁，由于阳热内盛故身热，肌表汗孔张开，故汗多。阳热内盛，故面红。热扰神志，故烦躁；体征：舌苔黄燥，舌质红，脉滑数，皆为热盛之候。综上所述，各个性症，苔脉体征，并参考医院相关资料，可以确定便秘为热秘。治则泄热导滞，润肠通便。方选麻子仁丸合更衣丸加减。

拟方：生大黄（后下）10g、厚朴 10g、枳实 10g、火麻仁 15g、杏仁

10g、白芍 12g、芦荟 6g。

疗程：上方水煎，先服一剂，连续三次登厕，解下干稀相兼大便。前方改生大黄为熟大黄，一块儿煎煮，稀便已停。上方续服五剂，以资巩固。

心语：《伤寒论》治疗实热大便秘结，可以选三承气汤。大承气汤，大黄生用后下，取其峻攻，重用川厚朴、枳实，行气除痞满，芒硝，以软坚润燥，主治"痞满燥实"。小承气汤，大黄与川厚朴、枳实同煎，枳实、川厚朴用小量，故攻下力轻，称为轻下剂，主治"痞满实"，燥轻之阳明腑实，其痞满程度亦较大承气汤为轻。调胃承气汤，大黄与甘草同煎，后纳入芒硝，少少温服之，故攻下之力为缓，称为缓下剂，主治阳明热结，有燥实无痞满之证。

阳虚便秘证

孙某，男，70 岁。

病史：患者素质阳虚体质。大便干结，或者质黏，排便困难，使不上劲，已 30 多年历史，近三年加重，常常登厕一小时解不下，5~10 天一行，病人甚为痛苦。常年怕冷，四肢冰凉，耐不得一丝风寒。四处求医，药没少吃，从无效果。

中医检查：慢性病容，形体缩成一团。体征：舌苔薄白、舌质淡，边有齿印显著，六脉沉微欲绝，手部肌肤触之冰凉。辨证：一句临证原理，确定大便干结为主症，由于肠道津亏匮乏所致。余症皆为性症、体征，综上所述，大便干结为阳虚便秘，治予温补脾肾阳气，以加强推动力，健脾温肾，阳气充沛，气化而生津液，以提升肠道润滑力。方选四逆汤合麻子仁丸化裁。

拟方：熟附子 6g（先煎）、肉苁蓉 15g、干姜 6g、麻子仁 12g、川厚朴 10g、枳实 10g、杏仁 10g、熟大黄 6g、白芍 10g、炙甘草 10g。

疗程：上方水煎，先服七剂，但推动力仍小，仍然使不上劲，上方加黄芪 50g、当归 30g，服用七剂，大便推动力增加，而口舌干燥，上方去干姜，加桂枝，继服七剂，口舌干燥好转，大便较前通畅，身体怕冷减轻，手足触之转温。再予七剂，以资巩固。并嘱其建立散步习惯，加强活动；每日登厕 10 分钟，解下更好，解之不下，权当锻炼，提升推动力和润滑力。

心语：老年人习惯性便秘属于阳虚便秘证，重点在推动力不足，当然润滑力小亦有关。因此运动十分有利，每日登厕10分钟，解下更好，解不下权作练功，坚持三个月，不吃药，亦能根治。

热盛阴伤证（阳明气分大热兼伤阴）

云某，男，25 岁。

病史：患者参加一年一度的大学生运动会，马拉松赛跑，平时准备不够充分，体能欠缺，最后一圈拼之过度，气力不支，摔倒在地，抢救及时，第一时间急送医院。因病人太多，分流看中医。

中医检查：急性病容，患者壮热面红，汗多恶热，渴甚引饮，口干舌燥，机体疲惫，气短懒言，干咳少痰。舌苔薄黄，脉洪大。证乃阳明热盛气阴两伤。阳明四大症状齐备，故曰阳明热盛。由于阳明为多气多血之府，阳明热盛带走水分，带走热量太多，所以伤阳又伤阴，则口干舌燥，气短懒言，干咳少痰，机体疲惫，切脉虽洪，但重按无力，治以清阳明气分大热。方选白虎加人参汤清热养阴，生脉饮增液化裁。

拟方：生石膏 40g、知母 12g、粳米 50g、生甘草 12g、生晒参 12g、五味子 12g、麦冬 30g、百合 30g、生地黄 15g。

疗程：上方水煎，先服一剂，壮热面红已退，上方加生黄芪 40g，当归 12g，继服，两剂，诸症皆除。

心语：对于阳明气分大热，伤及气阴证，应用白虎加人参汤合生脉饮化裁，效果确实可靠。当时，我 30 多岁，对于坚定专业思想，起了重要的作用，学习中医，不仅可以治疗慢性病，而且也可以治疗急性病。

脾虚肠燥便秘证

李某，男，70 岁。

病史：习惯性大便秘结 40 年。粪便呈球状，难以解下，3、4 日至

7、8日一解，每到解便时，即要犯愁，排便无力，使不上劲，甚至蹲厕一小时，仍解不出。常靠开塞露解便，前些年有效，近几年来无效，反倒便秘有加重趋势。便秘是前因，痔疮是后果，逐渐形成恶性循环。实在解不下来，有时手戴手套，伸入肛门，一颗一颗掏出硬结大便。患者素来偏食，不爱吃青菜，更不爱运动。近几年来，饮食减少，体重减轻。冬天怕冷，着凉后易腹泻。脏腑尚好，无严重疾患。

舌苔薄白，舌质淡少津，脉沉弦。综合以上，便秘为主症，性症、苔脉体征等，皆可确定便秘为脾虚肠燥证。治则：健脾润肠，加强两力（推动力、润滑力）。选方麻子仁丸合四君子汤、芪归汤化裁。

拟方：川厚朴12g、党参15g、当归15g、郁李仁12g、熟大黄6g、杏仁10g、生白术15g、肉苁蓉15g、麦冬15g、生甘草6g、芒硝4g（冲服）、黄芪30g、黄芩12g、火麻仁12g、生地黄15g。

疗程：每天蹲厕所10分钟，解下更好，解之不下，权作练功，主要锻炼肠道推动力。多吃青菜、水果，滋生津液，增强润滑力。服药七剂，疗效不显著。再服七剂，效果渐增，3~5日大便一次，虽然大便难解，但是有了治愈便秘的信心。再诊，舌苔薄，舌质淡，脉小弦。上方芒硝改增6g，当归加至30g、熟大黄升到12g，余不变，14剂。纳食增多，香甜。大便2~3日一次，大便已无球状，基本畅通。舌苔薄，舌质红，有津液，脉弦有力。继服七剂，半年以后，患者前来道谢，称病已痊愈。

心语：大便通畅与否，决定于肠道推动力、润滑力的大小。脾虚为因为本，肠燥为果为标。因为脾主运化饮食精微物质，参与化生气血，在阳气的作用下进而形成津液，充于肠道，润滑大便。又因脾主肌肉，脾气充沛，肠道不燥，大大提升了肠道的推动力、润滑力，大便就畅通无阻了。选方用药：麻子仁丸、四君子汤、芪归汤化裁而成。麻子仁丸润肠，四君子汤健脾益气，芪归汤补气养血，为加强肠道推动力、润滑力打好基础。当为标本双治。

老年气血虚便秘证

王某，男，60岁。初诊：2002年12月12日。

病史:患大便秘结 3 年,加重半年,开始借助开塞露,排便尚可,现在不效。症见:大便干结,或者不硬,但是强解,努责带血,面色淡白,四肢怕凉,腰府冷痛。病人多次赴医院检查,除内痔外,未发现其他病变。给予麻子仁丸等,服之无效,蜂蜜亦然。

中医检查:慢性病容,形瘦神疲。舌苔薄,舌质淡白,脉沉弱。辨证:依据临证原理,确定便秘为主症,由于脾胃气虚,化生气血阴液不足,不得温养滋润,大便干结或解之不畅。性症:大便时而带血,由于努责络破血溢,又因脾虚,固摄不利为之;面色淡白,头目眩晕,由于中气虚,不得化生气血,奉养于面,清窍为之;腰府冷痛,四肢怕冷,由于脾肾阳虚,化生气血匮乏所为,不得温煦四肢为之;心悸气短,由于心气虚,不能奉心化血,滋养心所致。体征:舌苔薄,舌质淡白,脉沉弱,皆为气血虚之候。综上所述,各个性症,苔脉体征,并参考医院相关资料,可以确定便秘为脾肾阳虚,化生气血津液不足为患。治则:健脾补肾,化生气血,增益津液为宗旨。方选理中汤合芪归汤、增液汤加减。

拟方:党参 15g、炒白术 15g、干姜 6g、炙甘草 6g、黄芪 40g、当归 30g、麦冬 15g、五味子 12g、元参 15g、生地 15g。

疗程:上方水煎,先服七剂,正值患者不慎食椒,导致胃热牙痛,上方去干姜,加黄连 10g,继服七剂,胃热牙痛已止,余症好转,上方续服七剂,以资巩固。

心语:理中汤内有干姜,温胃散寒,配合参术草,健脾养胃,化生气血,变生津液,滋润肠道,效果更好,比用四君子汤力强。润肠通便经验表明,当归运用大量 30g 以上,疗效甚佳,量小作用亦小。

脾胃气虚便秘证

邱某,男,62 岁。初诊:2011 年 2 月 24 日。

病史:患便秘 20 年,以前靠开塞露维持,现在病势加重。症见:大便干结,呈球状(大便极难,有时让老伴戴上手套,一颗一颗抠出),饮食渐少,体重日降,气短羸瘦,很难使劲,大便带血,肛门裂痛。前赴医院检查,发现内痔以及肛裂,劝其手术。患者不愿手术,故来看中医。

中医检查:慢性病容,两眉紧锁,形胖神愁,唉声叹气。舌苔薄,舌质淡,脉细弱。辨证:依据临证原理,确定便秘为主症,由于脾虚化生气血不足,不得温养肌肉,故推动力小;血虚化生津液不足,滋润肠道不利,所以润滑力小。两者是决定大便通畅的的主要因素。主证:依据临证原理,确定主症为大便干结,由于脾虚导致推动力、润滑力不足为之。性症:大便干结,呈球球状,由于脾胃气虚,化生气血匮乏,转化为津液不足,不能滋润大便为之;饮食渐少,体重日降,由于脾气虚弱,不能运化,不得滋养机体为之;气短羸瘦,解便很难使劲,由于中气虚弱,化生气血不足,气不养肺,则气短,血不养身,则羸瘦;内痔,肛裂,由于脾虚升提不利,血脉回流艰难而成内痔,由于便干努责而肛裂。体征:舌苔薄,舌质淡,脉细弱,皆为气血不足之征。综上所述,各个性症,苔脉体征,并参考医院相关资料,可以确定便秘为脾胃气虚所致。治则:健脾养胃,促进两力,根治便秘。方选理中丸合芪归汤、增液汤化裁。

拟方:党参 15g、干姜 6g、炒白术 15g、炙甘草 10g、黄芪 40g、当归 30g、生地黄 15g、麦冬 15g、元参 10g。

疗程:上方水煎,先服七剂,大便硬度减轻,上方加川厚朴 12g、芒硝 6g(冲服),继服七剂,大便变稀,上方去芒硝,续服七剂,大便通调,两日一行。嘱其每日登厕 10 分钟,解下更好,解便不下,权作练功。为巩固疗效,续服七剂。

心语:理中汤,健脾养胃,温中散寒,系由脾胃气虚,生热不足,失其化生之职,方选干姜温中祛寒为君;人参大补元气,为臣;炒白术健脾燥湿,为佐;甘草益气和中,为使。芪归汤主要补益气血,为补液增源,因为气血是生化津液的原动力。更加增液汤,当然是以助理中汤,通过温补中气强化推动力,增加津液,强化润滑力,根治便秘。

本虚标实便秘证

王某,男,66 岁。初诊:2014 年 10 月 10 日。

病史:大便秘结 30 年,近 3 年加重。症见大便秘结,干燥如羊屎,三至十日一解。每到登厕时犯愁,完全使不上劲。前些年靠开塞露排便，现在也不管用了。有时登厕一个多小时解不下，硬是请老伴一颗一颗抠出。又听人讲，喝蜂蜜润肠，可以通便，开始有效，现在也无效。经人介绍，来看中医。

中医检查：慢性病容，形瘦神怯。舌苔薄黄，舌质红少津，脉沉细而数。辨证：依据临证原理，确定便秘为主症，由于一是推动力小，二是润滑力小为患。性症：排便使不上劲，由于年老，因脾主肌肉，脾胃虚弱，化生气血不足，不得滋养肌肉，故使不上劲；便干燥如羊屎，由于脾胃气虚，化生气血不足，进而津液匮乏，肠道得不到充足的濡润而为之。体征：舌苔薄黄，舌质红少津，脉沉细而数，皆气血津液不足之候。综上所述，各个性症，苔脉体征，并参考医院相关资料，可以确定便秘为气血津液失养所致。治则：健脾治本，润肠通便。方选理中汤合芪归汤、调胃承气汤加减。

拟方：党参 15g、炒白术 15g、干姜 10g、炙甘草 6g、黄芪 40g、当归 30g、川厚朴 12g、芒硝 6g、熟大黄 6g、火麻仁 15g、肉苁蓉 15g、郁李仁 12g。

疗程：上方水煎，先服七剂，大便缓缓而下，继服上方七剂，大便畅通。为巩固疗效，建议患者每日登厕 10 分钟，解下更好，解不下权作练功。

心语：我总结老年人便秘，原因有二：一是推动力小，二是润滑力小。理中汤合芪归汤，加肉苁蓉治本，增强推动力，余药治标，当归用大量，润肠通便，提升润滑力。两力恢复正常，大便即通常。

阳虚滑脱证

丁某，男，70 岁。

病史：患者素体阳虚，手足从未有温暖感觉。三年前，因吃冰箱刚拿出的食品，导致腹泻，时轻时重。近一个多月来，大便滑脱，每日 2~3 次，甚或 5~6 次。纳谷逐渐衰少，不知食味，不知饥饿，体重不断下降。怕冷畏寒，居室怕冷风吹。前赴医院检查，终诊慢性顽固性肠炎。经人介绍，来看中医。

中医检查：病史如前，舌苔薄白，舌质淡、水湿，边有齿印，六脉沉微欲绝，肌肤扪之冰凉，神色怕冷，手抱成团，眉头紧锁。气味腥冷，毫无热臭。辨证：依据临证原理，确定主症为大便滑脱，性症、体征、医院资料表明一派虚寒之象，皆可确定阳虚滑脱证。治予温补脾肾阳虚，以固大便滑脱。方选四逆汤合四君子汤、补中益气汤化裁。

拟方：熟附子 10g（先煎 40 分钟）、干姜 10g、吉林参 12g、黄芪 40g、炒白术 15g、升麻 10g、茯苓 12g、大枣 5 枚、炙甘草 10g、柴胡 12g。

疗程：上方水煎，先服七剂，大便次数减少，方证相符，继服七剂，大便滑脱已见好转，胃纳增加。患者眉宇缓松，似有治愈信心。六脉虽然沉弱，但是无绝之象，上方加灶心土 40g，续服七剂，大便滑脱三日未见，乘胜追击，炙黄芪改 80g，再服七剂，大便滑脱已止，纳谷增加，体力渐复。为巩固疗效，予补中益气丸，每次 6g，每日两次。

心语：四逆汤，温补阳气；四君子汤，补中益气汤，补中益气，加强生提之力；复加炙黄芪 80g，应用大量，以升提固脱之力，终而治愈大便滑脱。

吐酸寒证

文某，女，18 岁。初诊：1985 年 5 月 1 日。

病史：吐酸 3 个月，病势加重。症见：吐酸时作，纳后即吐，喜吐涎沫，饮食喜温，大便溏薄，四肢发凉。经祖母领来门诊，要看中医。

中医检查：无有病容，形神无异。舌苔薄，舌质淡胖，脉沉缓。辨证：依据临证原理，确定吐酸为主症，由于饭后即吐酸水，未有郁之化热过程，故为寒证。性症：喜吐涎沫，饮食喜温，由于脾胃虚寒，无热腐熟，故吐涎沫，饮食喜温更为佐证；大便溏薄，由于胃寒不得腐熟，下迫大肠所致；四肢发凉，由于脾胃阳虚，不得温煦四末所致。体征：舌苔薄，舌质淡胖，脉沉缓，皆为脾胃虚之征。综上所述，各个性症，苔脉体征，并参考医院相关资料，可以确定吐酸为寒证。治以温中散寒，和胃制酸。方选吴茱萸汤合四君子汤、二陈汤化裁。

拟方：党参 15g、吴茱萸 6g、大枣 5 枚、干姜 6g、炒白术 15g、茯苓 15g，甘草 6g、陈皮 10g、法半夏 9g。

疗程：上方水煎，先服七剂，吐酸已愈，上方加桂枝 10g，下肢感觉发凉减轻。再予七剂，下肢发凉已愈。续服七剂，以资巩固。

心语：吐酸是指胃中酸水上泛，故又称泛酸，若咽下则称吞酸，若随之吐出，则称吐酸，然而实质是一样的。临床关键在于辨证。吐酸分寒热两端。我觉得《临证汇补·吞酸》说得更贴近临床，他讲："大凡积滞中焦，久郁成热，则本从化火，因而作酸者，酸之热也；若客寒犯胃，顷刻成酸，本无郁热，因寒所化者，酸之寒也。"这说明吐酸，不仅有热，亦有寒，并且都与之有关。我选吴茱萸汤合四君子汤、二陈汤化裁，因为三方功用大同小异，都是健脾温胃，祛寒止酸，所以我用它们治疗吐酸证。

吐酸热证

文某，女，30 岁。初诊：2007 年 7 月 7 日。

病史：患吐酸证月余，由于吃地瓜过饱引起吐酸。症见：吐酸频作，嗳腐热臭，不敢见人，胃脘闷胀，两胁撑胀，心烦易于发火，口干口酸，咽干口渴。前赴医院检查，叙说无病。朋友介绍看中医。

中医检查：酸臭扑鼻，形胖神怒。舌苔薄黄，舌质红，脉弦数。辨证：依据临证原理，确定吐酸（胃中上泛酸水，又称泛酸，随即咽下又称吞酸）为主症，大多由于胃热所致，《证治汇补·吐酸》曰："大凡积滞中焦（胃），久郁成热，则本从火化，因而作酸者，酸之热也。"阐述明确，说理透彻。性症吐酸频作，嗳腐热臭，不敢见人，胃脘闷胀，两胁撑胀，心烦易于发火，口干口酸，咽干口渴，由于肝火内郁，肝火横逆犯胃，胃失和降，热腐伤津所致；体征：舌苔薄黄，舌质红，脉弦数，皆为肝胃郁热之征。综上所述，各个性症，苔脉体征，并参考医院相关资料，可以确定吐酸为胃热所致。治则清泄肝火，和胃降逆。方选大黄黄连泻心汤合左金丸化裁。

拟方：熟大黄 10g、黄连 6g、黄芩 12g、吴茱萸 5g、海螵蛸 15g、煅瓦楞 15g。

疗程：上方水煎，先服三剂，吐酸果然减少，药证相宜，继服上方四剂，吐酸已停，余症大减。原方加川厚朴 12g、竹茹 10g，续服七剂，以资巩固。

心语：左金丸药用苦辛，黄连味苦而降，泻心下胃火，吴茱萸味辛，辛开，疏散肝郁。两者药性虽然寒热不同，但是合用相辅相成，主治热证吐酸，胁肋胀痛，舌苔黄，舌质红，脉弦数，疗效非凡。至于大黄黄连泻心汤，用于热证吐酸，主要配合左金丸，温中清泄胃火。

胃寒吐酸证

文某，女，25 岁。

病史：吐酸 3 年，时轻时重，嗳气酸腐，胸脘胀满，时吐涎沫，饮食喜温，大便溏薄，下肢发凉，神疲乏力，病犯 7 天，前赴医院检查，未见器质性病变，诊断消化不良。给氢氧化铝凝胶、胰酶片、干酵母等药，服后好转，停药即发。患者再三考虑，决定看中医吃中药。

中医检查：舌苔薄，舌质淡白，脉沉而缓。上腹扪之发凉，听之胃肠嘈杂，时而作响，排气酸腐。辨证：依据胃腑生理病理原理，确定吐酸为主症，由于寒邪内阻于胃脘，阳气被遏，郁久酸腐，升降失调所致。性症为吐酸频作，嗳气酸腐，胸脘胀满，由于寒邪郁久，阳气被遏，气机失调所为；时吐涎沫，喜温喜按，大便溏薄，由于脾胃虚寒，阳气不足，升清降浊失调为之；四肢不温，由于阳气失于温煦所致；体征：舌苔薄，舌质淡白，脉沉而缓，皆为脾胃虚寒之征。吐酸 3 年，病久及肾，阳虚被遏郁久为之。综上所述，各个性症，苔脉体征，并参考医院相关资料，可以确定吐酸为胃寒证。治则温中散寒，和胃制酸。方选吴茱萸汤、四君子汤合二陈汤化裁。

拟方：吴茱萸 6g、生姜 10g、党参 15g、大枣 5 枚、炒白术 15g、茯苓 12g、陈皮 10g、法半夏 9g、生甘草 6g。水煎服，日一剂，早晚温服。

疗程：先服七剂，时吐涎沫得减，又无不良反应。上方继服七剂，大便溏薄好转。唯感下肢发凉较甚，上方加桂枝 12g，续服七剂，大便已成形，吐酸、肢凉皆愈。为防复发，予理中丸服之，6g，每日两次。

心语：二陈汤主治湿痰为患，治则和中化痰。吴茱萸汤主治胃中虚寒,浊阴上逆,治则温中降逆。四君子汤主治脾胃气虚,运化无力,治则补中益气。由上三方,可以看出和中化痰,温中降气,补中益气,步步加强补中祛寒、和胃制酸,以达治愈胃寒吐酸证。

嘈杂胃热证

邱某,男,26岁。初诊:2002年5月5日。

病史:患嘈杂3个月,加重半月。症见:嘈杂恶心,胃中不适,其苦难叙,莫名言状;吞酸口渴,口臭心烦,饮食喜冷,脘闷痰多,多食善饥。患者自认得了什么怪证,故赴医院,看个明白。

中医检查:面容无异,形神一般。舌苔薄,舌质红,脉滑数。辨证:依据临证原理,确定胃中嘈杂为主症,由于胃热所致。性症为嘈杂恶心,胃中难受,其苦难叙,莫名言状,由于湿浊碍胃,积食不化,气机上逆所致;吞酸口渴,口臭心烦,饮食喜冷,脘闷痰多,多食善饥,由于肝失疏泄,郁结化热灼津成痰,痰热扰神所致;舌苔薄,舌质红,脉滑数,皆为胃热之征。综上所述,各个性症,苔脉体征,并参考医院相关资料,可以确定嘈杂为胃热所为。治则清胃热,化痰浊。方选大黄黄连泻心汤合温胆汤加减。

拟方:熟大黄10g、黄连10g、黄芩12g、陈皮10g、法半夏9g、茯苓15g、竹茹10g、枳实10g、生甘草10g。

疗程:上方水煎,先服七剂,大便溏薄,日行三次,上方熟大黄减量至6g,继服七剂,大便成形,嘈杂明显减轻,再予七剂,以资巩固疗效。

心语:嘈杂是指胃中空虚,似痛非痛,似饥非饥,似辣非辣,时发时止。是痰浊、宿食,郁而化热所致。嘈杂单见或伴胃痛。治疗以大黄黄连泻心汤,清泄胃热;温胆汤,清热化痰。两方大同小异,前者清泄胃热力强,后者理气导滞,清热化痰力足,共同清除胃热嘈杂。

胃火湿蕴口臭证

才某,女,70岁。初诊:2014年2月28日。

病史:患口臭已多年,时轻时重,近来有增无减。症见:口臭非凡,热气喷人,见人难以启齿,但是聊着聊着就忘记了口臭,怕人听不清楚,紧贴靠近别人,别人因之后退。在临床上,我不断遇见这种病人。有时我有意识地询问,综合情况如下,心情急躁易于发火;多年胃病,口腔溃疡;口齿不良,有手术史;饮食太快,消化不良;喜食辣椒,助长胃热;温热疾病,病愈口臭等。患者口臭久治不愈,要求看中医。

中医检查:闻则口臭,舌苔浊厚,舌胖质红,脉滑而数。辨证:依据临证原理,确定口臭为主症,由于胃热炽盛,湿热内蕴熏蒸所为。性症:心情急躁易于发火,由于肝主疏泄,情志郁结不通化热,导致胃火炽盛;多年胃病,口腔溃疡,由于多年胃病,郁结化热,肉腐血败,化为口臭;口齿不良,有手术史,由于手术不良,食物残渣存留,腐败蕴育,口臭由生;饮食太饱,消化不良,由于饮食过快,把口腔咀嚼的任务都推给胃脘,消化不良为之;喜食辣椒,助长胃热,由于食辣椒,助长胃脘湿热,热腐湿蕴,口臭形成;大便秘结,由于胃热伤津,大便失润而成;体征:舌苔浊厚,舌胖质红,脉滑而数,皆为胃热湿蕴之征。综上所述,各个性症,苔脉体征,并参考医院相关资料,可以确定口臭为胃火湿蕴所为。治则:清胃泻火,化湿制臭。方选大黄黄连泻心汤合五味消毒饮加减。

拟方:熟大黄 10g、黄连 6g、黄芩 12g、金银花 15g、野菊花 12g、地丁 40g、蒲公英 40g、怀牛膝 12g。

疗程:上方水煎,先服七剂,口臭得减,上方加上清茶 10g,以资巩固疗效。

心语:患者口臭非凡,病理为胃火湿蕴口臭证,以大黄黄连泻心汤,清热化湿。配合五味消毒饮解毒,治愈口臭是值得探讨的。

第四章　肝 胆 病 证

气滞血瘀胁痛证

赵某，女，40岁。初诊：2002年12月24日。

病史：患胁痛3年，加重2个月。症见：胁痛如刺，痛处固定，右胁为重，入夜痛剧，右胁疼痛拒按，厌油，生气胀痛，前赴医院检查，诊断胆囊炎。吃很多中西药物，疗效不显。病人考虑再三，决定看中医，吃中药试试看。

中医检查：急性病容，两眉紧锁，形瘦神疲，气息微弱，舌苔薄腻黄，舌质红，两侧紫黯，脉小弦数而涩。辨证：依据临证原理，胁痛为主症，由于气滞血瘀，不通则痛为患。性症：痛如刺，痛处固定，由于瘀血停滞，痹阻胁络，不通则疼；入夜痛剧，由于夜为阴，阴盛抑阳，阳气鼓气血无力，血瘀较甚为之；右胁疼痛拒按，食少厌油，生气胀痛，由于瘀结停滞，积而不散，疼而拒按，湿热油腻壅盛而食少厌油，生气则疏泄不利，气机不畅则胀痛。体征：舌苔薄腻黄，舌质红，两侧紫黯，脉小弦数而涩，皆为湿热瘀血之征。综上所述，各个性症，苔脉体征等，并参考医院相关资料，可以确定胁痛为气滞血瘀为患。治疗活血化瘀通络。方选桃核承气汤合血府逐瘀汤、金铃子散。拟方：熟大黄10g、芒硝4g、甘草10g、桃仁12g、桂枝10g、红花10g、当归12g、白芍12g、川芎15g、熟地黄15g、柴胡12g、枳壳12g、桔梗10g、炙鸡内金12g、金铃子10g、制元胡15g。疗程：上方水煎，先服七剂，胁痛如刺已无，胃口已开，饮食增加，继服四剂，竟然感到大病已愈，如释重负，上方去大黄、芒硝，再续用两周药，以资巩固。

心语：调胃承气汤为三个承气汤之轻剂，目的是调气和胃，承接胃气，用心良苦。调胃承气汤加桃仁即是桃核承气汤，目的是熟大黄配桃仁，活血化瘀，从下部大肠去除瘀血，勿要伤着胃气。血府逐瘀汤配桃核承气汤目的是加强治疗胸胁刺痛，且保护胃气。

热重于湿黄疸证

崔某，男，18 岁。初诊：2002 年 12 月 30 日。

病史：患黄疸病 10 天。症见：身目俱黄，如橘鲜艳，发热口渴，小便短赤，腹部胀闷，大便干结，七日未解，心中烦躁，口干而苦，恶心厌油，身卧不起，赴医院检查，诊断急性传染性肝炎，因经济不足，未住院，故前来看中医吃中药。

中医检查：急性病容，面垢神疲。舌苔腻黄，舌质红，脉弦滑而数。辨证：依据黄疸病理，确定黄疸为主症，由于湿热内蕴，胆汁外溢所患。性症：身目俱黄，鲜艳如橘，由于湿热交蒸，胆热汁溢所致；发热口渴，小便短赤，由于湿热交蒸，热耗津伤，邪蕴膀胱，气化不利所致；腹部胀闷，大便干结，由于湿热郁结，气机不畅，腑气不通为患；心中烦躁，口干而苦，恶心厌油，由于湿热熏蒸，胃浊上逆，胆汁上溢而成；体征：舌苔腻黄，舌质红，脉弦滑而数皆为湿热之征。综上所述，各个性症，苔脉体征等，并参考医院相关资料，可以确定主症黄疸为湿热内蕴，热重于湿所致。治则清热利湿，佐以泻下。方选茵陈蒿汤合大黄黄连泻心汤加减。拟方：茵陈 50g、炒栀子 10g、熟大黄 12g、黄连 10g、黄柏 10g、茯苓 15g、滑石 15g、黄芩 12g、木香 6g、川厚朴 12g。

疗程：水煎，先服三剂，大便已通，小便增多。上方再服四剂，黄疸变浅，药证合拍，上方再予七剂，胃口已开，神情烦躁大减，上方续服七剂，以资巩固。

心语：茵陈蒿汤、大黄黄连泻心汤，两方皆有大黄，我们用熟大黄，而且一块煎煮，既能通便，又能化瘀，再结合利小便，使湿热之邪有出路，湿热之邪已祛，黄疸自然而消退。湿热不去，黄疸肯定不会自然消退。

湿重于热黄疸证

张某,男,8岁。初诊:1992年12月6日。

病史:患黄疸病5天。症见:身目俱黄,其色鲜明,脘腹胀满,汤水不进,恶心呕吐,大便溏薄。家长见其躺卧床上一动不动,疑其有重病,速来医院检查,诊断为急性传染性肝炎,输液打针服药不见好转,而找中医看。

中医检查:急性病容,形胖神疲,其母介绍:身卧床上,一动不动。舌苔厚腻,舌质红,脉濡滑。辨证:依据黄疸病理,确定主症为黄疸,由于湿热内蕴,胆汁外溢所致。性症:身卧床上,一动不动,因为肝为"罢极之本",湿热邪气内蕴肝脏,故为之;黄疸,其色不如热重者鲜明,由于湿重于热,湿为阴邪,故为之;脘腹痞满,清浊不分,汤水不进,恶心呕吐,大便溏薄,由于湿浊困阻脾胃,胃纳脾运失常,升降失司所致;体征:舌苔厚腻,湿邪不化之征;脉濡滑,湿邪内阻之候。综上所述,各个性症,苔脉体征,并参考医院资料,可以确定黄疸为湿重于热所为。治则:利湿化浊,佐以清热。方选茵陈蒿汤合五苓散加减,即《金匮要略》方,茵陈加五苓散。

拟方:茵陈30g、茯苓15g、猪苓12g、泽泻12g、白术15g、桂枝10g、橘皮10g、川厚朴12g、黄柏10g。

疗程:上方水煎,先服三剂,复加恶心呕吐加重,上方加姜半夏9g,继服四剂,恶心呕吐已停。原方续服七剂,诸症大减。为巩固疗效,再予七剂。

心语:热重湿,或湿重热黄疸,其实在辨证方面,热重于湿者,黄疸色鲜亮;湿重于热者,脘腹痞满明显,治疗大同小异。热重湿者,以清热为主,以茵陈、炒栀子、大黄、黄柏为主;湿重热者,治疗引进五苓散加强利湿之力。

湿热毒盛急黄证

徐某,男,33岁。

病史：患急性病毒性乙型肝炎，住院治疗，病愈出院不久，因清理会计而生气复发。发病迅速，身目俱黄，其色如金，高热烦渴，肝区剧痛，神昏谵语，齿血便血，瘀斑出现，大便秘结，神昏谵语。急转某传染病医院，老乡引荐，参与会诊。

中医检查：急性病容，皮肤全黄，舌苔燥黄，舌质红绛，六脉弦数。病症符合湿热俱盛急黄证。治则清热解毒，凉血开窍。方选茵陈蒿汤合犀角地黄汤化裁，同仁堂安宫牛黄丸一粒，化开，冲服。

拟方：茵陈蒿 60g、炒栀子 12g、熟大黄 15g、水牛角粉 6g（包煎）、丹皮 12g、生地黄 30g、赤芍 12g、生甘草 10g。水煎服，日一剂，早晚温服。

疗程：服完一剂，一粒安宫牛黄丸，患者解下大量干燥粪便，谵语已停，再予两剂，情况不得而知。

心语：茵陈蒿汤，清热利湿，退黄，方中茵陈清热利湿，为退黄君药，山栀清理三焦湿热，从小便而出为臣药，大黄泄热逐瘀，通利大便。犀角地黄汤，由于血热扰及心营而妄行，吐血、便血、尿血，瘀斑出现。治则清热解毒，凉血散瘀。犀角（水牛角代），清热凉血解毒为君药；生地黄，清热滋阴，凉血止血，为臣药；芍药、丹皮清热凉血，活血散瘀为佐使药。安宫牛黄丸，由于邪热炽盛逆传心包，扰及神明而见高热烦躁，神昏谵语。因热盛伤津，灼津为痰，痰热蒙闭心窍而昏迷。治予清热解毒，豁痰开窍。方中牛黄清心解毒，豁痰开窍为君药；麝香开窍醒神，共为君药；犀角（以水牛角代用）凉血解毒为臣药；黄连、黄芩、山栀清热泻火解毒，助牛黄清心解毒；郁金、冰片辟秽，助麝香开窍；朱砂、珍珠、金箔镇心安神；雄黄豁痰解毒，蜂蜜和胃为佐；甘草调和诸药为使药。中成药不易记，望诸学子理解熟记，到应用之时不作难。

阴 黄 证

张某，男，60 岁。初诊：1992 年 12 月 20 日。

病史：3 年前患病毒性肝炎，因经济困难，治而不彻底，黄疸未退净，今又复发。症见：身目俱黄，色泽晦暗，犹如烟熏，纳谷衰少，脘腹胀闷，大便溏薄，神疲乏力，四肢怕凉，患者疑生肝癌，赴医院检查，谷丙转氨酶 115U,诊断慢性肝炎,排除肿瘤。

中医检查:慢性病容,形瘦神疲。舌苔薄腻,舌质淡,紫气,脉小弦涩。辨证:依据黄疸病理,确定黄疸为主症、为阴黄,由于寒湿之邪,留恋肝藏为患。性症:身目俱黄,色泽晦暗,犹如烟熏,由于寒湿之邪,潜伏肝脏所致;纳谷衰少,脘腹胀闷,大便溏薄,由于湿困脾土,阳气不振,清浊不分,运化失常,下迫大肠所致;神疲乏力,四肢怕凉,由于阳气虚弱,不得温养神志、四肢所为;体征:舌苔白腻,舌质淡,紫气,脉小弦而涩,皆为寒湿不化之候。综上所述,各个性症,苔脉体征等,并参考医院相关资料,可以确定黄疸为阴黄。治则:健脾和胃,温化寒湿。方选茵陈术附汤合五苓散加减。

拟方:茵陈 30g、炒白术 15g、熟附子 10g(先煎)、干姜 6g、甘草 6g、茯苓 15g、泽泻 12g、猪苓 12g、桂枝 10g。

疗程:上方水煎,先服七剂,口干舌燥,舌偏红,有上火之势,上方去桂枝,熟附子减为 6g,继服七剂,黄疸已退,纳谷增多。谷丙转氨酶降至 40U,上火之势已被控制。上方据病情适当加减,连服四个月,患者自感诸症皆愈。

心语:茵陈术附汤,健脾温阳,化湿退黄力强,用于寒湿滞留于肝之阴黄证;并且配合五苓散,健脾通阳,化湿祛寒之品,治疗阴黄证,效果可靠。慢性肝炎,谷丙转氨酶升高,应用五味子,行之有效。

湿热蕴结臌胀证

孙某,男,50 岁。初诊:2002 年 12 月 24 日。

病史:患早期肝硬化 2 年,因生气引致病情加重 3 个月,腹部逐渐胀大。症见:脘腹撑胀,扪之坚满,手心灼热,烦热口渴,渴不欲饮,大便秘结,小便短赤,面目发黄。前赴医院检查:诊断慢性肝炎,早期肝硬化,使用保肝药治疗,当时虽然有效,过后依然如旧。

中医检查:急性病容,灰青如土。舌苔腻黄,舌质红,脉象弦滑数。辨证:依据肝病病理,确定主症为腹部逐渐胀大,由于湿热内蕴于肝胆,脾虚失运,肾阳亏虚,阳不制水,水聚腹中,逐渐增多。性症:脘腹撑胀，扪之坚满，手背灼热，由于湿热互结，浊水停聚而成；烦热口渴，渴不欲饮，由于湿热上蒸，耗损部分津液，故烦热口渴，又因水湿同类，浊水内停，饮水对湿不利，故口渴不欲饮；大便秘结，小便短赤，由于湿热阻肠，耗伤津液，故便秘；由于湿热下注膀胱，气化不利所为。体征：舌苔腻黄，舌质红，脉象弦滑数，皆为湿热壅盛之候。综上所述，各个性症，苔脉体征，并参考医院资料，可以确定主症腹部逐渐胀大为湿热内蕴所致。治则：清热利湿，攻下逐水。方选茵陈蒿汤合中满分消丸加减。

拟方：茵陈 30g、熟大黄 10g、黄柏 10g、川厚朴 12g、砂仁 6g、茯苓 15g、泽泻 12g、猪苓 12g、滑石块 20g、通草 6g、炙鸡内金 12g。

疗程：上方水煎，日一剂，早晚温服 80ml，先服三剂，无不良反应，继服四剂，大便已通，脘腹撑胀缓解，药证相宜，续服七剂，脘腹撑胀基本已愈。上方随证加减，治疗月余，腹水已愈。

心语：茵陈蒿汤加黄柏清热利湿；川厚朴、砂仁，行气健脾化湿；茯苓、猪苓、滑石块、通草、大黄，分利二便。

气滞湿阻臌胀证

王某，男，62 岁。初诊：2002 年 12 月 6 日。

病史：患慢性肝炎 8 年，因不慎饮酒，发展为肝硬化，已有四年，腹胀渐重。症见：腹部胀满，扪之不坚硬，两胁胀满，时而胀疼，饮食衰少，纳谷胀甚而疼痛，嗳气胀减，排气亦然，小便短少，前赴医院检查，说谷丙转氨酶升高，诊断早期肝硬化。给予很多中西药物，服后当时也轻，过后依然。

中医检查：慢性病容，形瘦神疲。舌苔白腻，舌质淡水湿，脉濡滑。上腹胀满，扪之不坚硬。

辨证：依据肝病病理，确定腹胀为主症，由于气机不畅，湿困肝胆为之。性症：腹胀，扪之不坚硬，由于肝郁脾虚，湿邪困中所致；两胁胀满，时而胀疼，由于肝失条达，络脉痹阻，气机不畅，血脉不通为患；饮食衰少，纳谷胀甚而疼痛，由于脾虚不运，气机不畅为之；嗳气胀减，排气亦然，由于嗳气排气，有利调畅气机所致；小便短少，由于气滞湿中，气化不利所为。体征：舌苔白腻，舌质淡水湿，脉濡滑，皆为肝郁湿阻之候。综上所述，各个性症，苔脉体征，并参考医院资料，可以确定腹胀为气滞湿阻臌胀。治则疏肝理气，行湿散满。方选五苓散合柴胡疏肝散加减。

拟方：茯苓 15g、猪苓 12g、泽泻 12g、炒白术 15g、桂枝 10g、柴胡 12g、枳实 10g、香附 15g、川芎 15g、白芍 10g、陈皮 10g、川厚朴 12g、生姜 10g、甘草 6g。

疗程：上方水煎 2 次，日一剂，早晚温服 80ml。

心语：关于“参考医院相关检测资料”简单说两点：①有利确定病位，如 X 线胸透，右上叶肺炎，清楚地指明病变部位在右上叶，中医的四诊是做不到的。②有利于确定病性，如良性肿瘤，你可以沉住气，先治疗；如是恶性肿瘤，可以中西医结合治疗，亦可选择适宜的手段治疗，恶性肿瘤后期，不可以做手术、放疗、化疗，此时可以看中医吃药。

脾肾阳虚臌胀证

案 1：邱某，男，60 岁。

病史：患者腹部臌胀年余，此次犯病月余。症见：腹胀难忍，上午轻，下午重，晚上尤重，纳谷衰少，喜暖饮食，胸腹胀闷，神疲，怕冷，下肢浮肿，手扪之凹陷，小便短少，面色皖白。多次赴医院检查，肝硬化腹水，服药多半罔效。故看中医。

中医检查：慢性病容，形气俱虚。舌苔薄，舌质淡白，脉沉弦，重按无力，腹大如锅底，叩之实音。辨证：证乃脾肾阳虚臌胀证，由于水蓄不行，气血受阻，运行不畅，腹脐脉络怒张。水邪泛滥，轻者下肢浮肿，重者胸腹皆肿。治则温补脾肾，化气行水。方选理中汤、干姜附子汤合五苓散、济生肾气丸化裁。

拟方：熟附子 10g（先煎）、干姜 10g、红参 10g、炒白术 15g、胡芦巴 12g、猪苓 12g、茯苓 30g、泽泻 12g、补骨脂 12g、山萸肉 12g、熟地黄 15g、木香 6g，桂皮 3g 水煎，日一剂，早晚温服。

疗程：上方水煎，当日服一剂，腹胀加剧，呕吐药液，问其何因，系由药灌满肠所致。嘱其每剂煎好后，刷锅再浓缩一次，剩下160ml，分早晚温服。此后继服六剂，腹胀减轻。服药得法，病情好转，上方续服七剂，小便量增，水肿减退，药证合拍，再用14剂，此病基本恢复正常。

心语：对于"药灌满肠"的质疑。过去民间流传着"药灌满肠"的说法，是否正确，需要加以分析，对于脾胃较好，年岁不大，发病不久者，"药灌满肠"是适宜的，对于脾胃素虚，年龄较大，服药较久者，"药灌满肠"就不适宜。现代人中药煎好后，可以再浓缩一次，选择一次服量80~100ml，适合自己情况的药量。

案2：王某，男，50岁。初诊：1984年10月20日。

病史：患肝硬化5年，加重年余。由于生气、饮酒而使腹部渐渐胀大，如锅倒置，人瘦，腹部青筋暴露，入夜胀满尤甚，脘闷纳呆，神疲乏力，身体恶寒，下肢浮肿，扪之有凹陷，面无血色，灰黄如土。赴医院检查，诊断为肝硬化，住院治疗，输液打针服药，腹胀越治越大，分毫无效。

中医检查：腹大如锅底，青筋暴露，两腿扪之有凹陷，舌苔薄白，舌质淡紫，脉沉迟。辨证：依据肝病病理，确定腹部胀大为主症，由于脾肾阳虚，运化气化不利，水液聚会腹部，故逐渐增大。性症：人瘦，腹部青筋暴露，入夜胀满尤甚，由于脾肾阳虚，入夜阳气更虚，阴气更甚，故为之；脘闷纳呆，神疲乏力，身体恶寒，由于脾阳不振，肾阳不布，不得温暖为之；下肢浮肿，扪之有凹陷，小便短少，由于肾阳衰惫，不得蒸化水液而成；面无血色，灰黄如土，由于脾阳不振，肾阳不足，不得温煦于面为之；体征：舌苔薄白，舌质淡紫，脉沉迟，皆为阳虚瘀阻所致。综上所述性症、苔脉体征，并参考医院相关资料，可以确定腹部渐大为脾肾阳虚所为。治则：温补脾肾，化气行水。方选理中汤合五苓散、济生肾气丸加减。

拟方：党参15g、炒白术15g、干姜6g、甘草6g、茯苓15g、猪苓12g、泽泻12g、桂枝10g、熟附子6g（先煎）、川厚朴12g。

疗程：上方水煎2遍，并浓缩，日一剂，早晚温服80ml，先予三剂，服后尚可，原方继服七剂，小便量多，原方加胡芦巴15g，续服两周，腹部渐大已停，上方加减，服用 2 月腹水已退净。

心语：慢性病，特别是腹水病，不可服药量过大，以 60~80ml 为准。药量过大，可能增加病人痛苦，难以消化。

正疟证

丁某，男，30 岁。初诊：2002 年 8 月 8 日。

病史：患疟疾 2 周，病势越来越重，寒热往来，间日发作或一日一发。症见：背部觉冷，肌肤起粟，哈欠频作，紧接战栗鼓颌，肢体酸楚隐痛，进而高热如火，头痛如裂，口渴喜冷，遍体汗出，热退身舒，前后过程、持续近 8 小时，其特征寒热发作有定时，每次发作症状相同，前后赴医院三次，终于找到疟原虫，诊断正疟。

中医检查：急性病容，面色发红，身体瘦小，但身热如烧。舌苔薄腻黄，舌质红，脉弦数。

辨证：依据临证原理，确定寒热往来为主症，由于疟原虫在半表半里为患所致。性症：背部觉冷，肌肤起粟，哈欠频作，紧接战栗鼓颌，肢体酸楚隐痛，由于疟邪（疟原虫）与卫气相搏，入与阴争，阴实阳虚，气血不畅为之；高热如火，头痛如裂，口渴喜冷，由于疟邪出与阳争，阳盛阴虚所为；遍体汗出，热退身舒，由于疟邪与卫气相离，邪气伏藏，疟发暂止，一日一发，颇有规律。体征：舌苔薄腻黄，舌质红，脉弦数，皆为半表半里之征，说明正气与病邪相争。综上所述，性症体征，并参考医院检测资料，可以确定寒热往来主症为疟邪为患，属于正疟。治则：祛邪截疟，和解表里。方选小柴胡汤合截疟七宝饮加减。

拟方：柴胡 12g、黄芩 12g、党参 15g、法半夏 9g、生姜 10g、甘草 10g、大枣 5 枚、川厚朴 12g、槟榔 12g、草果 6g、陈皮 10g。另青蒿素 1g，口服，8 小时后 0.5g，第二、三天各 0.5g 口服。

疗程：上方，水煎服，日一剂，早晚温服，先予三剂，寒热往来已轻，胃口仍欠佳，上方加焦三仙各 12g，继服七剂，疟疾发作竟然停止，胃口渐好。上方停用青蒿素，加青蒿 15g，以资巩固疗效，续服七剂。

心语：患者为广西农民，难免被蚊虫叮咬，染上疟疾。疟邪是什么？疟邪就是疟原虫，明白了发病的原因，其病理即可理解。

温 疟 证

案1：孙某，男，40岁。初诊：2014年8月8日。

病史：患疟病十天，寒热往来，发有定时。症见：寒轻热重，头痛两侧为重，口渴饮多，大便干结，小便短赤，汗出不爽，脊背骨节酸痛。因发烧重，头痛严重，故赴医院就诊，验血，诊断疟疾。

中医检查：急性病容，形瘦神疲。舌苔黄，舌质红，少津，脉弦数。

辨证：依据临证原理，确定主症为寒热往来，由邪正交争于半表半里为之。性症：寒轻热重，头痛两侧为重，由于邪正交争，阳热壅盛所致；口渴饮多，大便干结，小便短赤，由于热盛津伤导致肠燥为之；汗出量少，脊背骨节酸痛，由于兼盛表邪，外束肌肤所为；体征：舌苔黄，舌质红，少津，脉弦数，皆为热盛于里之征。综上所述，各个性症，苔脉体征等，并参考医院相关资料，完全可以确定主症寒热往来为温疟。治则扶正、清热、达邪，选方为白虎汤合桂枝汤加减。

拟方：生石膏40g、知母10g、粳米30g、生甘草10g、桂枝10g、白芍10g、花旗参10g、青蒿15g、麦冬15g。另外青蒿素1g，口服，8小时后0.5g，第二、三天各0.5g口服。

疗程：上方水煎服，日一剂，早晚温服，先予三剂，未见动静，上方继服四剂，每日寒热往来得轻，上方续用七剂，头痛已止，胃口已开。

心语：应用白虎汤，其目的是清阳明（胃）独盛之热，以保胃津；因阳明胃经四大症状（壮热、口渴、大汗、脉大）极易损伤元气、津液，阳明胃热向前发展一步，就是白虎加人参汤证。因此，医圣用生石膏清阳明胃大热，并配知母，防其伤阴伤津，粳米配甘草，滋养胃气。应用青蒿，祛邪截疟。朱丹溪应用截疟青蒿丸，说明已把青蒿当作主药应用了。“文革”期间，经过实验研究，确定青蒿素治疟，具有世界级的水平。应用桂枝汤，世人皆知是治疗伤寒中风证，但是更多的是治疗内伤杂证，以调和卫营（实质是气血），增强胃气，治疗多种内伤疾病。上述三者，相互配合，相得益彰，互补互用。

案 2:孙某,男,30 岁,东北农民。

病史:今年夏季,在瓜棚看瓜,被蚊子叮咬而发病月余,每日发作,开始微恶寒,继发高热(39.5~40℃),头身骨节疼痛,面红目赤,恶心呕吐,持续七八个小时,大汗自出,高热随退,口渴冷饮,小便短赤,大便秘结。前赴医院检查,三次抽血,终于找到疟原虫,诊断疟疾。

中医检查:急性病容,但是形神已虚,舌苔少,舌质红,脉弦而数。

辨证:依据临证原理,确定主症为高热;面红目赤,大汗自出,口渴饮冷,小便短赤等为性症。舌苔少,舌质红,脉弦而数为体征,并参考找到疟原虫。综合以上性症、体征及医院找到疟原虫,完全可以确定高热为温疟,治则为清热解肌,祛邪截疟。选方白虎加桂枝汤合青蒿鳖甲汤化裁。

拟方:生石膏 40g、知母 12g、粳米 50g、甘草 10g、桂枝 6g、熟大黄 10g、青蒿 15g、石斛 15g,水煎,日一剂,早晚温服。

疗程:服三剂,大便已下,发热降至 38.5℃,上方继服四剂,大便通,热正常,药证合拍,上方追服七剂,诸症皆愈。原方去大黄,生石膏减为 15g,青蒿增至 30g,继服 14 剂,以资巩固疗效。

心语:中医治疗疟疾,重点在于辨别温疟寒疟,性症、体征结合起来,辨别主症性质,这是主要的,并要参考医院相关检查资料,如找到疟原虫,对我有用,当作体征应用,对辨病很有用,无用则舍之。中医经典之作《黄帝内经》《伤寒杂病论》多有论述,临证可以参考学习。

痰热蒙闭清窍中风证

崔某,男,78 岁。

病史:患者平素身体壮实,很少得病。发病当天,天气很热,晚上未睡好,突然昏倒,不省人事,牙关紧闭,两手紧握,下肢时时抽动,大小便四日未解,面红身热,气粗口臭,躁扰不宁,急送医院检查,终诊脑出血。经过抢救,神志清醒,邀中医会诊。

中医检查:形神俱实,喉声噜噜,神志清醒。舌苔厚腻黄,舌质红,脉弦数,口干舌燥。辨证:痰热壅闭清窍,中脏中腑。治则:清热解毒,通腑豁痰，开窍醒神。方选大黄黄连泻心汤、犀角地黄汤合同仁堂安宫牛黄丸化裁。

拟方：大黄 12g、黄连 10g、黄芩 12g、炒栀子 10g、水牛角（挫末）12g、生地黄 30g、赤芍 12g、丹皮 12g、枳实 12g、麦冬 15g、川厚朴 12g、生甘草 10g、芒硝 6g（冲服）。水煎，日一剂，顿服。安宫牛黄丸一粒化开，冲服，日 2 粒。

疗程：药服两小时，大便燥屎泄下，量多气味特臭，身热已退。上方大黄减量用 6g，上方继用一剂，照前服一粒安宫牛黄丸，又解一次大便量少，神志已清，可以对答提问。上方去大黄，加泽泻 12g、炙鸡内金 12g、生白术 15g，续服六剂，诸疾好转，上方再用七剂，日一粒安宫牛黄丸，病情稳定，出院慢慢恢复。

心语：中脏腑中风证，病位在清窍，病理为痰热壅盛，而痰热之形成又在心下胃肠，所以治疗清下解毒，通腑豁痰，开窍醒神，十分重要。临床应用大黄黄连泻心汤、安宫牛黄丸化裁，大便已通，发热已降，这样既保存生命，又取得了时间，慢慢恢复中风后遗症。

第五章 肾系病证

湿毒浸淫水肿证

丁某，男，15岁。

病史：患水肿证2周，开始眼睑浮肿，咽喉肿痛，进而延及全身浮肿，身发疮疡，局部溃烂，发热恶风，小便短赤，大便秘结。前赴医院检查：WBC升高，因带钱不够，转看中医。

中医检查：急性病容，二眉紧锁，舌苔薄黄，舌质红，脉浮数。WBC 13 800。辨证：依据临证原理，可以确定水肿为主症，咽喉肿痛，身发疮疡，甚则溃烂，二便不调为性症，舌苔薄黄，舌质红，脉浮数，急性病容，二眉紧锁，满目疮疡，皆为体征。根据性症、体征，参考白细胞升高，完全可以确定主症水肿为湿毒浸淫水肿证。治则：清热解毒，散风利水，以消浮肿。方选麻黄连翘赤小豆汤合五味消毒饮化裁。前者宣肺利尿，用于阳水在表之水肿，后者清热解毒，用于疮毒内侵水肿。

拟方：麻黄6g、杏仁10g、桑白皮15g（代梓白皮）、连翘10g、赤小豆15g、金银花12g、野菊花12g、蒲公英40g、地丁40g、天葵10g、车前子40g（包煎）、生甘草6g、桔梗10g、大黄10g（后下）；水煎，日一剂，早晚温服。

疗程：服三剂，无不良反应，原方继服四剂，大便已通，周身得适，原方续服三剂，咽痛大减，疮疡收敛，上方再服四剂，溃烂已愈合，水肿消尽。

心语：两方相合，共奏清热解毒、散风利水、消水肿之功。具体分析：麻黄、杏仁、桑白皮，宣肺利水；连翘、赤小豆，清热散结，利水消肿；五味消毒饮，即金银花、野菊花、蒲公英、地丁、天葵，清热解毒；桔梗、生甘草，利喉止痛；车前子、大黄，通利二便，加强排毒。

瘀水互结水肿证

崔某，男，40岁。

病史：患水肿病3年，水肿久治不愈，肿势逐渐加重，依据临证原理，确定水肿为主症，由于水停湿阻，缠绵不愈。以下为性症，周身及四肢水肿，下肢最重，由于瘀阻于下，导致水湿停聚为患；皮肤出现瘀斑，小便带血，由于脉络瘀阻，血行络外所致；腰部时而刺痛，由于气滞血瘀，不通则痛所致；体征为舌苔白，舌质紫黯，六脉沉涩，时有结代。综合以上性症及体征，完全可以确定水肿为瘀水互结证。治则：温阳，活血化瘀，化气行水消肿。方选五苓散、干姜附子汤合桃红四物汤加减。

拟方：熟附子10g（先煎）、干姜6g、桂枝10g，补阳化气消肿；茯苓15g、炒白术15g、猪苓12g、泽泻12g、利水消肿；当归15g、赤芍12g、川芎30g、丹参30g，养血活血祛瘀；桃仁12g、红花12g，祛瘀通络，水煎，日一剂，早晚温服。

疗程：服用七剂，感觉下肢似乎有热流通过，水肿减轻，原方继服七剂，水肿见消。但是口干舌燥，上方去干姜，附子减量为6g，续服七剂，口干舌燥已轻，腰部以下水肿亦轻。原方加三七块6g，再用七剂，腰部刺痛已愈，舌质紫黯变淡，诸症基本已愈。

心语：五苓散、干姜附子汤、桃红四物汤，三者相配，各尽已能，取长补短，共起“温补肾阳、利水渗湿，活血化瘀、以消水肿”之用。关键是紧紧对准病证病理，补阳、利水、化瘀，扶正祛邪，以治本为宗旨。

阳虚肢肿证

王某，男，50岁。初诊：1984年4月8日。

病史：患下肢水肿证15年，时轻时重，近半年来水肿加剧，肿势不退，双侧小腿扪之有凹陷，劳累加重，休息略轻，腰酸背痛，着凉痛剧，大便溏薄。平素怕冷，四肢厥冷，触之冰凉。患者害怕是脉管炎，水肿严重下肢坏死,就要截肢。故仓促前来看中医。

中医检查:趺阳脉细弱,小腿肌肤冰凉。双手六脉沉微欲绝,缓迟。舌苔薄,舌质紫黯。面色㿠白,气息微弱。依据脏腑原理,确定主症为水肿,余诸为性症,性症一派阳虚虚寒症状,皆可确定水肿为阳虚所致。治则温补肾阳,化气利水。方选真武汤、五苓散合四君子汤化裁。

拟方:熟附子 10g(先煎 40 分钟)、干姜 10g、炒白术 15g、桂枝 12g、茯苓 15g、白芍 10g、猪苓 12g、泽泻 12g、吉林参 10g、炙甘草 6g。

疗程:水煎服七剂,肿势似有好转,小便增多,但是口干舌燥,牙肿上火。上方熟附子、桂枝、干姜均改为 6g,加麦冬 15g,继服七剂,小腿水肿之势消退,口干舌燥,牙肿上火已平。上方续服七剂,诸症皆愈。为巩固疗效,予五苓散服之。

心语:本例以真武汤为主,配合四君子汤、五苓散,疗效显著。医圣张仲景之单方应用确实不多,而几个方合用,疗效显著,应用越来越多。

心肾阳虚水肿证

张某,男,50 岁。初诊:2002 年 4 月 8 日。

病史:患小腿水肿 10 年,时轻时重,甚时扪之凹陷,身冷恶寒,下肢冰凉,休息减轻,劳累加重,伴有气短心悸,自汗量多,小便短少,大便溏薄,很少成形,曾赴医院系统检查,未见内脏实质性病变,输液越输越重,近半月病势逐渐加重。

中医检查:舌苔薄白,舌质淡,六脉沉微而迟。形态消瘦,神色软弱,小腿扪之凹陷,触手冰冷。依据临证原理,确定下肢水肿为主症,由于心肾阳虚,气不化水所为,身寒肢冷,心悸气短,小便短少,大便溏薄为性症,上述为一派阳虚之征,可以确定水肿为心肾阳虚水肿证,治以真武汤合苓桂术甘汤化裁。

拟方:熟附子 10g(先煎)、生姜 6g、桂枝 10g、党参 20g、茯苓 15g、白芍 10g、泽泻 10g、甘草 10g。

疗程:水煎服,七剂,小便增多,大便成形。继服七剂,水肿渐消,舌苔薄,舌质淡红,脉沉弱不迟,药证相宜,上方加木香 6g,三七块 6g,

续服七剂，下肢水肿扪之无凹陷，肌肤触之温暖。为防复发，予金匮肾气丸，以资巩固疗效。

心语：①水肿患者，涉及五脏（心肝脾肺肾），临证多见心脾肾表现，而本例仅有心肾症状，辨证依据脏腑原理，确定主症和性症，参考医院资料，不难辨出心肾阳虚水肿证，治以苓桂术甘汤合真武汤化裁，疗效可靠。②水肿病人，可以将下肢垫高5~7cm，帮助气血循环，有利消肿。③饮食不可食咸，适于食淡。因为体内盐多，水就多，不利消肿。

肾阳衰微水肿证

文某，男，78岁。

病史：患水肿病10年，时轻时重，今冬加重。症见：面浮肢肿，腰以下为重，扪之凹陷，心悸气短，腰冷酸沉，面色灰滞，脸色㿠白，四肢发凉，怕冷喜暖，神疲乏力，尿频量少。多次前赴医院检查，诊断为肾病综合征。服用多种中西药品，疗效不显，从来不吃中药，周围人建议看中医，吃中药，很可能有效果。

中医检查：面色㿠白，着装较厚。舌苔薄，舌质淡胖，齿印，六脉沉迟而弱。辨证：依据临证原理，确定水肿为主症，由于肾阳衰微，化气不利，水气凝聚为水肿。性症为腰以下浮肿为重，酸沉，面色㿠白，脸色灰滞，下肢发凉，神疲乏力，尿频量少等。

体征：舌苔薄，舌质淡胖，齿印，六脉沉迟而弱，着装较厚为体征。综上性症、体征及参考医院相关资料，皆可确定水肿为肾阳衰微水肿证。治则：温肾补阳，化气行水。方选真武汤合金匮肾气丸、五苓散加减。

拟方：熟地黄15g、怀山药15g、山萸肉12g、茯苓15g、丹皮12g、泽泻12g、肉桂6g、熟附子6g（先煎）、炒白术15g、猪苓12g、桂枝10g。水煎服，日一剂，早晚温服。

疗程：服用七剂，无有变化，上方去丹皮，熟附子加量为10g，继服七剂，腰及下肢自觉温暖，药证相吻合，上方续服七剂，腰以下水肿见消。患者因吃饭受凉，大便泄泻，服香连丸四天，泄泻已愈，但水肿加重。继服上方无效,改用理中丸、五苓散合干姜附子汤而收效。

心语:现代看中医的病人,尤其是水肿病人,大多是慢性病人,久病及肾,阳虚居多,多半是肾阳虚,不得气化,聚水成肿,涉及脾肾阳虚。因为脾胃为后天之本,肾为先天之本,病久,调理脾肾阳虚是有道理的。

阳虚停饮水肿证

钟某,男,68岁。

病史:下肢浮肿5年,时轻时重,此发十天,下肢沉重,水肿扪之凹陷,小便不利,并且伴有眩晕,心悸,胸腹胀满,气短咳嗽。前赴医院检查,验尿验血、透肺拍片,终诊:下肢静脉瓣关闭不全;慢性支气管炎?并说老年人大多有此病,可以看中医,慢慢调养。

中医检查:慢性病容,形神尚好。舌苔薄,舌质淡白胖大,六脉沉滑。辨证乃痰饮病,由于肾阳不足,气化不利,助脾运化,升清转肺不利,形成痰饮之邪,饮停下肢则水肿,饮停心肺则咳嗽、心悸气短,饮停血脉则沉滑等。但是病变主要在下焦肾阳,气化不利为关键,上涉脾胃心肺。亦可依据临证原理,确定主症为下肢水肿,余则为性症,皆为一派阳气虚寒之征。

上述体征:苔脉亦为阳停饮之证,可以确定主症下肢水肿为阳虚水泛证。治予温补脾肾阳气,化气消水为宗旨。方选真武汤合苓桂术甘汤化裁。

拟方:熟附子6g(先煎)、生姜10g、炒白术15g、茯苓30g、桂枝12g、大枣5枚、党参15g、生甘草6g。

疗程:水煎服,七剂,下肢轻松,小便较利,上方继服七剂,下肢水肿已退,扪之无凹陷,上方加泽泻12g、继服七剂,诸症皆愈。为防复发,巩固疗效,上方加丹参30g,三七块6g、取三剂,制蜜丸,每丸9g,1丸,日两次。

心语:真武汤重在温补肾阳,苓桂术甘汤重在脾胃,两者相加,相得益彰,这是两方合用的原则。

君相火旺遗精证

王某，男，36岁。初诊：2004年4月4日。

病史：患遗精证12年，时轻时重，近年来有加重之势，小时不懂事，由于手淫而遗精。症见：少寐多梦，辗转反侧，心中烦热，躁动不安，梦色遗精，阳事易举，经久不息，一日数次，或几日一次遗精，头晕目眩，口苦口燥，胁肋疼痛，小便短赤。总想看病，羞于面子，难以启齿。朋友陪去看病，皆为诊断神经官能症，给开了许多药，服后似乎无效。病人要求看中医。

中医检查：面红气粗，身高魁梧，形胖神清，陈述合情。舌苔薄黄，舌质红，脉弦有力。辨证：依据临证原理，确定遗精为主症，由于君相火旺，见色多梦为之。性症：少寐多梦，辗转反侧，心中烦热，躁动不安，梦色遗精，阳事易举，经久不息，一日数次，或几日一次遗精，由于心火内扰，神不守舍为之；头晕目眩，由于精不养神，上不奉养于脑为之；口苦口燥，胁肋疼痛，由于心火炽盛耗液所为，又因肾阴不足，肝络失养所为；小便短赤，由于心火下移小肠所为；体征：舌苔薄黄，舌质红，脉弦有力，皆为水亏火旺之征。综上所述，各个性症，苔脉体征，并参考医院相关资料，完全可以确定遗精为君相火旺所致。治则：清心泻肝。选方大黄黄连泻心汤合三才封髓丸化裁。

拟方：熟大黄10g、黄连6g、黄芩12g、黄柏10g、天冬12g、生熟地各15g、人参10g、砂仁6g、生甘草6g。

疗程：上方水煎，先服七剂，大便泄泻二次，上方熟大黄改为6g，加木香6g，继服七剂，腹泻已愈，一周遗精一次，药证已合，上方加炒枣仁40g、龙齿40g，续服七剂，一周来未见遗精。上方改制水丸，6g，日两次，以资巩固。

心语：遗精病人，难以启齿，其身体发育成熟后，只要每月遗精不超过两次，也是正常的。如女人来月经同理，超过每月遗精两次，是可以治愈的，根本没有理由自责自罪。

多梦遗精证

赵某,男,17岁。初诊:2013年3月8日。

病史:患者多梦遗精2年,时轻时重,加重月余。从小有手淫习惯,性格内向,有病也不向母亲讲,自责自罪,甚至尚有轻生之念。母亲看到他骨瘦如柴,皮包骨头时,问他哪儿不舒服,此时才说。13岁手淫,病重3个月,望色流精,甚至无色刺激,亦遗精滑精,读书跟不上班。家长领孩子,前来看中医。

中医检查:慢性病容,骨瘦如柴,神色灰暗,眉头紧锁。舌苔薄,舌质红少津,六脉沉细略数。辨证:乃多梦遗精。患者13岁手淫过多,伤其肾,若肾阴不足,不得制约心火,心火亢盛,望色扰乱心神而遗精,乃至滑精。手淫为前因,遗精为后果,恶性循环,导致骨瘦如柴。病证为心火亢盛,肾阴亏虚,水火不济所致。治则:清心火,补肾阴。方选黄连阿胶汤合虎潜丸化裁。

拟方:黄连6g、阿胶12g、白芍12g、黄芩12g、鸡子黄2枚、酒黄柏10g、制龟板12g、炙鳖甲12g、知母10g、锁阳12g、炒枣仁40g、灵磁石40g(先煎)。水煎服,七剂,遗精滑精次数减少,而神疲乏力尤重,上方加西洋参6g,继服七剂,遗精滑精戛然停止。患者自感前景美好,神佳有力。续服七剂,诸疾皆愈。

心语:男孩现在早熟,13岁手淫不算很早。为父母者,应向子女讲解性知识,使他们懂得性科学,男孩成熟,如同女孩来潮一样,不可认为是怪病,此类病可以治愈,不可大惊小怪,自责自罪。即使有手淫,逐渐戒掉,也不要紧。因人谈性,每遇性事,即绕弯免谈。本例心烦失眠,伴有梦多遗精,本应早来,但是一拖再拖,酿至严重才来看病。男孩成熟后,梦扰遗精,是常见而能治愈的病,不可自责自罪,有病就看医生。

第六章　气血津液病证

胃热炽盛鼻衄证

邱某，男，15岁。初诊：2008年8月8日。

病史：患鼻衄三年，每年发病一次，今有鼻衄三天，出血两次。症见：鼻衄量多盈碗，其色鲜红，平时口鼻干燥，作痒搔之则出血，口渴欲饮，胃纳量大，易于饥饿，心烦急躁，大便干燥。医院检查：鼻腔炎。予以滴鼻净，服用头孢类药、维生素C后无效，故前来看中医。

中医检查：鼻腔有陈旧血迹，舌苔黄，舌质红，脉弦滑而微数。辨证：依据临证原理，确定鼻衄为主症，由于胃热炽盛，灼伤鼻络所致。性症：鼻衄量多盈碗，其色鲜红，由于胃为多气多血之腑，又因鼻为阳明经所过之处，胃火上炎，迫血妄行所致；口鼻干燥，口渴欲饮，由于胃热炽盛，耗伤津液为之；心烦急躁，由于胃热扰神为之；大便干结，由于胃热伤津，导致肠燥所致；体征：舌苔黄，舌质红，脉弦滑而微数，皆为热势较甚之象。综上所述，各个性症，苔脉体征，并参考医院相关资料，可以确定鼻衄为胃热炽盛所致。治则：清胃泻火，凉血止衄。方选大黄黄连泻心汤合十灰散化裁。

拟方：生大黄6g（后下）、黄连6g、黄芩12g、生石膏40g、知母10g、大小蓟各15g、炒侧柏叶12g、茜草根12g、白茅根30g、棕榈炭12g、丹皮12g、三七块4g、金银花12g。

疗程：上方水煎，先服三剂，大便已通，未见鼻腔出血；原方再予七剂，鼻衄已愈，烦躁亦停。可见大便已通，胃家实有出路，从下撤火，有利治愈鼻衄。

心语：①大黄黄连泻心汤实质上是清泄胃热，生石膏、知母，主要是清除阳明胃热，以上两者都是为了清泄胃热。胃热是鼻衄的前因，鼻衄是后果，胃热已去，鼻衄必然停止。并且配用十灰散，大量止血药物，其性味大都苦寒涩，因此皆可止血。临床验用三七块，通过化瘀而达到止血的目的，因为瘀血不去，外伤鼻衄就难以愈合，所以三七祛瘀血，创口愈合，就能达到止血的目的。②鼻衄：患者鼻子干燥作痒，常常引起病人用手搔之，而致再次出血，其量甚大，乃至盈碗。因此，七天内无论多痒，也不要触动。过去七天，创口愈合，就不容易出血了。

胃热壅盛吐血证

王某，男，20岁。初诊：2004年5月1日。

病史：吐血一天，由于饮食过饱，复加生气而吐血。症见：上腹胀满，时而作痛，吐血夹有食物残渣，其色黯红，血量多，胃灼热，口臭，便秘或大便色黑。工友见其吐血，有点害怕，速送医院，检查一番，印象为急性胃炎，小量出血。经过抢救，病情稳定，嫌花钱多，不住医院，故前来看中医。

中医检查：急性病容，口角带血。面红耳赤，形瘦神躁。舌苔厚腻，舌质红，脉滑数。辨证：依据临证原理，确定吐血为主症，由于饮食过饱，复加气恼，胃热壅盛，气机上逆而吐血。性症：上腹胀满，时而作痛，由于气恼气机逆乱，血滞不通为之；吐血夹有食物残渣，其色黯红，因胃主纳谷，其性主降，胃气上逆，热伤胃络，故吐血夹食物残渣；血量较多，胃热口臭，由于胃热熏蒸，热伤胃络较重，故为之；大便秘结或色黑，由于胃热伤津故便秘，血染糟粕，蕴郁而色黑；体征：舌苔厚腻，舌质红，脉滑数，皆为积热之候。综上所述，各个性症，苔脉体征，并参考医院相关资料，可以确定吐血为胃热伤络所为。治则：清胃泻火，化瘀止血。方选大黄黄连泻心汤合十灰散化裁。

拟方：熟大黄10g、黄连6g、黄芩12g、大小蓟各15g、侧柏叶12g、茜草根12g、白茅根30g、棕榈炭12g、丹皮10g、三七块4g、柴胡12g、炒栀子10g、荷叶12g、野菊花12g。

疗程：上方水煎，日一剂，先服四剂，吐血量少，继服七剂，吐血已止,余诸症已愈。

心语:大黄黄连泻心汤,具有苦寒泻火之效,《血证论·吐血》曰:“方名泻心实则泻胃。”十灰散具有凉血止血,兼能化瘀之功,用于胃热吐血,症见上腹胀满,口臭,大便秘结,舌苔厚腻等症。

胃热血热吐血证

邱某,男,20岁。

病史:患吐血两月余,加重两周。症见:脘腹胀闷,饥饿则作痛,纳后好转,吐血时多时少,日2~3次,颜色黯红,伴有食物残渣,口臭,大便秘结,或色黑。前赴医院检查:验血,拍片,终诊:胃溃疡,胃出血。输液、服药、打针、针灸,不得根除,故看中医。

中医检查:急性病容,形神软弱,舌苔黄腻,舌质红,有瘀斑,脉弦滑数。辨证:依据脏腑病理,出血为主症,由于胃热血热壅盛,络破血溢而出血。性症为脘腹胀闷,饥饿则作痛,纳后好转,吐血颜色黯红,口臭,大便秘结。体征为舌苔黄腻,舌质红、有瘀斑,脉弦滑数。医院检查诊断:胃溃疡,胃出血。从性症、体征到医院检查,完全可以确定胃出血为胃热血热吐血证。治则:清胃泻火,化瘀止血。方选大黄黄连泻心汤合四生丸加减。

拟方:黄连10g、黄芩12g、大黄6g、大小蓟各15g、侧柏叶12g、茜草根15g、生地黄15g、生艾叶12g、生荷叶12g、丹皮12g、炒栀子10g、生甘草6g。水煎服,日一剂,早晚温服。

疗程:上方水煎,先服三剂,腹痛加剧,出血量多,考虑药寒不受药,上方去大黄,稍加温热药,加炮姜炭3g,继服四剂,胃痛轻,出血停,上方加煅牡蛎30g,续服七剂,胃痛已愈,诸症皆瘥。

心语:①大黄黄连泻心汤,患者系胃出血证,不可开多剂,少开容易及时调整,增减药物,改变剂量。②四生丸,临床应用较少,出自《妇人良方》,有生地黄、生侧柏叶、生艾叶、生荷叶组成,治血热妄行,吐血衄血,咽燥口干,舌绛脉数。

脾不统血尿血证

孙某，男，40岁。初诊：2004年4月8日。

病史：患尿血4年，时轻时重，今犯病10天。症见：久病尿血，时多时少，甚时量多鲜红，有时淡红，并兼见齿衄，饮食渐少，神疲乏力，气短懒言，面色不华，曾多次赴医院检查，排除痔疮，只是肉眼见血尿。但是血尿已久，引人重视。

中医检查：慢性病容，形瘦神疲。舌苔薄白，舌质淡，脉细弱。辨证：依据临证原理，确定尿血为主症，由于脾虚失摄，不能统血而致。性症：久病尿血，时多时少，甚时鲜红，兼见齿衄，由于脾气亏虚，固摄无力，血不循经，溢于脉外所致；饮食渐少，神疲乏力，气短懒言，面色不华，由于脾虚胃弱，不得纳食，不能化生气血，滋养神志，奉养于面所致；体征：舌苔薄白，舌质淡，脉细弱，皆为气血亏虚，血脉失摄所致。综上所述，各个性症，苔脉体征，并参考医院相关资料，可以确定主症尿血系脾不统血所为。治则：补脾摄血。选方理中汤合归脾汤加减。

拟方：党参15g、炒白术15g、炮姜10g、炙甘草6g、炒枣仁30g、茯神15g、当归15g、远志12g、桂圆肉12g、木香6g、灶心土40g（布包）、炙黄芪30g。

疗程：上方水煎，先服三剂，无有不适，原方继服四剂，小便血色变淡。药证相宜，续服七剂，小便带血已无，余症大减。为巩固疗效，上方加槐花12g，用以凉血止血，以免原方过于温燥，不利尿血。

心语：因为理中汤健脾补气，温中祛寒；归脾汤，健脾益气，补血养心，两方皆有健脾益气，所以两方合用可以补脾摄血。具体分析：黄芪、党参，益气摄血；炒白术、木香、甘草，健脾理气，温胃调中；当归、龙眼肉，补血养血；茯神、远志、炒枣仁，养心安神；灶心土，以土补土，健脾摄血。后加槐花，凉血止血，缓解诸药过于温燥。

脾胃虚寒便血证

王某，男，66岁。初诊：2009年9月9日。

病史：患便血4年，时轻时重，今发病三周。症见：大便紫黯，或呈黑色，腰部酸楚疼痛，大便溏薄，饮食喜温，喜热饮，面色无华，下肢欠温，神疲乏力，不爱动弹，懒言少语。病人总感便血事大，先后几次赴医院检查，验血、查便，喝钡透视拍片，终诊：慢性胃肠道炎症，并排除了肛门疾病。患者从未看中医，朋友推荐看中医。

中医检查：慢性病容，形瘦神疲。舌苔薄，舌质淡白，脉细弱。辨证：依据临证原理，确定主症为便血，由于脾胃虚寒，固摄无力，血溢脉道之外为之。性症：大便紫黯，或呈黑色，由于脾胃虚寒，统血无力，血溢胃肠，食物渣子与血蕴结为之；腰部酸楚疼痛，因腰为肾之外府，肾虚不得温养腰部，经脉不通为之；饮食喜温，大便溏薄，由于脾胃虚寒，得温热可缓解；面色无华，神疲乏力，下肢欠温，不爱动弹，懒言少语，由于脾胃虚寒，化生气血不足，失于温养濡润所致。体征：舌苔薄，舌质淡白，脉细弱，皆为气血不足虚寒之象。综上所述，各个性症，苔脉体征，并参考医院医院检测资料，完全可以确定主症便血为脾胃虚寒所为。治则：健脾温胃，养血止血。方选理中汤合化血丹化裁。

拟方：党参15g、炒白术15g、炮姜10g、炙甘草6g、三七块6g、花蕊石15g、血余炭10g。

疗程：上方水煎，先服七剂，无不良反应，原方继服七剂，便血量减少；上方再加灶心土40g（包煎），续服七剂，便血已停。为巩固疗效，再进七剂，诸症皆愈。

心语：姜可分为生姜、干姜、炮姜和煨姜。理中汤用炮姜为好，尤其治便血最佳。生姜，性温味辛，长于发散，又能温中止呕，主治外感风寒，及胃中寒饮等证；干姜，辛散之性已减，偏于治疗里寒证，故以温中回阳，温肺化痰为主；炮姜，又称黑姜，已无辛散作用，以温经止血及温中止泻为专长，因前人有“生姜走而不守，干姜能走能守，炮姜守而不走”之说。煨姜是用生姜煨热，比生姜则不散，比干姜则不燥，其性与炮姜略同，而力较小，专主温里，而治胃腹冷痛，泄泻。

表寒里饮溢饮证

孙某，女，50岁。初诊：2010年1月1日。

病史：患咳喘10年，时咳时喘，病重咳喘并作，逢冬易犯病，今咳喘月余。症见：咳喘晨重，咳吐白沫，吐后较快，活动加重，体位变动加重。胸闷干呕，恶寒无汗，身体骨节疼痛。几次病重，赴医院检查：透肺拍片，验血，总是诊断慢性支气管炎。患者想看中医，期望根治。

中医检查：慢性病容，形瘦神疲。舌苔薄腻，舌质淡白，脉小弦紧。辨证：依据临证原理，确定咳喘为主症，由于表寒里饮日久，肺气不得宣降而致。性症：咳喘晨重，咳吐白沫，吐后较快，活动加重，体位变动加重，胸闷干呕，由于寒饮内阻，肺胃失和，气机不利所致；恶寒无汗，身体骨节疼痛，由于风寒外束，表气失宣而为之；口不干渴，由于里饮，与水湿同类，故口不干渴。体征：舌苔薄腻，舌质淡白，脉小弦紧，皆为饮邪内伏之征。综上所述，各个性症，苔脉体征，并参考医院相关资料，可以确定咳喘为表寒里饮之证。治则：发表化饮，宣发肺气。方选小青龙汤合麻黄汤化裁。

拟方：炙麻黄6g、杏仁6g、桂枝10g、炙甘草6g、白芍12g、生姜6g、大枣5枚、细辛3g、法半夏9g、五味子12g。

疗程：上方水煎，先服三剂，无不良反应，原方，继服四剂，咳喘得减。望舌见紫气，上方加三七块6g，续服七剂；咳喘已愈，余症大减。为防复发，再予七剂。此后病人，以本方加减，先后共服2个月。拍片复查：两肺纹理粗乱大有减轻。并嘱其积极锻炼身体，储备能量，增强正气，就会抵抗气管炎复发。

心语：麻黄汤组成：麻黄、杏仁、桂枝、甘草；功用是发汗解表，宣肺平喘。小青龙汤组成：麻黄、桂枝、甘草、白芍、细辛、干姜、法半夏、五味子；功用是辛温解表，温化水饮之力较强。与麻黄汤相合，功力更佳。两方皆有麻黄、桂枝、甘草。桂枝助麻黄发汗解表，甘草甘平益气，并调和诸药。小青龙汤独有细辛、五味子、干姜、法半夏，温化里饮，专治里饮。麻黄汤无白芍，但与桂枝相配，调和卫营，助麻黄汤发汗解表。小青龙汤无杏仁，但与麻黄相配，宣肺平喘。小青龙汤温化里饮。两方相合共奏加强辛温解表，温化里饮之力。

表寒里饮痰饮证

孙某，男，60岁。

病史：体质素虚，今感受风寒，患咳喘感冒3天。症见：恶寒无汗，四肢酸疼，咳喘，痰多白沫，晨起为重，胸闷恶心，口不渴。昨日赴医院检查：未发现肺部器质性病变，但肺部纹理较乱。给咳嗽糖浆、大青叶感冒颗粒、消炎片等，服之罔效。转而看中医。

中医检查：急性病容，咳喘不已，形神软弱。舌苔薄白，舌质淡，水湿，边有齿印，脉浮滑。辨证：依据临证原理，确定主症为咳喘，由于患者素虚，前几日感受风寒，玄府闭塞以致肺脾输布不利，形成水饮，流于肌表，寒饮相杂而发病，所谓“表寒里饮”，导致肺气不得正常宣降，而至咳喘。性症：恶寒无汗，四肢酸疼，乃由风寒外束，表气失宣所致；咳喘，晨起为重，痰多白沫，乃由寒饮内阻所致；胸闷干呕，乃由肺胃失和所致；口不渴，乃由里饮所为；体征：舌苔薄白，舌质淡、水湿、齿印，脉浮滑，皆为饮邪之征。综上所述，各个性症，苔脉体征，并参考医院相关资料，皆可确定咳喘为表寒里饮证。治则：发汗解表，温肺化饮。方选小青龙汤合麻黄汤、桂枝人参汤化裁。

拟方：炙麻黄6g、杏仁10g、桂枝10g、甘草10g、白芍12g、干姜6g、党参12g、细辛4g、法半夏9g、五味子12g、炒白术12g。水煎服，日一剂，早晚温服。

疗程：上方水煎，先服三剂，咳喘缓解，吐白沫已少，继服四剂，诸症已愈。过去每着风寒，咳喘月余方愈。患者高兴，始料未及。

心语：三方合之，功用为大。麻黄、桂枝，解表散寒；桂枝配白芍，调和卫营，以助解表；干姜、细辛、五味子、法半夏，温化痰饮；党参、炒白术、甘草，健脾益肺，运化得利，免生痰饮。所谓古人讲：脾为生痰之源，肺为贮痰之器。还是有道理的。

脾胃阳虚痰饮证

孙某，男，60 岁。

病史：患眩晕 3 年，反复发作，此发三天，天旋地转，不敢张目，动则恶心，呕吐食物，胃部不适，伴有耳鸣、耳聋，腰酸怕冷，手足发凉，且有晕车史。血压偏低，BP 100~90/60~56mmHg，多次赴医院检查，诊断为梅尼埃病，与前庭平衡失常有关。服大量中西药物，不见好转，听说中医看此病。

中医检查：形神如常，着衣较厚。舌苔薄，舌质淡胖，边有齿印。辨证：乃为脾胃阳虚痰饮病，依据脾胃病理，确定主症为眩晕，余症为性症。苔脉为体征，并参考医院相关资料，皆可确定主症眩晕为脾胃阳虚痰饮证。治则：健脾温阳、和胃止眩。方选理中汤、泽泻汤、二陈汤合苓桂术甘汤化裁。

拟方：党参 15g、炒白术 15g、干姜 10g、炙甘草 10g、泽泻 30g、清半夏 9g、陈皮 10g、茯苓 15g、桂枝 10g。水煎服，日一剂，早晚温服。

疗程：服三剂，胃中觉温，手足发凉减轻，原方继服四剂，眩晕大减，药证相符，续服七剂，眩晕已停，再予香砂养胃丸、理中丸，交替服用，以资巩固。

心语：晕车与眩晕相似，共有前庭平衡失调之象，甚则皆有呕吐症，动则加重，闭目不动较轻，都与脾胃功能有关，都与痰饮有关。

脾阳虚弱痰饮证

案 1：丁某，女，38 岁。初诊：2013 年 3 月 8 日。

病史：患者素质脾虚，饮食稍寒，即闹胃病，时轻时重，为时已久。症见：小腹痞闷，两胁撑胀，胃中有振水声，脘腹喜温恶寒，背部寒冷如掌大，口渴不欲饮，饮入乃吐清水痰涎，头目眩晕，心悸怔忡，气短不舒，饮食渐少，大便溏薄，形体消瘦。曾经多次赴医院系统检查，化验饮钡拍片等，印象慢性胃炎。给予多种中西药品，服之当时有效，过后依然如故。

中医检查:慢性病容,形瘦如柴,神若有思,眉头紧锁。舌苔薄,舌质淡,脉小弦而滑。辨证:依据临证原理,确定痰饮为主症,由于脾阳虚弱,升清降浊不利,痰饮形成。性症:小腹痞闷,两胁撑胀,胃中有振水声,由于脾阳虚弱,饮停于胃,支撑上腹及两胁所致;脘腹喜温恶寒,背部寒冷如掌大,由于寒饮内聚于背部,阳气不能外达所致;口渴不欲饮,由于饮停中焦,津不上承故渴,又因饮邪与水同类,饮水不利解渴,故口渴不欲饮;饮入乃吐清水痰涎,由于水饮而致;头晕目眩,由于饮阻于中焦,清阳不升,不得温煦清窍而致;心悸怔忡,气短不舒,由于饮邪上凌于心肺,不得温养心肺为之;饮食渐少,大便溏薄,由于脾阳虚弱,运化不健所致;形体渐瘦,由于脾阳不振,不能升清,化为精微,充养形体所致;体征:舌苔薄,舌质淡,脉小弦而滑,皆为阳虚水停之候。综上所述,各个性症,苔脉体征,并参考医院相关资料,可以确定痰饮为脾阳虚弱所致。治则:温脾化饮。方选苓桂术甘汤合小半夏加茯苓汤化裁。

拟方:茯苓 15g、桂枝 10g、炒白术 15g、炙甘草 6g、生姜 10g、法半夏 9g、陈皮 10g、砂仁 6g(后下)、焦三仙各 12g。

疗程:上方水煎,先服七剂,无不良反应,患者先后加减服用 2 个月,诸症已愈。

心语:胃炎不注意,可以发展为溃疡,溃疡穿孔,抢救不及时,可能丧生。因此奉劝大家保护胃,有胃病早看,免生胃溃疡或者胃穿孔。

案 2:丁某,男,50 岁。初诊:2005 年 4 月 3 日。

病史:患痰饮证 20 年,时轻时重,每到冬季易发,此次犯病月余。症见:胸胁支满,心下痞闷,胃有水声,脘腹喜温恶寒,背部寒冷如掌大,口渴不欲饮,饮入易吐,吐出清水痰涎,头晕目眩,饮食渐少,大便多溏,形体渐瘦。前赴医院系统检查:慢性胃炎。四处寻医,吃过很多中西药品,但从未根治。考虑再三,吃中药。

中医检查:慢性病容,形神软弱。舌苔薄,舌质淡胖,边有齿印,六脉濡弱。辨证依据脏腑病理,确定主症为痰饮,由于脾阳虚弱,运化不利,而生痰饮,所谓"脾为生痰之源,肺为贮痰之器"。余症为性症,检查所得为体征。综上性症，苔脉体征，并参考医院相关资料，完全可以确定主症痰饮为脾阳虚弱痰饮证。治则：温脾化饮。方选苓桂术甘汤合二陈汤加减。

拟方：茯苓 15g、桂枝 10g、炒白术 15g、炙甘草 6g、生姜 6g、法半夏 9g、陈皮 10g、党参 15g、川厚朴 12g。水煎服，日一剂，早晚温服。

疗程：上方水煎，先服七剂，无有改善，亦无反应，可能病久，药蓄积少，故不生效，亦无反应，说明胃纳适应，上方苓桂术甘汤合二陈汤，皆为燥热之品，故加黄芩 10g，继服七剂，口渴不欲饮明显减退，药证终于合拍，上方续服七剂，胃中得适，背部寒冷如掌大，竟然消失，胸胁撑胀亦随之减轻，原方再用七剂，诸症皆愈，大功告成。

心语：投药之后，大夫总盼生效，但是总有许多方面制约生效，即使药可，也有药物剂量蓄积过程，操之过急，改变治则方药，那就事与愿违，更得不到想要的效果，此时更要相信自己。

肺脾两虚痰饮证

王某，男，40 岁。初诊：2014 年 11 月 11 日。

病史：患慢性支气管炎 10 年，咳嗽时轻时重，今犯病月余，由受凉感冒而引起。症见：咳嗽频作，晨起、夜间、翻身引发阵咳，吐出泡沫白色黏液痰饮，吐出略轻，甚时咳嗽喘息，纳谷渐少，体重下降，神疲乏力。前赴医院系统检查，做 X 线拍胸片、查血、CT 等，诊断慢性支气管炎，给予很多中西药物，如氧氟沙星、咳嗽糖浆，服后当时有效，过后依然咳喘。患者考虑从未服中药，看中医吃中药，试试看。

中医检查：慢性病容，形瘦神疲。舌苔薄，舌质淡白、水湿，脉濡滑。辨证：依据临证原理，确定主症为咳嗽，由于脾气亏虚，化生痰饮，邪犯两肺，肺失宣降而致咳嗽。性症：咳嗽频作，晨起、夜间、翻身引发阵咳，由于痰饮为液体，因体位变动而流动，刺激气管而阵咳，时间一长，适应刺激而平息；吐出泡沫白色黏液痰饮，吐出略轻，由于脾胃气虚，不得升清降浊，而变生痰饮，暂存于肺，所谓“脾为生痰之源，肺为贮痰之器”。痰饮吐出，暂时减轻刺激，故略减轻；甚时咳嗽喘息，由于痰饮阻塞气管较重,刺激较强所致;纳谷渐少,体重下降,神疲乏力,由于脾胃气虚,不能化生气血,不得滋养身体、神志所为;体征:舌苔薄,舌质淡白、水湿,脉濡滑,皆为肺脾两虚化生痰饮之证。综上所述,各个性症,苔脉体征,并参考医院相关资料,可以确定痰饮咳嗽为肺脾痰饮所生。治则:温养肺脾,化痰止咳。方选理中汤、二陈汤合三拗汤化裁。

拟方:党参 15g、炒白术 15g、生姜 6g、生甘草 10g、陈皮 10g、茯苓 15g、法半夏 9g、炙麻黄 6g、杏仁 10g。

疗程:上方水煎,先服七剂,无不良反应,继服七剂,咳嗽吐痰减少。咽干舌燥,上方加知母 10g、去炙麻黄,续服七剂,诸症皆愈。患者以此方加减,服药 3 个月,复查,肺部纹理粗乱明显好转。患者来电:康复致谢!

心语:嘱咐患者平时加强身体锻炼,储备能量;天气变冷时,注意勿要感冒;欲犯病时,及时就诊,早期诊断,及时治疗,容易治愈,少受痛苦。

饮犯胸肺证

么某,男,40 岁。

病史:患痰饮病年余,今犯病 3、5 日。症见:寒热往来,上午轻,下午重,出汗量少,发热不伴恶寒,汗出而热不退,咳嗽少痰,胸胁疼痛,转侧疼痛加剧,口苦咽干,心下痞满干呕。急赴医院检查是否患疟疾,经过系统检查,排除疟疾,两肺纹理粗乱,诊断慢性支气管炎,转而看中医。

中医检查:急性病容,形气壮实。舌苔薄微黄,舌质偏红,六脉弦数。辨证:依据脏腑病理,确定寒热往来为主症,由于感染时邪,热郁胸肺,少阳枢机不利所致。下列性症发热不伴恶寒,汗出量少而热不退,咳嗽少痰,由于肺热内蕴,肺气失宣,气机不利所致;胸胁疼痛,转侧加重,口苦咽干,由于热郁少阳,气机郁阻所致;心下痞胀,干呕,由于胃气失和,气机上逆所致;体征:舌苔薄微黄,舌质偏红,六脉弦数,皆为热郁少阳之征。综上性症、苔脉体征及参考医院相关资料检查肺纹理粗乱，完全可以确定主症为饮犯胸肺证。治则：和解宣利。方选小柴胡汤合桔梗汤化裁。

拟方：柴胡12g、黄芩12g、法半夏9g、瓜蒌15g、枳壳12g、川厚朴12g、赤芍10g、桔梗10g、杏仁10g、甘草6g。水煎服，日一剂，早晚温服。

疗程：服三剂后，发热已缓和，寒热往来已不明显。原方继服七剂，咳嗽痰少大减，但是气短乏力，呈现气虚之象，上方加党参15g，续服七剂，胸胁痞满疼痛，口苦咽干皆愈。

心语：小柴胡汤主要是清解少阳半表半里之热，桔梗汤清热利湿祛痰。具体分析：柴胡、黄芩，疏解清泄少阳半表半里之证；瓜蒌、法半夏，宽胸化饮开结；枳壳、川厚朴、赤芍，理气和络止痛；桔梗、杏仁、甘草，宣肺止咳。

饮停胸胁证

郭某，男，50岁。初诊：1995年5月5日。

病史：患纵隔癌症，转移至胸腔、腹腔，产生胸腔积液及腹水月余。其子陪父亲前来诊治。其子趁父亲登厕，悄悄耳语，起码患癌症3年，胸水、腹水增加甚快。1个月前在家的时候，当两胁撑胀，腹臌严重时，就请赤脚医生抽水。胸腹轮流抽水，这次抽胸水，下次抽腹水，抽水后暂时痛快，可以吃饭。平时则感胸部胀痛，腹部撑胀，其苦难忍。前赴医院系统检查，原发性纵隔癌证，现在转移至胸腔、腹腔。不宜手术，姑息疗法。听朋友介绍，前来诊治。

中医检查：面色晦黯，皮包骨头，神情求助，气微难语。舌苔薄，舌质淡紫黯，脉沉微欲绝。肋间饱满，难以分辨，腹大如锅底，青筋暴露。辨证：依据临证原理，确定胸腹水为主症，由于肺脾肾阳虚阴盛，阳不化水，胸腹积水日多。性症：两胁撑胀，由于肺脾肾阳虚阴盛，不得气化，水聚胸胁，饮阻气机为之；腹部撑胀，其苦难忍，由于阳虚阴盛，不得气化，饮阻气机为之；胸腹隐痛，由于水聚日增，撑胀外部，饮阻气血，不通则痛；肋间饱满，难以分辨，由于聚水过多而为之；腹大如锅底，青筋暴露，积水增快，伤及血络所为；体征：舌苔薄，舌质淡紫黯，脉沉微欲绝，皆为阳虚阴盛兼瘀所患。综上所述，各个性症，苔脉体征等，并参考医院相关资料，可以确定胸腹水为饮停胸胁腹部。治则：温阳化饮，逐水消胀。方选苓桂术甘汤合十枣汤加减。

拟方：茯苓 30g、桂枝 12g、炒白术 30g、炙甘草 10g、大枣 10 枚、防风 10g、防己 10g，吞服甘遂末胶囊 0.3g。药煎好，浓缩为 80ml。

疗程：上方水煎，先顿服一剂，当晚肠动腹鸣，泄下稀水便 200ml，患者大爽，此后患者又登门三次，前来诊脉望舌，处方略有变化。患者第二年去世，述说死得愉快，并送两对花瓶致谢。

心语：大夫皆非神医，只要临床上减少病人的疾苦，就是治不好的疾病，也感到欣慰。

胃火炽盛消渴证

丁某，男，30 岁。初诊：2009 年 8 月 9 日。

病史：患消渴 1 年，身体素质强壮，不知什么原因，患得消渴。症见：多食善饥，饭量特大，口渴多饮，小便频数，其尿量大，大便秘结，形体消瘦，20 天减少 20 斤。怕患糖尿病，前赴医院检查，验血餐后 2 小时血糖 12.5mmol/L，连查三次血皆高，诊断 2 型糖尿病。给予二甲双胍等药，服之有效，一次忘记服药，血糖马上升高。四处寻医，一心根治。

中医检查：面无病色，形胖神爽。舌苔黄燥，舌质红少津，脉滑实有力。辨证：依据临证原理，确定消渴为主症，由于胃火炽盛，耗伤胃津所致。性症多食善饥，饭量特大，由于胃火炽盛，腐谷特快为之；口渴多饮，由于胃火伤津致燥，导致胃肠燥热，引水自救所致；小便频数，其尿量大，由于燥热痞满渗泄之路，所饮之水，未能气化，直趋而下所致；形体消瘦，20 天减少 20 斤，由于胃肠之燥热，饮食入胃，不得升清泌浊，化而不收，谷之精气下泄，肌肉失养所致；大便秘结，由于胃肠之火炽盛，耗津失润坚燥所致；体征：舌苔黄燥，舌质红少津，脉滑实有力，皆为胃火之征。综上所述，各个性症，苔脉体征，并参考医院相关资料，可以确定主症消渴为胃火炽盛所患。治则：清胃泻火，养阴增液。方选白虎汤合大黄黄连泻心汤加减。

拟方:生石膏 40g、知母 10g、粳米 30g、生甘草 10g、熟大黄 10g、黄连 6g、生地黄 20g、麦冬 15g、怀牛膝 12g、柴胡 12g、葛根 40g、升麻 10g、野菊花 12g。

疗程:上方水煎,先服三剂,当日晚上连解大便两次,量多热臭,原方,继服七剂,诸症皆愈。此方加减,患者服用 2 个月,查血糖正常。

心语:糖尿病是糖代谢紊乱,涉及多种脏腑,治疗目的是不让它出现并发症,必须终生重视饮食,坚持运动,要学会自测血糖,及时调整饮食、运动量。

卫营不和自汗证

案 1:于某,男,63 岁。

病史:患者体质素虚,经常感冒,左侧半身汗多 9 年。汗出恶风,背脊尤重,周身酸楚,上午轻,下午重,时寒时热。左侧汗多,右侧汗少,汗后神疲乏力。病人害怕偏瘫,急赴医院系统检查,终诊:自主神经功能紊乱。已服用谷维素等多种中西药物,服之无效,故看中医。

中医检查:形瘦神弱,舌苔薄,舌质淡胖,边有齿印较深,六脉沉弱。辨证:汗多为主症,由于卫营不调,卫不固密,营不守舍而汗。性症为恶风,周身酸楚,时寒时热,左侧汗多,右侧汗少。体征为舌苔薄,舌质淡胖,齿印深,六脉沉弱,形瘦神弱,医院检查:自主神经功能紊乱。综上性症,苔脉体征,并参考医院相关资料,可以确定自汗为卫营不调所致。治则:调和卫营。方选桂枝汤合黄芪建中汤化裁,前方调和卫营,后方益气建中。

拟方:桂枝 10g、白芍 10g、大枣 5 枚、生姜 6g、甘草 6g、饴糖 30g、生黄芪 40g、当归 15g、五味子 12g、五倍子 5g。水煎 2 次,一次 20 分钟,量多可浓缩,早晚温服,日一剂。

疗程:药服一剂,左侧汗出增多。问其何因,答曰吃四川菜引发,原来辣椒助长出汗所致。故不宜更方,原方继服七剂,自觉背脊有一股暖流,自下而上流过,周身舒服,左侧汗出已愈。为巩固疗效,再予七剂。

心语：汗多分自汗、盗汗两类。白天汗多为自汗，晚上汗多为盗汗。自汗多气虚，盗汗多阴虚。临证多选酸敛药物，根据不同的病证，选用不同的方剂药物，自汗选方桂枝汤、黄芪建中汤、牡蛎散、十全大补汤等。盗汗选用当归六黄汤、益阴汤等。管用的药物甚多，黄芪、浮小麦、五味子、煅牡蛎、麻黄根、瘪桃干、制龟板、炙鳖甲、五倍子等，根据临证选用。有内服的，也有外敷的。

案2：钟某，男，70岁。初诊：2009年10月10日。

病史：患汗多证3个月，加重月余。症见：左半身汗多，右侧不出汗，汗出恶风，周身酸楚，四肢无力，面色萎黄，食少便溏。前医认为气滞血瘀为患，给予四君子汤合血府逐瘀汤加三七块，服用一周，出汗不见减少，反而增多，常浸湿衣被。后来我处诊治。

中医检查：慢性病容，形瘦神疲。舌苔薄，舌质淡，脉沉弱。辨证：依据气血病理，确定汗多为主症，由于气虚致卫营不和所致。性症：左半身汗多，右侧不出汗，汗出恶风，由于卫营不和，汗泄失常所致；食少便溏，面色萎黄，由于脾胃气虚为之，化生气血匮少，上不得养面为之；周身酸楚，四肢无力，由于脾胃气虚，生化气血不足，气血不得养周身四肢所为；汗出恶风，说明汗出导致肌表疏松，卫营不和所致；慢性病容，形瘦神疲，舌苔薄，舌质淡，脉沉弱，皆为中虚气血不足之征。综上所述，各个性症，苔脉体征等，并参考前医诊治情况，汗多主症为卫营不和所致。治则：补中益气，调和卫营。方选桂枝汤合四君子汤化裁。

拟方：党参15g、炒白术15g、茯苓12g、炙甘草10g、桂枝10g、白芍10g、生姜6g、大枣5枚、生黄芪30g、五味子12g。

疗程：上方水煎，先服三剂，出汗减少，未见浸湿衣被。药证相宜，原方去生姜，再进七剂，汗出已愈。

心语：我接诊后，一见左半身汗多，又是高龄，难免有心脑血管病，大脑某部由于动脉硬化，由于气血不和（营弱卫强），极易出汗，虽然未瘫痪，引致左右身体不适，是在所难免的。据说前医诊为气滞血瘀，是应该有效的，后来我想到医圣张仲景的经验，当（临床不效）时，应该从头辨证论治。“临床不效，观其脉证，知犯何逆，随证治之”（注：首句是我加上的。因为中国传统文化，多为四句，加上一句就全了）。我从头再次辨证论治，确定气血卫营不和，治疗非常顺利，十剂而愈。

肺卫不固自汗证

文某，女，29岁。初诊：2008年8月8日。

病史：患自汗3年，始于产后，近来加重，稍感风寒，动辄即感冒，病愈而汗出不退，缠绵不已。症见：稍劳即汗出，量多湿衣，汗出恶风，常常感冒，胃口不开，饮食渐少，面色少华，神疲乏力，懒言少语。

中医检查：慢性病容，形瘦神疲。舌苔薄，舌质淡白，脉细弱。辨证：依据临证原理，确定自汗为主症，由于肺脾两亏，卫气不固所致。性症：稍劳即汗出，量多湿衣，由于劳则耗气，气不摄汗所为；稍感风寒，动辄即感冒，由于肺气亏虚，肌表疏松，表卫不固，正气不耐风寒为之；病愈而汗出不退，缠绵不已，由于正虚邪恋，汗出不已所为；胃口不开，饮食渐少，由于中气不足，受纳腐熟无力所为；面色少华，神疲乏力，懒言少语，由于肺脾气虚，奉心化生气血不足，充养面色，神志不力所为；体征：舌苔薄，舌质淡白，脉细弱，皆可确定自汗为肺卫不固自汗。治则：补益肺脾，益气固表。方选小建中汤合玉屏风散加减。

拟方：桂枝10g、白芍10g、大枣5枚、饴糖30g、生黄芪30g、防风10g、炒白术15g，炙鸡内金12g、甘草6g。

疗程：上方水煎，先服三剂，无有动静，原方加浮小麦60g，继服四剂，出汗量减，再无汗多湿衣之象。效不更方，续服七剂，诸症已愈，胃口渐开。

心语：气虚白日多自汗，与内脏关系：肺气、中气（脾胃）有关。盗汗，夜间多汗，与内脏关系：心血不足，阴虚火旺（主指心肾）、肾阴不足之阴虚火旺有关。自汗与盗汗皆有心血不足、阴虚火旺（心肾）。

收敛药：具有收敛固涩作用，主治各种滑脱证：自汗、盗汗、久泄久痢、久咳虚喘、遗精滑精、溲多遗尿、白带日久、失血崩漏等。此类药大多具有酸味，如山萸肉、乌梅、五味子、五倍子、诃子、赤石脂、明矾、覆盆子、金樱子。自汗、盗汗常选五倍子、浮小麦、五味子、煅牡蛎、麻黄根、糯稻根、瘪桃干等。

右身多汗证

丁某,男,32岁。初诊:2004年8月16日。

病史:患右半身多汗症3年,时轻时重,近来加重。症见:右半身汗出如水洗,头部右侧、右下肢亦然,冬轻夏重。病发由于感冒引起身体素虚,稍微受风寒,即要感冒,头目眩晕,心悸气短,纳谷减少,日渐消瘦,腰酸膝软,身寒肢冷,神疲乏力。前赴医院检查,诊断自主神经功能紊乱,予谷维素等药,服后无效。

中医检查:慢性病容,形胖神疲。舌苔薄,舌质淡白、瘀点,脉沉细而涩。辨证:依据临证原理,确定右半身汗多为主症,由于心肾两亏,卫营不调兼瘀所致。性症:头身右侧及右下肢汗多如洗,冬轻夏重,由于卫营不调兼瘀所致;身体素虚,稍微受寒即感冒,多汗由感冒引起,由于气虚,卫营不调所致;头目眩晕,心悸气短,由于心肾气阴两虚,清窍心脏失养所致;纳谷减少,日渐消瘦,由于中气虚弱,化生气血不足所致;腰酸膝软,身寒肢冷,神疲乏力,由于肾阳不足,不得温煦腰膝、肢体、神志所致;体征:舌苔薄,舌质淡白,瘀点,脉沉细而涩,皆为阳虚瘀阻之征。综上所述,各个性症,苔脉体征,并参考医院相关资料,可以确定主症右侧头部、身躯、下肢多汗为心肾气阴两虚,卫营不调所致。治则:温补心肾,调和卫营,化瘀止汗。方选桂枝汤合桂枝甘草龙骨牡蛎汤、参附汤化裁。

拟方:桂枝10g、白芍10g、生姜10g、大枣5枚、甘草6g、人参10g、熟附子6g(先煎)、龙骨40g、牡蛎40g、黄芪15g、当归15g。

疗程:上方水煎,先服七剂,无不良反应,上方加三七块,继服七剂,右半身出汗已少。为巩固疗效,续服原方七剂,左右两半身已无明差异,其他症状随之而消。

心语:桂枝汤,调和卫营,以止右身汗多;桂枝甘草龙骨牡蛎汤,温通心阳,重镇潜阳;参附汤,益气补阴;再加三七块,活血化瘀。三方相配,共奏温补心肾气阴两虚,调和卫营,活血化瘀,以治半身汗多。

失眠盗汗证

王某,男,60岁。初诊:1999年9月9日。

病史:患失眠盗汗6年,近来加重。症见:心烦失眠,甚则彻夜不寐,盗汗量多,常湿衣被。曾住医院,依靠安定片度日,第二天头昏难忍。患者因此要求看中医。

中医检查:两目眼白红丝缠绕,形瘦神烦。舌苔薄,舌质红,脉小弦而数。辨证:依据临证原理,确定失眠为主症,由于阴虚阳亢,扰乱心神所致。性症:心烦失眠,彻夜不寐,由于心肾不调,水火不济,扰乱心神,故心烦失眠,彻夜不寐;盗汗量多,常湿衣被,由于心主火,肾主水,生理情况下,水火相互制约,不寒不热,维持常态。病理情况下,由于心火过亢,向下不得制约肾水,而造成水火失济,阴虚内热,热蒸心液为汗,故入夜盗汗,汗出量多,常湿衣被,或者体质素有肾虚,阴虚阳亢,不得制约心火而盗汗,临床亦常见;两目眼白红丝缠绕,皆为阴虚阳亢,热灼血络所致;体征:舌苔薄,舌质红,脉小弦而数,皆为阴虚阳亢之征。综上所述、各个性症、苔脉体征,并参考医院相关资料,完全可以确定主症失眠为心肾不调、水火失济所致。治则:滋肾阴,清心火,治失眠。方选黄连阿胶汤合牡蛎散、酸枣仁汤化裁。

拟方:黄连6g、黄芩12g、白芍10g、鸡子黄2枚、阿胶12g(烊化冲服)、煅牡蛎60g、浮小麦60g、麻黄根10g、生黄芪40g、炒枣仁30g、知母12g、茯神15g。

疗程:上方水煎,先服七剂,盗汗果然减轻,原方加龙齿30g,继服七剂,失眠亦减,为了痊愈,原方续服七剂,诸症告愈。

心语:黄连阿胶汤是《伤寒论》治疗失眠盗汗的名方,功用滋肾阴、清心火。第303条经文曰:“少阴病……心中烦不得卧(失眠),黄连阿胶汤主之。”黄连苦寒清心火,除烦热;阿胶、白芍、鸡子黄,滋肾阴,养营血,安心神;黄芩、白芍相伍,酸甘化阴以滋液,以敛阴安神和阴阳,主要用于阴虚阳亢,尤对心肾不交的老年性失眠证,其效显著。另合牡蛎散,主治盗汗。酸枣仁汤以配合养心安眠。牡蛎散,固表敛汗。

三方合之,相得益彰。

心气虚虚劳证

王某,男,60岁。

病史:患冠心病12年,心悸气短,遇劳则发,时时自汗,神疲乏力,面色萎黄,加重半年。几次赴医院系统检查,皆说冠心病,T波倒置。先后给开了十多种中西药物,吃了似有效无效,起不了大作用。

中医检查:慢性病容,面色萎黄,气息虚弱,懒言少语。舌苔薄,舌质淡胖,边有齿印。六脉沉弱。

辨证:依据临证原理,确定心悸为主症,由于病延日久,心虚气血失养所致。性症:遇劳则发,时时自汗,神疲乏力,面色萎黄,由于中气虚弱,奉心化血亏少、失养、肌表空虚所为。根据性症,上述苔脉体征,参考医院资料,可以确定心悸为心气虚所致。治则:益气养心。方选理中汤合桂枝甘草汤加减。

拟方:生晒参10g、炒白术15g、干姜6g、炙甘草10g、桂枝10g、黄芪30g、大枣5枚、当归12g、炒枣仁30g、远志12g、木香6g。水煎服,日一剂,早晚温服。

疗程:服七剂后,自汗乏力减轻,药证相宜,再续服七剂,诸症面色萎黄,自汗乏力皆有改善,脉较前力增,再用2周,复查心电图,T波正常。

心语:以理中汤补益调和脏腑,重点在补心气;桂枝甘草汤,温通心阳,温补心气。具体分析:黄芪、生晒参、炒白术、炙甘草、大枣,补益心气;干姜、桂枝,温通心阳;当归、炒枣仁、远志,养心;木香理气。诸药相配,补养心气,共治虚劳。

脾阳虚虚劳证

文某,女,66岁。

病史:素质体虚已久,症见:纳谷渐少,肠鸣腹痛,耐不得一点寒。饮食稍凉,大便就要溏薄,少气懒言,神疲乏力,形寒肢冷。多次赴医院检查，总说无器质性病变，胃肠消化功能欠佳。没少服药，但是无效。患者习惯服中药。

中医检查：慢性病容，形瘦神疲。舌苔薄，舌质淡白，边有齿印，六脉沉弱。辨证：依据脏腑病理，确定纳少为主症，由于脾阳虚损，热力不足，不得腐熟运化所致。性症：肠鸣腹痛，耐不得寒凉，大便溏薄，懒言乏力，形寒肢冷等一派脾阳虚之征。结合性症，上述苔脉体征，参考医院检查，确定纳少为脾阳虚弱证。治则：温中健脾。方选吴茱萸汤合附子理中汤加减。

拟方：吴茱萸 6g、党参 15g、干姜 6g、大枣 5 枚、炒白术 15g、熟附子 6g（先煎）、炙甘草 6g、炙鸡内金 12g、焦三仙各 12g。水煎服，日一剂，早晚温服。

疗程：上方水煎，服七剂后，无有改善，但亦无不适，继服上方七剂，大便已成形，续服原方七剂，纳增等皆愈。药证合拍，再用 2 周，以资巩固。

心语：脏腑不和，即里气不和，理中汤由此应运而生，在《伤寒论》洋洋万言里，医圣张仲景选在霍乱病篇，运用理中汤，预示着理中汤可以治疗大病，可以调理表里寒热各种病证。这说明理中汤，调理中焦、健脾和胃的重要意义。

中气不足发热证（癌症）

牛某，男，28 岁。初诊：2014 年 10 月 8 日。

病史：2013 年 11 月 1 日因头晕、头痛，来京住某大医院系统检查 CT、磁共振，诊断右顶叶胶质瘤（恶性），于 2013 年 11 月 8 日手术，术后不到一年，病情复发，瘤体长大，头晕呕吐，于 2014 年 9 月 2 日做第二次手术，术后第 8 天，不明原因恶寒发热，应用进口抗生素、激素、输液、打针皆无效。只有应用解热退热药管用，大汗淋漓，湿透衣被，然后大约一小时后，体温下降至 37℃。如此每天中午发热，为了退热，折腾了 20 多天。除发热外，右侧身体偏瘫，走路跛行，行动受限，语言尚好。其妹妹是学中医本科的，建议看中医。患者平时不习惯看中医，吃中药,考虑再三,无奈前来看中医。

中医检查:右身偏瘫,跛行。头部手术瘢痕可见,急性病容,形胖神清。舌苔根厚微黄,舌质偏红,脉沉滑数。辨证:中午发热为主症,汗出热退,由于中午阳气较盛所为。舌苔根厚微黄,舌质偏红,脉沉滑数等为体征。综合各个体征,参考医院资料,考虑湿热内蕴。服药四剂,发热不退,仍达39.6℃,头晕呕吐。2014年10月8日二诊,舌苔薄,根厚已去,舌质淡,边有齿印,脉沉弱。证乃气虚为患。观开始恶寒,后发热,头痛身楚,汗出热退,每日中午发热,又如卫营不调。按逻辑推理说气虚不应该发热,因为气为热源,是体温恒定的保证。但是气虚易致气郁,气郁蓄积到一定程度,借中午阳气充盛,气郁突放,则可发热。因此,想到补中益气汤,甘温除大热,桂枝汤调和卫营,两者合用,效果会好。治则:补中益气,调和卫营,甘温除热。

拟方:黄芪40g、当归15g、人参10g、炒白术15g、陈皮10g、柴胡12g、升麻10g、生甘草6g、白芍12g、桂枝10g。2014年10月16日三诊,上方稍事加减,原方不动,再进四剂。

疗程:服药四剂,患者家人捎来口信,病者未发热,又服三剂,体温最高37℃,依然未发热,合家欢喜。

心语:本病的病理很可能是这样,中气不足—气虚—气郁—气郁蓄积,借中午阳气充盛—气郁突发—发热。治则:补中益气,调和卫营,甘温除热。具体分析:黄芪、人参、炒白术、甘草,补气;柴胡、升麻,和解少阳之气;当归养血,为补气创造条件;陈皮理中气;桂枝、白芍,调和卫营。

上焦火旺(肺热)证(甲状腺癌)

张某,男,60岁。

病史:患甲状腺癌手术后年余,检查尚好,但是近来由于生气,造成上焦火旺,颈部淋巴结肿大,大者如小手指肚,小者如黄豆粒,扪之滑动,重扪疼痛;两目红肿,眼白色红,眼屎量多,咽喉疼痛,痰多色黄;近一月来,连续感冒,咳嗽黄痰,头疼身痛,身上发烧,测体温37.4℃,

检查：支气管肺炎，牙龈肿胀，疼痛渐重，咀嚼作痛，影响饮食，大便秘结，质地偏硬，九日未解。患者多年在国外工作，由于媒体工作紧张，拖累身体，而患甲状腺癌。目前，上焦火旺严重，低热、咳吐黄痰、咽喉疼痛，颈部淋巴结扪痛，大便未解。请求先给治疗上焦火旺证。

中医检查：急性病容，形胖神急，两眉紧锁。舌苔薄黄，舌质红，六脉弦数，偶有结代。患者医院检查，患有多种病，如甲状腺癌术后致淋巴结炎、眼结膜炎、牙龈炎、支气管肺炎等，但是中医辨证论治，可以"异病同治"，其有一个共同的病证——上焦火旺证。只要上焦火旺证好转，诸症皆好转。治以清上焦火热为宗旨。方选麻杏石甘汤合白虎加人参汤、大黄黄连泻心汤化裁。

拟方：麻黄 9g、杏仁 10g、生石膏 40g、粳米 30g、知母 10g、太子参 15g、炒栀子 10g、淡豆豉 12g、川厚朴 12g、枳实 10g、熟大黄 10g、黄连 6g、生甘草 6g。

疗程：上方水煎，先服一剂，咳吐黄痰缓解，继服上方三剂，低热已退，大便解下，再予七剂，诸症皆愈。

心语：临证实践，时至今日，大多数有水平的老中医，实用《伤寒论》单方的人很少，多数以《伤寒论》一方为主，合一方两方，甚至更多方，组合成一方，疗效明显。上面例证，就是以麻杏石甘汤为主，合并两个方而组成的复方。中医的复方，实质上以君臣佐使构成的复方，比喻性地应用社会语言，来说明中医复方的组织原则，而不是一盘散沙，是有机构成的，富有内在联系的整体。

当然，这也是一个"异病同治"的例证。从西医角度诊断，甲状腺癌术后，支气管肺炎、淋巴结炎、眼结膜炎、习惯性便秘等，可以应用概括为一个病证——上焦火旺论治。便秘可以促进上焦火旺，通便即可撤上焦火旺。这可以说是中医的一大长处。上焦是一个复合名词，它是指横膈以上的部位，包含大脑、五官、颈部及心肺等组织器官。清上焦火，可以借用清中焦火，亦可以借通大便，以泻上焦火。临床上我们常见到，直接清上焦火效果不好，加上大黄黄连泻心汤，马上上焦火旺证随之即愈。这是客观现实，可以讨论研究。

第七章　肢体经络病证

脾肾阳虚足背肿痛证

王某，男，75岁。

初诊：双侧足背肿痛两个月，以手按之足背有凹陷、发凉，休息之后足背肿痛减轻。着寒、劳累加重。解放军某医院诊断：下肢静脉炎，下肢静脉瓣膜关闭不全、血液回流不良。建议：消炎，穿弹力袜，卧床休息。治疗月余，足背肿胀发凉好转，而隐痛加重。晚上睡眠欠宁。患者害怕病情加重，做截肢手术，故前来看中医。

近半年来，稍微受寒，即感冒，流鼻涕，伴咳嗽，吐白痰，体重下降10kg，纳谷渐少，上腹胀满，受寒易腹泻；睡眠难以入睡，多梦易醒，醒后困乏；时有心烦，感到精力欠充沛，难以支撑；大有“心有余而力不足”之感，心悸心慌时有发作；腰酸背痛，腿凉，不耐风寒，稍着凉即背酸痛。

中医检查：舌苔薄白，舌质淡，脉沉弱，微数。辨证乃为脾肾阳虚。根据肢体经络原理，确定足背肿痛为主症，性症一派阳虚虚寒之征所成。治则温补脾肾，消肿止痛。

拟方：党参15g、黄芪30g、熟附子10g（先煎40分钟）、炙甘草10g、炒白术15g、当归15g、焦三仙各12g、肉桂5g、茯苓皮15g、熟地黄15g、干姜10g、川芎30g。水煎服，日一剂，早晚温服，七剂。

二诊，服药七剂，患肢感觉温暖，不再发凉。但是足背依然肿胀，隐约疼痛，似有加重之势，口舌干燥，心烦，睡眠不宁，舌苔薄，舌质尖似红，脉沉微数。阳气渐复，患肢温暖。但用药温燥过盛，祛湿热通络不足。

拟方：党参15g、大腹皮12g、丝瓜络15g、鸡血藤15g、三七块6g、生白术15g、桑白皮15g、熟附子5g（先煎）、络石藤15g、茯苓皮15g、姜皮12g、忍冬藤15g、石斛12g、生甘草6g。水煎服，日一剂，早晚温服，七剂。

三诊：再服七剂，双侧足背肿胀，疼痛皆轻，口干舌燥缓解，脏腑等诸症亦随之得减。舌苔少，舌质淡，脉沉不快。效不更方，再进七剂，下肢垫高六公分，切勿劳累。

四诊：患肢足背肿痛已瘥，脏腑诸症消失。舌苔薄白，舌质淡，脉沉有力。为巩固疗效，予以金匮肾气丸，三七片服用。

心语：病情复杂，证涉脏腑，虚实错杂。俗话说："有诸内者，必行诸外"，这是说内有脏腑形成气血，输送全身，必然反映在生理病理方面。这是中医辨证论治的唯一原理。辨证：首先，确定主症（主诉及影响疾病发展的主要症状命为主症）、性症（确定主症性质的为性症），舌苔、脉象、现代检测资料等属于体征；第二，以性症确定主症的病性（即寒热虚实），最终根据病位、病性概括为病证，如太阳伤寒证、湿热黄疸证、脾肾两虚证等。本例主症：双侧足背肿痛；性症：足凉，休息得温减轻。苔脉、医院检测各种资料，皆为体征，可以确定为脾肾阳虚，瘀而化热。第三，治则：根据"异病同治"的原则，不管病种多少，只要分析找出同一个病证（即同一个病机即病理），即可确定治疗原则。第四，选方用药：是针对病证用药，而不是对症用药。

这是中医"辨证论治"的具体方法及操作规程，临床颇具特色。

风湿热痹证

钟某，男，70岁。

病史：患老寒腿痛20多年，两周前突然两侧膝关节红肿疼痛，局部灼热，周身发热，烦闷不安，口渴欲饮，汗出较多，背脊恶风。急赴医院检查，验血查尿拍片，终诊急性膝关节炎。患者打针嫌痛，愿服中药。

中医检查：急性病容，膝关节局部红肿疼痛，扪之灼手。舌苔黄腻，舌质红，脉滑数。辨证：证乃热痹。依据临证原理，确定膝关节红肿痛为主症，特点为发病较急，内舍脏腑，全身症状明显。具体分析：膝关节红肿，灼热疼痛，由于风湿热邪，壅于经络，气血郁滞，不通则痛。性症：身热、口渴、烦闷，由于热邪内盛致热，津液耗伤致渴，热扰神志致烦闷；汗出恶风，由于邪犯肌表，卫营失和为之；体征：舌苔黄腻，舌质红，脉滑数，热邪内盛之征，综合以上性症、苔脉体征，并参考医院资料，膝关节肿痛定性为热痹。治则：清热通络，祛风化湿。方选白虎汤合桂枝汤加减。

拟方：生石膏 30g、知母 10g、粳米 30g、生甘草 10g、桂枝 10g、白芍 10g、丹皮 12g、金银藤 30g、桑枝 30g、络石藤 30g、三七粉 6g（冲服）。水煎服，日一剂，早晚温服。

疗程：上方水煎，先服一剂，关节痛剧，上方生石膏改为 50g，加车前子 40g（布包）、泽泻 12g，继服两剂，关节疼痛缓解，原方加虎杖 40g，续服四剂，关节疼痛已止，其他症状也减轻，上方去泽泻，加鸡血藤 30g、苍术 10g，再用七剂，以资巩固。

心语：痹证的辨证，首先要分清风寒湿痹和热痹：①热痹以关节红肿灼热疼痛、发热、舌苔黄、舌质红、脉数为特点，且发病较急。②风寒湿痹，虽有关节疼痛，但无局部红肿灼热及全身发热，舌苔白，脉缓，病势较缓，阴雨天疼痛加重。

刚 痉 证

许某，女，22 岁。初诊：1978 年 8 月 8 日。

病史：抽风 1 天，患者体质素虚，不耐一点风寒。由于冒寒抢收棉花，突然扑倒抽风，症见：项背强直，角弓反张，四肢拘急抽动，口噤不得语，小便遗尿，持续约 40 分钟，苏醒后恶寒发热，无汗。同志见情，急送医院，经一番紧张抢救，终诊：流行性脑脊髓膜炎。急诊科邀中医会诊。

中医检查：急性病容，形瘦神疲。舌苔薄，舌质淡，脉浮紧微数。辨证：依据临证原理，确定抽风为主症，由于患者素虚，不耐寒冷，因抢收棉花受寒过重，气血逆乱，肝血失养而抽风。性症项背强直，角弓反张，四肢拘挛抽动，口噤不得语（抽风症，可用做主症）；由于受寒甚重，寒凝收缩，气血不通，经络阻滞，肌表郁闭，筋脉失养所致；小便失禁，由于寒凝血滞，心神无主为之；持续约40分钟，由于心主神志，40分钟后心神康复而苏醒；舌苔薄，舌质淡，脉浮紧微数，皆为风寒之征。综上所述，苔脉等体征，并参考医院相关资料，可以确定抽风为刚痉。治则：解表养血止痉。选方：葛根汤合四物汤、桂枝甘草龙骨牡蛎汤加减。

拟方：桂枝10g、白芍10g、生姜10g、甘草10g、大枣5枚、麻黄6g、葛根30g、熟地黄15g、鸡血藤15g、龙骨40g、牡蛎40g。

疗程：上方水煎，先服三剂，汗出身热已退，抽风一次，继服五剂，以资巩固。本方随证加减，服用三月，体质增强，很少感冒，刚痉从未发生。

心语：桂枝汤，调和卫营，解表散寒；桂枝甘草龙骨牡蛎汤、四物汤养血息肝风，重镇息风。葛根汤：葛根，解肌养筋，疏挛解急；麻黄、桂枝，解表散寒；白芍、甘草，益阴和里，缓解麻黄、桂枝发汗之峻；生姜、大枣，调和卫营；熟地黄、鸡血藤，养血缓筋。

高热发痉证

丁某，男，30岁。初诊：2010年3月3日。

病史：高热发痉3天，每日中午发痉一次。症见：口噤咬牙，项背强直，甚则角弓反张，手足拘挛，每发维持15分钟，恶寒发热（40℃），神志迷糊，头痛时吐，胸闷腹胀，大便秘结。前赴医院检查，验血RBC 420万，WBC 123万，中性80%，淋巴14%，大单核6%，胸透（-），诊断：流行性乙型脑炎。给注射青霉素不效，转看中医。

中医检查：面色通红，呼吸气短。舌苔黄，舌质红，脉弦数。辨证：依据临证原理，确定发痉为主症，由于热甚，伤津耗液，筋脉失养所致。口噤咬牙，项背强直，甚则角弓反张，手足拘挛，抽风可以做主症。由于热盛伤津，筋脉失养所致；恶寒发热（40℃），神志迷糊，头痛时吐，由于阳明热盛，胃气上逆，上蒸清窍，气机不畅，扰乱神志所致；胸闷腹胀,大便秘结,由于阳明燥结,腑气不通所致;舌苔黄,舌质红,脉弦数,皆为实热壅盛之征。综上所述,苔脉等体征,并参考医院相关资料,可以确定发痉为高热所致。治则:泄热存津,养阴增液。选方:调胃承气汤合增液汤化裁。

拟方:熟大黄 10g、芒硝 6g、甘草 6g、元参 10g、生地黄 15g、麦冬 15g、龙骨 40g、牡蛎 40g。

疗程:上方水煎服,先服三剂,大便通下,高热已退,发痉一次,维持 10 分钟,原方继服四剂,发痉已停,复查 WBC 8000,为巩固疗效,续服七剂。

心语:调胃承气汤,熟大黄与甘草同煎,芒硝冲服,少少温服,称为缓下剂,适用于阳明热结,有燥实而无痞满者。增液汤,滋阴增液,通便泄热,用于热盛伤津,热结胃肠,筋脉失养之征。具体分析:大黄,荡涤积热,通便承气;芒硝,软坚化燥,润肠通便;元参、生地黄、麦冬,养阴增液,滋润肠燥。诸药配合,使热去津回,痉热自然缓解。

脾胃虚弱痿证

许某,男,42 岁。初诊:1982 年 2 月 2 日。

病史:患痿证 10 年,逐渐加重。症见:以下肢肌肉消瘦为主,两腿逐渐变细,痿软无力,走路乏力,饮食量少,腹部胀满,大便溏薄,气短面浮,面色不华。多次赴医院检查,诊断:进行性肌营养不良症。服用多种中西药物,效果不明显。听朋友介绍,前来看中医。

中医检查:慢性病容,形瘦神疲。下肢肌肉触之痿软。舌苔薄,舌质淡白,脉沉细无力。辨证:依据临证原理,确定下肢肌肉萎缩为主症(体征可以做主症),由于饮食量少,肌肉气血营养不良所致。性症:下肢肌肉消瘦,两腿逐渐变细,走路乏力,由于脾胃虚弱,化生气血不足,筋脉肌肉失养所致;饮食量少,由于脾虚不运,胃肠不纳为之;腹部胀满,大便溏薄,由于中气虚弱,清阳不升所致;气短面浮,面色不华,由于脾虚不能运化水湿,气虚营养不足所致。体征:舌苔薄,舌质淡白,脉沉细无力,皆为脾胃虚弱,气血不足之征。综上所述,各个性症、苔脉体征，并参考医院相关资料，可以确定肌肉萎缩为脾胃虚弱，气虚营养不良所致。治则：健脾助运，以增气血，充养肌肉。选方：理中汤合补中益气汤、二陈汤化裁。

拟方：党参15g、炒白术15g、干姜6g、炙甘草10g、大枣5枚、炙黄芪60g、当归15g、升麻10g、柴胡12g、陈皮10g、茯苓15g、法半夏9g、焦三仙各12g。

疗程：上方水煎，先服七剂，饮食有味，食量增加，继服七剂，两腿走路松快，似乎有力。本方加减变化，患者服用四个月，小腿肚增加2cm。

心语：治疗痿证不可速求，缓以图之。运用理中汤合补中益气汤是为方之骨干，配合二陈汤是第二位的。因为本例肌肉萎缩，主要病理是脾胃虚弱，所以调理中焦，升提中气，充实气血化生之源，改善肌肉营养，自然两腿由细变粗。

气血亏虚颤证

王某，男，78岁。初诊：2003年12月26日。

病史：患者头摇肢颤15年，逐渐加重。症见：开始头摇，安静觉察，一忙不知，后续肢颤，越是精心写字，做精细的动作，感觉越明显，面无表情，不由自主，老像别人欠他钱状，哭笑不得，心悸怔忡，扭头即忘，甚至老友也不记得姓名，头晕目眩，纳谷渐少，体质大不如从前。患者家属害怕患老年震颤证，多次赴医院检查，果然皆诊断老年震颤麻痹症。患者要求看中医。

中医检查：形瘦神惫，欠他钱状，哭笑不得，头摇肢颤。舌苔薄，舌质淡白，脉沉尺弱。辨证：依据临证原理，确定头摇肢颤为主症（头摇脑颤等体征，可以做主症），由于气血亏虚不得滋养清窍、肢体所致。体征：开始头摇，安静觉察，一忙不知，后续肢颤，越是精心写字，做精细的动作，感觉越明显，由于气血两亏，筋脉失养，虚风内动所致；体征：舌苔薄，舌质淡白，舌体肥大，脉沉尺弱，皆气血亏虚之征。面无表情，不由自主，老像别人欠他钱状，哭笑不得，神疲乏力，动则气短，由于气血亏虚，不得滋养神志、心神为之。性症：心悸怔忡，扭头即忘，甚至老友也不记得姓名，由于血虚不能养心，心神失养所致；面色㿠白，头晕目眩，由于气血亏虚，不得上荣于面，滋养于心，滋养于清窍所为；纳谷渐少，体力大不如从前，由于脾气虚，健运失职所致；综上所述，各个性症，苔脉体征，并参考医院相关资料，可以确定主症为气血亏虚，头摇颤证。治则：益气养血，濡养筋脉。方选理中汤合四物汤芪归汤加减。

拟方：党参 15g、炒白术 15g、干姜 10g、炙甘草 6g、炙黄芪 40g、当归 12g、白芍 12g、熟地黄 15g、五味子 10g、远志 12g、珍珠母 30g、天麻 12g。

疗程：上方水煎，先服七剂，无不良反应，上方打粉，制水丸，6g，每日三次，连服半年，摇头基本消失，写字手颤亦减，复诊，上方加丹参、三七块活血化瘀之品，又服半年，写字手颤明显好转。本方可以随证加减，制水丸，长期服用。

心语：老年性震颤，吃汤药是根本行不通的，必须服丸药，患者又恒信中医，而且有毅力，坚持到底，必定获得良效。具体分析：理中汤主要是健脾温胃，补气为旨；干姜正是增益热源，机体有了热能，即化气生血，滋养肝肾，濡润大脑；四物汤加黄芪，益气养血，并加丹参、三七块，活血化瘀，使之气血充沛而不瘀滞；五味子、远志，养心安神；天麻、珍珠母，平肝息风，主治摇颤。芪归汤益气养血，诸药配伍，相得益彰。

阳虚寒湿腰痛证

案 1：赵某，男，30 岁。初诊：1984 年 8 月 4 日。

病史：腰部冷痛月余，时轻时重，疼痛持续加重。症见：腰部冷痛重着，不可转侧，静卧疼痛不减，阴雨发作，身寒肢冷，面色㿠白。病发由于坠伤引起。前赴医院检查 CT 拍片 L_2、L_3 腰椎间盘突出，诊断腰椎间盘突出症，当时给予推拿、针灸而好转，过后腰部依然疼痛。熟人介绍，转我诊治。

中医检查：形体壮实，神志清醒，两眉紧锁，手扶腰部，呈现腰痛。舌苔薄腻，舌质淡白，水湿，脉沉细无力。辨证：依据临证原理，确定腰痛为主症，由于阳虚寒湿所致。性症：腰部冷痛，不可转侧，由于腰为肾之外府，肾藏精主骨生髓，滋养腰部，因为肾阳亏虚，寒湿留着，痹阻经络，寒主收引，湿邪重着而为之；静卧腰痛不减，得温则轻，由于湿邪为阴邪，得阳则化，静卧则寒湿停滞所致；阴雨发作，腰痛加重，由于阴雨气候，寒湿偏盛，内外合邪，腰痛加重；身寒肢冷，面色㿠白，由于肾阳不振，阳气不得温煦所致。体征：坠伤腰痛，由于外力腰部骨节错位所致；神志清醒，两眉紧锁，手扶腰部，由于外伤，骨节错位，气血不通则腰痛；舌苔薄腻，舌质淡白、水湿，脉沉细无力，皆为阳虚寒湿之征。综上所述，各个性症、苔脉体征，并参考医院相关资料，可以确定腰痛为阳虚寒湿所为。治则：温肾壮阳，温煦经脉，散寒祛湿，温经通络。方选四逆汤合右归饮、甘姜苓术汤化裁。

拟方：熟附子 10g、干姜 10g、甘草 6g、熟地黄 15g、山萸肉 12g、怀山药 15g、肉桂 3g、炒杜仲 15g、茯苓 15g、炒白术 15g、独活 12g。

疗程：上方水煎，先服七剂，腰冷痛缓解，但是腰痛定点，上方加三七块 9g，腰痛大减。本方随证加减，如川续断、桑寄生、苍术等，继服月余，腰痛至今未发。

心语：中医看腰痛，万变不离其宗，肾虚补阳当先，有寒祛寒，有湿祛湿，有瘀祛瘀。防护措施：勿提重东西，勿使爆发力，注意保暖。

案 2：刘某，男，50 岁。初诊：2013 年 12 月 24 日。

病史：患腰痛 10 年，时轻时重，近来病情有加重之势。症见：腰部隐隐作痛，沉重乏力，缠绵不已，遇劳逢雨沉重，休息躺卧减轻，面色㿠白，身寒肢冷，局部发凉，酸胀、重着，转侧不利，小腹拘急，喜温喜按。患者害怕得腰椎间盘突出症，多次赴医院检查，皆诊断腰部软组织损伤症，排除腰椎间盘突出症，给开了很多中西药物，服之当时有效，过后依然腰痛如故。患者要求看中医，信心十足。

中医检查：慢性病容，形瘦神疲。舌苔薄腻，舌质淡白，脉沉而濡。辨证：依据临证原理，确定腰痛为主症，由于阳虚寒湿所为。性症：腰部隐隐作痛，沉重乏力，缠绵不已，酸胀重着，转侧不利，由于腰为肾之外府，肾藏精，主骨生髓，充养腰部，又肾阳亏虚，不得温煦腰脊，气血不通则疼；遇劳逢雨沉重，休息躺卧减轻，由于遇劳损伤肝肾之阳，逢雨湿重着故为之；面色皖白，身寒肢冷，局部发凉，酸胀重着，转侧不利，由于肾阳亏虚，寒湿不化，精血不得濡润面部、身腰、四肢为之；小腹拘急，喜温喜按，由于肾阳亏虚，不得温煦小腹为之，又温则胜寒，按则气通为之；体征：舌苔薄腻，舌质淡白，六脉沉濡，皆阳虚寒湿之征。综上所述，各个性症、苔脉体征，并参考医院相关资料，可以确定腰痛为阳虚寒湿所为。治则：补肾阳，化寒湿。方选四逆汤合独活寄生汤化裁。

拟方：熟附子 10g、干姜 10g、炙甘草 10g、独活 12g、桑寄生 15g、川续断 15g、炒杜仲 20g、防风 10g、人参 10g、当归 12g、川芎 15g、苍术 12g。

疗程：上方水煎，先服七剂，无不良反应，原方打粉，制水丸，患者连服三月，身体较前明显强壮，腰痛痊愈。

心语：腰痛虽然对生命无大碍，但是身体三分之二的重量，都压在腰上，其苦是难以承担的，究其原因，不外感邪寒湿、受伤、瘀血，内耗肾亏所致。究其治疗，补肝肾强筋骨，祛邪活血。用药我常用炒杜仲、川续断、桑寄生、熟地黄、当归、川芎、防风、独活、三七块等组方，疗效尚可。

第八章 杂病病证

脾肾两亏寒热夹杂证

崔某，女，50岁。初诊：2010年10月10日。

病史：月经失调年余，经期不准，血量忽多忽少。症见：经期短则一月二行，长则2~6个月一行，经量少时似无，多时一月不断，拖得神疲乏力，背脊怕进冷风，腰脊酸楚，受寒痛重。但是又怕冷又怕热，睡眠欠佳，严重时则彻夜不寐，胃纳怕冷，稍寒则胃痛。前赴医院检查，诊断"更年期综合征"。给多种中西药物，吃后无感觉。患者要求看中医。

中医检查：急性病容，形瘦神愁。舌苔薄白，舌质淡，脉沉尺弱。辨证：依据临证原理，确定月经紊乱为主症，由于年逾临近老年，脾肾两亏所致。性症：经期短则一月二行，长则2~6个月一潮，经量少时似无，多时一月持续不断，由于肾虚生精量少，脾虚，化生气血亏少，又精血互生，总之脾肾两亏，精血亏虚，进而阳虚，月经不得气血滋养，不得阳气温煦，故经期不准，血量忽多忽少，渐趋绝经；神疲乏力，由于气血亏少，阳气日虚，不得气血滋养，阳气温煦所致；背脊怕风，腰脊酸楚，受寒气血不通则痛，由于阳虚生寒，不得温煦，故背脊怕风，由于腰为肾之外府，阳虚不得温煦，故腰脊酸楚，受寒则痛；怕风又怕冷，说明肾阳肾阴皆虚，阳虚生外寒，阴虚生内热；睡眠欠佳，彻夜不眠，由于气血阴阳皆亏，心神失养所致；胃纳怕冷，稍寒则胃痛，由于脾阳不振，化生气血量少，血脉不通则痛而为之。体征：舌苔薄白，舌质淡，脉沉尺弱，皆为脾肾两亏之征。综上所述，各个性症，苔脉体征，并参考医院相关资料，可以确定主症月经紊乱为脾肾两亏（寒热夹杂）所致。治则：温补脾肾。方选四逆汤合二仙汤、芪归汤、酸枣仁汤化裁。拟方:熟附子6g(先煎)、干姜6g、炙甘草6g、仙灵脾15g、巴戟天12g、黄柏10g、知母10g、炙黄芪30g、当归12g、木香6g、炒枣仁40g、茯神15g、龙齿30g。

疗程:上方水煎,先服七剂,入睡酣眠,精神好转。患者以本方加减,服用2月,月经绝经,诸症皆愈。

心语:人到中年末期,妇女总要绝经,步入老年行列。临床所见,除月经不调到绝经外,表现是多种多样,但是病根归纳起来,脾肾阳虚,心肾阴虚多见,寒热虚实皆有。注意上海的经验,用二仙汤治疗更年期综合征,实质包含了气血阴阳两虚证。

阳缩阴冷证

刘某,男,67岁。初诊:1996年6月6日。

病史:患阳缩阴冷年余,症见:阳缩,上午缩至耻骨联合,下午松弛坠胀;阴冷,阴茎睾丸发凉抽动,小腹拘急疼痛,心烦急躁,身冷肢凉,稍寒即感冒。几次赴医院检查未引起大夫重视,总说这是性器官功能紊乱,给镇静安眠药片、维生素等服用。朋友介绍,来看中医。

中医检查:慢性病容,形瘦神惑,二眉紧锁,愁意不消。舌苔薄,舌质淡,脉沉小弦而细。辨证:依据临证原理,确定阳缩阴冷为主症,由于肾阳虚于下,心火浮越于上所致。阳缩,上午阳气相对充实,缩至耻骨联合;下午阳气渐虚,松弛坠胀,下降20cm;阴冷,即指阴茎、睾丸发凉抽动,由于肾阳不足,阴寒内盛,不得温煦阴器所致。性症:小腹拘急疼痛,由于阳虚阴盛,寒凝收缩,气血不通则急痛;心烦急躁,由于心火浮越,扰乱神志所致;身冷肢凉,稍寒即感冒,由于阳虚不得温煦,卫营不调所致;体征:舌苔薄,舌质淡,脉沉小弦而细,皆为阳虚之征。综上所述,各个性症、苔脉体征,并参考医院相关资料,可以确定阳缩阴冷为心火浮越于上,肾水寒于下。治则:摄浮火,调卫营,和阴阳。方选桂枝汤合桂枝甘草龙骨牡蛎汤、芪归汤化裁。

拟方:桂枝10g、白芍10g、生姜6g、大枣5枚、甘草6g、龙骨40g、牡蛎40g、黄芪30g、当归12g、炒枣仁30g。

疗程：上方水煎服，先服七剂，睾丸发凉抽动减轻，原方继服七剂，阳缩竟然停止，药证相宜，上方续服七剂，诸症得愈。

心语：桂枝汤不仅调和卫营，治疗伤寒中风证，而且还能治疗多种内科杂症，配合桂枝甘草龙骨牡蛎汤，桂草辛甘化阳，温通心阳，龙牡重镇潜阳。同时又加入芪归汤，补气养血，气血实质上就是充实包涵于阴阳之内。因此，可以说补养气血，就是补养阴阳，为其创造先行条件。

暑着棉衣证

刘某，女，42岁。初诊：2004年8月8日。

病史：患暑着棉衣病3年，年年加重，据说感冒之后，患有此症。症见：自汗时作，越出汗越怕风，如风吹透心凉，遍身冷汗。虽入盛夏，不敢穿裙，更不敢穿短裤。平时饮食衰少，倦怠乏力。四处寻医，不得良方。多次赴医院检查，皆说自主神经功能紊乱。有朋友介绍，寻吾诊治。

中医检查：时值暑日，着装棉衣，舌苔薄，舌质淡白，脉沉弱。辨证：依据临证原理，确定暑着棉衣为主症，由于感冒所得，正气已虚，卫营失调所致。性症：自汗时作，越出汗越怕风，如风吹透心凉，遍身冷汗，由于自汗带走热量，伤阳所致；虽入盛夏，不敢穿裙，或者短裤，由于卫营失调，卫不守营，汗出怕风所为；体征：舌苔薄，舌质淡白，脉沉弱，皆为久病及肾阳虚之征。综上所述，各个性症，苔脉体征，并参考医院相关资料，皆可确定暑着棉衣为卫营不调，肾阳不足所致。治则：补肾健脾，调和卫营。方选桂枝汤合附子理中汤化裁。

拟方：桂枝10g、白芍10g、干姜10g、大枣5枚、炙甘草6g、熟附子6g（先煎）、党参15g、炒白术15g、浮小麦30g、生黄芪30g、煅牡蛎30g。

疗程：上方水煎，先服七剂，出汗已少，透心凉亦无。原方继服七剂，暑着棉衣已撤。后服桂圆肉、胡桃肉。连服三个月，从未犯病。每日剂量，桂圆肉六枚、胡桃肉六枚，口嚼服下。

心语：①附子理中丸之功用，即温补脾肾之阳，为调理卫营创造有利条件。药用附子，补肾之阳，干姜补中之阳，桂枝通卫之阳，三药配伍严密，共奏调和卫营之效。②桂圆肉、胡桃肉，据民间考察，确有治疗“暑着棉衣症”的，其道理颇需研究。

阳虚寒湿右足跟痛证

王某，男，50岁。初诊：2010年10月20日。

病史：患右足跟痛10年，总是逐年加重，中医、西医皆看过，从无效果。症见：局部不红不肿，久立多走劳累加重，休息减轻，冬重夏轻，受寒潮湿加重。身寒肢冷，面色㿠白，眼睑黧黑。前赴大医院系统检查了数天，CT、磁共振皆做过，抽血化验，骨密度分析，终诊慢性跟骨膜炎。

中医检查：右侧下肢跛行，形胖神清。舌苔薄，舌质淡白，脉沉细弱。辨证，依据临证原理，确定右足跟痛为主症，由于阳虚寒湿所致。性症：不红不肿，说明无火热实证，久立多走劳累加重，由于久立多走劳累，不利于阳气血脉通行所致；冬重夏轻，由于冬寒夏热，寒则收引，不利于阳气血脉通行，热则舒张，有利于阳气血脉运行，故足跟痛冬重夏轻。又受寒潮湿，寒凝于下，潮湿重着，易犯下部为之；身寒肢冷，面色㿠白，由于阳虚不得温煦身体、四肢、面孔为之；眼袋黧黑，由于肾阳虚，不得温养所致，实质为肾阳虚之征；右下肢跛行，为下肢疼痛之征；体征：舌苔薄，舌质淡白，脉沉细弱，皆为阳虚寒湿之征。综上所述，各个性症，苔脉体征，并参考医院相关资料，完全可以确定足跟痛为阳虚寒湿所为。治则当为温补肾阳，祛寒化湿。方选四逆汤合鹿角胶丸、立安丸化裁。

拟方：熟附子6g、干姜10g、炙甘草10g、鹿角胶10g、鹿角霜12g、熟地黄15g、人参10g、茯苓15g、菟丝子15g、炒白术15g、杜仲20g、补骨脂12g、制龟板12g、当归12g、怀牛膝12g、黄柏10g、小茴香5g、独活12g、三七块6g、木香6g。

疗程：上方水煎服，先服七剂，无不良反应，上方取六剂，打粉，制水丸，每次6g，日两次。患者服水丸1个月，好转，2个月明显减轻，3

个月病愈。

心语：三方合用，药物分析：补肾阳药物（附子、干姜、鹿角胶、鹿角霜、菟丝子、杜仲、补骨脂）占绝对优势，其他补阴、补气血、活血化瘀、理气祛湿，药物很少。因为补肾阳，可以祛寒湿。

四肢麻木证

刘某，男，60 岁。初诊：2013 年 3 月 3 日。

病史：患四肢麻木 4 年，时轻时重，冬重夏轻，近年来有加重之势。症见：不知痛痒，麻木不仁，遇寒冷水加重，劳累懒动亦甚。饮食衰减，体重下降，腰部酸楚，四肢发凉。前赴医院做了系统检查，未发现器质性病变，建议适当活动。给开了许多补养药品及活血化瘀的中成药，服后当时似乎有效，过后依然如故。患者反复考虑，想看中医，服中药，以求治本。

中医检查：慢性病容，形瘦神倦。舌苔薄，舌质淡白，脉细弱，触之肌肤冰凉。辨证：依据临证原理，确定四肢麻木为主症，由于气血不足，筋脉失养所致。性症：肌肤不知痛痒，麻木不仁，由于气虚风痰入络，导致气血失养所为；如《内经》曰："营气虚则不仁，卫气虚则不用，营卫俱虚则不仁且不用。"李东垣、朱丹溪皆认为：气虚不行，湿痰内阻。遇寒冷水加重，劳累懒动亦甚，由于遇寒冷水，不利气血运行，又因寒邪收引凝聚所为。劳累耗气，气虚加重，懒动不利气血运行所为；饮食衰少，由于气虚热源不足，不能腐熟，不能运化为之；体重下降，四肢发凉，由于气血不足，根本失养温煦为之；体征：舌苔薄，舌质淡白，脉细弱，皆为气血失养之征。综上所述，各个性症，苔脉体征，并参考医院相关资料，完全可以确定四肢麻木为气血失养，风痰入络所为。治则：健脾补气，化痰养血。选方理中丸合指迷茯苓丸、二陈汤化裁。

拟方：党参 15g、炒白术 15g、干姜 10g、炙甘草 10g、法半夏 9g、当归 12g、熟地黄 15g、白芍 10g、茯苓 15g、枳壳 9g、风化朴硝 4g（冲服）。

疗程：上方水煎，先服七剂，无不良反应，改制水丸，9g，每日两次，服一个半月。服至三月，四肢麻木减轻。上方随证加减，如黄芪、人参、枸杞子、三七块、当归等，仍制为水丸，再服三月，四肢麻木基本痊愈。

心语：用药分析：党参、炒白术、茯苓、甘草，健脾补气；法半夏、茯苓，燥湿利水化痰；风化朴硝是指芒硝风化后之品，可以润燥软坚；枸杞子、当归，补血活血；枳壳、破气开气，总之以理中汤补气，指迷茯苓丸，祛除风痰。两者相合，主治气虚，风痰入络。

四肢冷木证

文某，男，36 岁。

病史：患者阳虚体质，平时手足怕凉。初中毕业，知识青年上山下乡，到黑龙江插队，由于年轻，不知养生，衣着过薄，受寒过重，落下四肢冰冷，手足麻木不仁 10 多年，近半年来，不仅四肢冰凉，而且下肢冷痛加重。四处求医，医院检查，确诊血栓闭塞性脉管炎；药没少吃，从未根治，为怕截肢，特来看中医。

中医检查：手抱两足，似乎保温，神情恐慌，害怕截肢。舌苔薄白，舌质水湿，紫黯，脉沉微欲绝。辨证：以脏腑原理，确定下肢冷木为主症，性症为手足冰凉、苔脉等体征，可以确定主症为阳虚不通，气血瘀滞为患。治以温通阳气，活血化瘀。选方四逆汤、理中汤合麻黄细辛附子汤化裁。

拟方：熟附子 6g（先煎）、干姜 10g、吉林参 10g、炒白术 15g、桂枝 10g、甘草 10g、细辛 4g、麻黄 6g、三七块 6g、白芥子 10g。

疗程：上方水煎，服用七剂，下肢木痛加重，以手扪足依然冰凉，测温不高，上方加灵磁石 40g、炒枣仁 40g，继服七剂，睡眠较好，下肢木痛缓解，上方去干姜，加鸡血藤 30g、续服七剂，下肢木痛更轻，上方不变，再吃七剂，下肢木痛基本已控，但以手触之，似乎转温，体温 36.8℃，上方加金银花 30g、耳环石斛 10g，继续服用七剂，大局已定，下肢木痛已愈，可以走路。

心语：中医治疗脉管炎，是有确实疗效的。不少病人经过中医药治疗，免除了截肢之苦，恢复工作。中医称脱疽，诊断不难，患者有受寒史，下肢进行性冷痛，麻木。证属阳虚寒型，治予温阳散寒，活血祛瘀,常获良效。

四肢疔毒证

丁某,男,20岁。初诊:2014年10月10日。

病史:患疔疮1周,开始手指肚旁生疮,肿胀麻木疼痛,近三日疔疮加重,前臂内侧毒盛流于经脉,出现红杠,向心发展,手摸略高皮肤,约有2mm宽,向心发展。民间传说,红杠向心发展,若至心脏,人就危险。伴有身热恶寒,微微出汗。因此,患者急赴医院检查,诊断淋巴管发炎,给头孢类消炎药,服一天多药不见效,患者性急要求看中医。

中医检查:前臂内侧,近中间处,见约2mm宽红杠,扪之略高于皮肤,按之微退色,淡红,舌苔薄,舌质淡红,脉小弦数。辨证:依据临证原理,确定红杠为主症,由于毒盛流于经脉向心发展而致。性症:开始手指肚旁生疮,肿胀麻木疼痛,由于感染毒邪,黏水内蕴,发展为疔疮,湿热郁阻,气血不通,故为之;近三日疔疮加重,前臂内侧中间,出现红杠,向心发展,由于毒邪炽盛,向心扩散,而成红杠;手扪之略高于皮肤,由于毒盛,火热内蕴肿胀为之;伴有身热恶寒,微微出汗,由于病位在肌肤,卫营奋起与毒邪相搏为之;体征:舌苔薄,舌质淡红,脉小弦数,皆为肌表毒邪与卫营相搏之象。综上所述,各个性症,苔脉体征,并参考医院相关资料,可以确定红杠为毒盛流于经脉所致。治则:清心火,扶卫营,消毒邪。方选大黄黄连泻心汤合五味消毒饮化裁。

拟方:熟大黄10g、黄连6g、黄芩12g、金银花15g、地丁40g、蒲公英40g、野菊花12g、天葵10g、三七块6g、生甘草6g。

疗程:上方水煎,先服七剂,红杠消失,热退身凉,为巩固疗效,继服七剂。

心语:其实淋巴管炎没有那么严重,应用大黄黄连泻心汤合五味消毒饮疗效显著。若临床见到此证,可以一试。

主要参考书目

1. 上海中医学院．程门雪医案．上海:上海科学技术出版社,2008.
2. 陈明,刘燕华,李方．刘渡舟医案精选．第 2 版．北京:学苑出版社,2007.
3. 丁甘仁．丁甘仁医案．第 2 版．上海:上海科学技术出版社,1960.
4. 李克绍．伤寒论解惑论．济南:山东科学技术出版社,1978.
5. 秦伯未．中医临证备要．北京:人民卫生出版社,1979.
6. 张存悌．中医火神派探讨．北京:人民卫生出版社,2007.
7. 王良俊．心脑血管病效方 300 首．北京:科学技术出版社,2000.
8. 李培生．伤寒论讲义．上海:上海科学技术出版社,1985.
9. 彭子益．圆运动的古中医学．北京:中国中医药出版社,2007.
10. 金·李东垣．脾胃论．北京:中国中医药出版社,2007.
11. 印会河．中医基础理论．上海:上海科学技术出版社,1984.
12. 周仲英,蔡淦．中医内科学．北京:人民卫生出版社,1988.
13. 陈士铎．辨证录．北京:中国中医药出版社,2007.
14. 上海中医学院方药教研组．中药临床手册．上海:上海人民出版社,1977.
15. 孙光荣．北京同仁堂中医大师诊籍．北京:人民卫生出版社,2015.
16. 刘持年．方剂学．北京:中国医药科技出版社,1993.
17. 陈汉平．针灸之道——陈汉平文集(1982—2007).上海:上海中医药大学出版社,2008.

后　　记

锲而不舍，金石可镂

——帮助崔章信老师整理《〈伤寒论〉临证实践录》有感

在一个信息泛滥的社会，时间被碎片化处理之后，生活也变得碎片化了。当碎片化的生活，把自己的习惯分割在微信、邮件、新闻、股票、工作和游戏之中，日子一天一天过去了，一段时间后，蓦然回首，才发现时光匆匆，日子无法咀嚼。

崔老师以79岁高龄，一年多时间，每天笔耕不辍，竟然整理出自己在中医临证方面的毕生之功。想起来，老师写作《伤寒论》的系列书籍，竟然与自己当初向老师拜师学医有关：我作为一个中医迷，完全不懂中医，我在侍医过程中，他说，他要为中医迷写一本通俗易懂的书籍。

最初，老师给我打比方，试图用朴素的热胀冷缩的原理，把阴阳寒热作用在人体的道理讲清楚。实际上，我也在这个过程中，体悟到中医并非那么神秘——特别是，老师有一次，给我打比方，问我在儿时，有没有草垛淋雨的体验，草垛淋雨后，外面虽然是湿的，但里面的热量非常高，简单的比方让我理解了中医湿热的道理。

之后，崔老师提倡中医迷还是必须学点中医经典的，他希望中医迷应该在一位明师的指导下，能够治下伤寒论。彻底理解伤寒论医理、背下医方、弄懂医案。所以，有了最初规划的三本书：《伤寒论之理》《伤寒论之歌》《伤寒论之例》。后来，在出版社老师的指导下，改为《〈伤寒论〉初学导读》《〈伤寒论〉方歌速记手册》《〈伤寒论〉临证实践录》。虽然，我一直在帮助整理老师的三部书稿，但自己无奈于红尘俗务，忙碌于纵横捭阖。虽则也谓之经世致用，但于老师的悬壶济世之学，终觉名来利往，于世无补。

所以，想起来，如果这一年多的时间，不为功名利禄所动，好好随老师侍医，帮老师整理书籍的过程，变成一个自己精进的过程。现在，也应该能够为老师分担一些工作，为患者解轻一些痛苦了。

今天，帮老师把最后的文稿发给编辑老师，心里有一种怅然的感觉：忙乱的生活中，我习惯于用碎片的时间治医，帮老师整理书稿。后面的生活中，我如何才能不负师恩所托，从一个无知的中医迷，循着老师三本书的进阶，能够一窥中医神奇呢？

不忘初心，方得始终。老师待我如自己的孩子一般，信任我，支持我，在我遇到困难的时候鼓励我，鞭策我。因此，选择了业余学医的路径，不仅仅要坚持下来，而且要通过自己的努力，为老师“培养中医迷”的初心给一个交待。争取不负所托。

言传不及身教，老师用自己的身体力行告诉了我，锲而不舍，金石可镂，我当继续努力，希望不久，能够成为一名被老师认可的合格的中医迷。

如果您也是中医迷，也希望您能够加入到我们中来！

学生　陆学彬

2016 年 6 月 14 日